www.tredition.de

Prof. Dr. Hermann Delbrück

Körperliche Aktivität und Krebs

Empfehlungen zu Sport und Bewegung

als Krebsvorbeugung

Personalisierte Krebsvorsorge und Früherkennung

herausgegeben von Hermann Delbrück

Band 8

info@krebs-rat-hilfe.de

https://www.krebs-rat-hilfe.de/uber-den-autor

Verlag und Druck: tredition GmbH, Halenreie 40 -44,22359 Hamburg

ISBN

Paperback: 978-3-347-28878-2

Hardcover: 978-3-347-28879-9

E-Book: 978-3-347-28880-5

Lektorat: Dirk Bittner

Körperliche Aktivität und Krebs.

Empfehlungen zu Sport und Bewegung als Krebsvorbeugung

Inhaltsverzeichnis

Vorwort zur Buchreihe „PERSONALISIERTE KREBSVORSORGE UND FRÜHERKENNUNG"

Jeder zweite Mensch erkrankt im Laufe seines Lebens an Krebs. Jeder Vierte stirbt daran. Mit einem weiteren Anstieg der Krebserkrankungen wird allgemein gerechnet. Die Weltgesundheitsorganisation spricht von einer Epidemie und dem am schnellsten wachsenden Gesundheitsproblem. Gelinge es nicht die Entwicklung einzudämmen, so erwarte uns in den nächsten Jahren „ein Tsunami" an Krebsneuerkrankungen.

Diese Entwicklung zu bremsen, ist eine Herausforderung. Dabei machen die Einschätzungen der IARC (International Agency for Research on Cancer) und des DKFZ (Deutschen Krebsforschungszentrums) jedoch etwas Mut, dass wir dieser Herausforderung nicht völlig machtlos gegenüberstehen. 37,4 % aller Krebserkrankungen in Deutschland lassen sich allein auf einen ungesunden Lebensstil zurückführen und sind somit vermeidbar, sagen sie. Nach aktuellen Berechnungen können Vorbeugung und Früherkennung zusammengenommen die Krebssterblichkeit um 50 bis 75 Prozent senken (Behrens et al 2018, Baumann 2018).

Bei der Krebsbehandlung gibt es beeindruckende Fortschritte. Onkologika sind mit 7 Milliarden Euro und einem durchschnittlichen Kostenanstieg von 8,3 % im Jahr inzwischen die umsatzstärkste Indikationsgruppe der forschenden Pharmaindustrie. Ihre „Pipeline" ist voll mit vielversprechenden Krebsmedikamenten. Deren Wirksamkeit kann man heute - dank dem besseren Verständnis der molekularen Ursachen von Krebserkrankungen und der Entwicklung prädiktiver molekularer Marker - besser vorhersagen. Die Entdeckung gezielt behandelbarer Treibermutationen hat das therapeutische Vorgehen bei Krebserkrankungen revolutioniert. Sie erhöhen die Wirksamkeit der Medikamente bei gleichzeitig besserer Verträglichkeit. Die innovativen Krebstherapien können allerdings nicht die Zunahme der Neuerkrankungen drosseln. Letztendlich sind sie nur eine Art von Reparaturmedizin. Allein die Vorbeugung kann die Anzahl der Krebskranken reduzieren. Es fließen etwa 6,5% der Gesundheitsaufwendungen in die Krebsbewältigung. Davon wird wenig bis nichts für die Vorsorge verwendet, sondern der Großteil für die Behandlungskosten.

Die vorliegende Reihe befasst sich nicht mit der Therapie, sondern mit der Vorsorge. Sie kommentiert bei ihr auch lediglich den Stellenwert der Krebsfrüherkennung und legt dafür den Schwerpunkt auf der Verursachung von Krebs und dessen Vermeidung.

Krebsvorsorge wurde in Deutschland bislang vornehmlich mit der Krebsfrüherkennung gleichgesetzt. Dem lag die Vorstellung zugrunde, je früher man den Krebs erkenne, desto höher seien die Heilungschancen. Ein „Dogma", das zumindest der kritischen

Kommentierung bedarf. Nicht etwa, weil mit besseren Heilungschancen die Gesamtzahl der lebenden Krebskranken wächst. Schwerwiegender ist der Vorwurf einer Zunahme von Überdiagnosen. Überdiagnosen sind Krebsdiagnosen bei Menschen, die nie Symptome oder Schäden erfahren hätten, wenn bei ihnen der Krebs unentdeckt und unbehandelt geblieben wäre. Je höher die Empfindlichkeit eines Diagnostikums, desto größer ist die Gefahr einer Überdiagnose.

Dank der besseren Bildgebung, empfindlicherer Tumormarker, Genanalysen, der Analyse von zirkulierender Tumor-DNA im Blut (liquid biopsy) und der DNA-Sequenzierung können wir Krebsgewebe heute zwar wesentlich früher als ehedem erkennen, doch wissen wir nicht, ob alle vorzeitig entdeckten „Frühkarzinome" klinisch relevant sind und zu Erkrankungen führen, die die Lebenszeit verkürzen und/oder Lebensqualität beeinflussen. Würde man alle vorzeitig endeckten Krebserkrankungen behandeln, könnten auch „gesunde Menschen" zu Patienten werden, denn viele der dank Früherkennung entfernten „bösartigen" Tumoren hätten nie Probleme bereitet. Laut einer großen australischen Studie geht man davon aus, dass etwa 20 % aller bislang gestellten Krebsdiagnosen das Ergebnis von Überdiagnosen sind (Glasziou et al 2019). Kritiker der Krebsvorsorge-Früherkennungs-Untersuchungen behaupten, der durch die derzeit in Deutschland praktizierte Krebsvorsorge verursachte Schaden sei wesentlich größer als ihr Nutzen.

Der pauschalen Kritik und Ablehnung von Früherkennungsmaßnahmen stimmt die Buchreihe zwar nicht zu, sie warnt allerdings vor systematischen Vorsorge-Untersuchungen bei Gesunden ohne Erkrankungsrisiko. Sie schlägt stattdessen Screening-Untersuchungen nur bei Gefährdeten vor, wobei Gefährdete gesund aussehen und sich körperlich fit fühlen können, aber schon sterbenskrank sein können. Wer ein Erkrankungsrisiko hat und wie groß dies Risiko ist, nimmt in der Buchreihe viel Platz ein. Die Buchreihe empfiehlt einen Paradigmenwechsel hin zu einer risikoadaptierten Krebsvorsorge. Nur im Falle eines Erkrankungsrisikos sollten Vorsorge-Früherkennungs-Untersuchungen durchgeführt werden, die dann aber mit wesentlich empfindlicheren (sensitiveren) und aussagekräftigeren (spezifischeren) Untersuchungsmethoden als mit den die derzeitigen Stuhl- und Tast-Untersuchungen sowie Marker Bestimmungen oder Röntgen vorgenommen werden.

Die Aufzählung und Kommentierung von Krebs Erkrankungsrisiken, die zur Aktivierung latenter Krebsgene und Krebszellen führen, macht einen Schwerpunkt dieser Reihe aus. Hierbei stützt sie sich auf Schätzungen und Untersuchungen nationaler und internationaler Krebsforschungszentren, nach denen diagnostizierte Karzinome auf einige wenige – aber weit verbreitete Lifestyle-Risiken zurückführbar und vermeidbar sind.

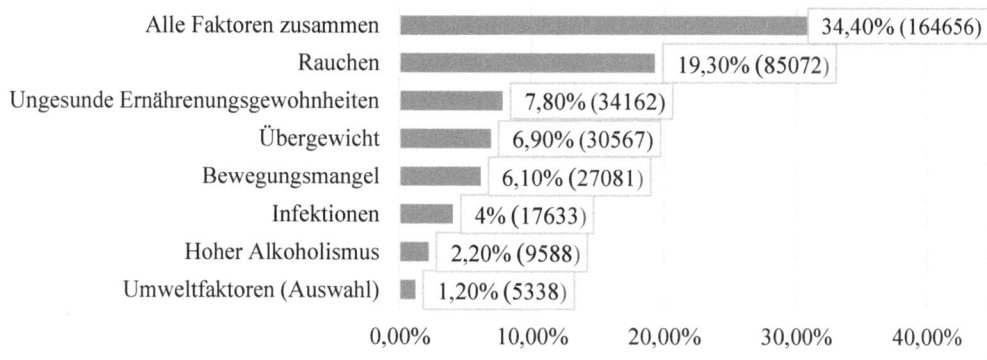

Zahlen und Anteile der durch vermeidbare Krebsrisikofaktoren bedingten Krebsfälle in Deutschland 2018. (Behrends, G. et al 2018)

Die Bedeutung und Möglichkeiten der Krebsvorbeugung werden unterschätzt. Es herrscht weitgehende Unwissenheit über ihre Effektivität. So ist die Häufigkeitsabnahme des Gebärmutterhalskrebses nicht etwa nur auf die Früherkennung und präventiven Entfernung von Krebsvorstufen zurückzuführen, sondern auch eine Folge der besseren Sexualhygiene – und neuerdings der HPV-Impfung. Gewichtsabnahme und mehr Bewegung und nicht etwa gynäkologische Vorsorge-Untersuchungen führen bei übergewichtigen Frauen zur Reduzierung von Gebärmutterkrebs. Nicht die Krebsvorsorge-Früherkennung, sondern der abnehmende Tabakabusus und die geringere Asbestexposition haben zum Rückgang von Lungenkrebserkrankungen geführt. Dass die Anzahl der Darmkrebs-Neuerkrankungen gesunken ist, verdankt man zwar auch der Früherkennung von Polypen, weit mehr aber deren präventiver Entfernung. Der signifikante Rückgang von Magenkarzinomerkrankungen ist eine Folge der besseren Ernährung, der wirksameren Konservierung von Lebensmitteln und der Helicobacter Eradikation, nicht aber der Früherkennung. Der Rückgang von Leberkrebserkrankungen ist eine Folge der Hepatitis-Impfung und der Hygiene, nicht der Krebs-Früherkennung.

Der Herausgeber dieser Reihe verkennt nicht Vorteile der Krebsfrüherkennung, plädiert jedoch für ihre risikoadaptierte Individualisierung. Dies Plädoyer schließt die Aufforderung an die forschende Industrie mit ein, Diagnose- und Behandlungsmethoden zu entwickeln, die passgenau den Risiken der einzelnen Patienten entsprechen. Es schließt auch die Aufforderung an die Konsumindustrie ein, bei der Herstellung, dem Vertrieb und der Werbung stärker die Krebsrisiken zu berücksichtigen, die man dank der Forschung erkannt hat.

Die vorliegende Reihe verdankt ihre Entstehung der zunehmenden Kritik an der derzeit praktizierten Krebsvorsorge-Früherkennung, deren Nutzen in der Gesundheitspolitik, der Bevölkerung, aber auch der Ärzteschaft deutlich überschätzt wird. Hingegen werden die Fortschritte und Möglichkeiten der Vorbeugung (primäre Prävention) unterschätzt.

Prof. Dr. med. H Delbrück, Wuppertal

Arzt für Hämatologie und Onkologie,

Arzt für physikalische und rehabilitative Medizin

Arzt für Sozialmedizin

Arzt für Tropenmedizin

Vorwort zu Bd. 8 "Körperliche Inaktivität und Krebs"

Sich nicht körperlich anstrengen zu müssen, galt lange als ein erstrebenswerter Zustand, verband man doch hiermit Muße, Wohlstand, Gesundheit, einen angenehmen Gemütszustand und Ansehen. Diese Vorstellung ist nicht mehr zeitgemäß. Bewegungsarme Menschen haben heute mit zahlreichen körperlichen und gesundheitlichen Nachteilen zu kämpfen. Zu ihnen gehört auch ein höheres Risiko für Krebs.

Die zunehmende Bewegungsarmut zählt zu den großen Herausforderungen des öffentlichen Gesundheitswesens. Weltweit finden daher viele Bemühungen zur Eindämmung der „Epidemie Bewegungsarmut" statt. Die WHO (Weltgesundheitsorganisation) sieht im starken Übergewicht und in der Bewegungsarmut das weltweit am schnellsten wachsende Gesundheitsproblem. Sie spricht von einer Epidemie, die ebenso energisch bekämpft werden müsse wie die Infektionskrankheiten. Gelinge es nicht, dieses - nach dem Tabakkonsum - größte Krebsrisiko einzudämmen, so erwarte uns in den nächsten Jahren „ein Tsunami" an Krebsneuerkrankungen. Langfristig zahle sich die Reduzierung von Übergewicht und Inaktivität auch in ökonomischer Hinsicht aus, sagt das Deutsche Krebsforschungszentrum (Baumann 2018, Heikenwälder et al 2019).

Körperliche Inaktivität und Übergewicht begünstigen die Entstehung, hemmen die Therapie, verschlechtern die Prognose, behindern die Nachsorge und erschweren die Rehabilitation. Das Wohlbefinden und die Teilhabe des Menschen werden negativ beeinflusst. Bewegung und Sport hemmen auf direktem und indirektem Wege die Entwicklung von Krebs. Muskelenzyme (Myokine) schaffen eine entzündungshemmende Umgebung. Sie hemmen das Wachstum von Krebszellen. Bewegung und Sport wirken wie Medikamente. Sie reduzieren Therapienebenwirkungen und tragen zu einer wesentlichen Verbesserung der Lebensqualität bei. Sport und Bewegung verdienen eine größere Aufmerksamkeit als bislang in der Krebsprävention, der Behandlung und der Nachbetreuung. Erfreulicherweise setzt sich in der breiten Öffentlichkeit das Bewusstsein durch, mit gezielten sportlichen Übungs- und Trainingsmaßnahmen körperliche und geistige Leistungseinbußen verhindern und dabei selbst an Anerkennung und Ansehen zu gewinnen. Der Gesundheitsmarkt boomt. Das Geschäft mit Angeboten zur Verbesserung der körperlichen Fitness blüht. Fitnessstudios schießen aus dem Boden. Nicht alle sind geeignet. Private und gesetzliche Krankenkassen, Unfall- und Rentenversicherungen werben mit Gesundheitsprogrammen zur Förderung von Sport und Bewegung. Nicht alle erfüllen die Vorstellungen des Präventionsgesetzes, in dem ein Paradigmenwechsel von der Verhaltensprävention zur Verhältnisprävention vorgesehen ist. Nicht die Folgen, sondern die Ursachen von Übergewicht und Bewegungsarmut sollen angegangen werden. Dieses Buch soll einen Beitrag zu dieser Entwicklung leisten.

Danksagung

Bei Dr. med. Jan Dirk Rating, Facharzt für Radiologische Diagnostik und Dr. med. Jan Tomaschoff, Facharzt für Neurologie und Psychiatrie, möchte ich mich dafür bedanken, dass sie den - eher trockenen -Text des Buches mit Cartoons angereichert haben.

Prof. Dr. med. H. Delbrück, Wuppertal 2021

Facharzt für Hämatologie-Onkologie und Sozialmedizin

Facharzt für physikalische Therapie und rehabilitative Medizin

Arzt für Sozialmedizin

Arzt für Tropenmedizin

Sport und Gesundheit – ein historischer Überblick

Sportliche Aktivitäten gibt es seit Menschengedenken, aber erst in jüngster Zeit werden sie mit Gesundheit im Zusammenhang gebracht.

Sollte sich der Neandertaler sportlich betätigt haben, so geschah dies wahrscheinlich eher aus Spaß am Spielen als der Gesundheit wegen.

Sport, besonders das Bogenschießen, war bei den alten Ägyptern ein Privileg des Adels. Es diente zur Selbstdarstellung. Auf zahlreichen erhaltenen Darstellungen präsentieren sich Pharaonen und Adlige als unüberwindliche Kriegshelden dar. Gesundheitliche Aspekte sind nicht erkennbar!

Dass die Azteken vor mehr als 500 Jahren begeistert Pelota spielten, beweisen zahlreiche, von Archäologen in Mexiko ausgegrabene Spielfelder, die heute von Touristen besichtigt werden können. Ein Ball musste durch einen, im Mittelteil des zentralen Spielfeldbereichs, in einer Höhe (2,50 bis 3,50m) angebrachten Ring geworfen werden. Ob dies dem Zeitvertreib diente oder Bestandteil religiöser Rituale war, bleibt unklar. Vieles spricht für religiöse Handlungen zu Ehren der Götter. Zur Förderung der Gesundheit dienten die Spiele mit Sicherheit nicht. Im Gegenteil, sie endeten fast immer mit blutigen Menschenopfern, wobei sich die Historiker uneinig sind, ob Sieger oder Verlierer des „Ballspiels" geopfert wurden!

In der griechischen und römischen Antike gehörten sportliche Wettkämpfe zum religiösen und kulturellen Alltag. Möglicherweise gab es Berührungspunkte mit dem Thema Gesundheit, obwohl der Spruch „Mens sana in corpore sano" dies – entgegen der allgemeinen Vorstellung - nicht bestätigt (Kyle 2007). Der Verfasser dieses Ausspruchs, der römische Satiredichter JUVENAL (ca. 60 140 n. Chr.), sagt nämlich: "orandum est ut sit mens sana in corpore" ("Beten solle man dafür, dass ein gesunder Geist in einem gesunden Körper sei"). Juvenal wollte damit sagen, dass man sich nicht mit törichten Gebeten und Fürbitten an die Götter wenden, sondern vielmehr um Gesundheit und klaren Kopf bitten soll

Ritterspiele zum Gewinn der Gunst schöner Frauen
(6. bis 15. Jahrhundert).

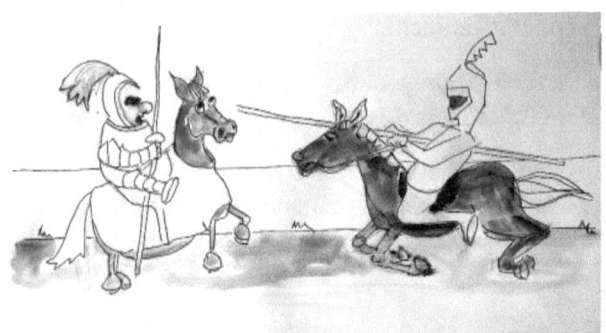

Im Mittelalter war sportliche Betätigung ein Mittel der aristokratischen Selbstdarstellung. Die Teilnehmer der Ritterspiele kämpften um Ruhm, materiellen Gewinn und die Gunst schöner Frauen. Gesundheitliche Aspekte sind nicht erkennbar!

Zu Beginn des 19. Jahrhunderts entstand in Deutschland die Sport- und Turnbewegung. Sie war eng mit den Vorstellungen ihres Initiators Friedrich Ludwig Jahn (auch „Turnvater Jahn" genannt) für die „Vaterländische Sache" verbunden. Die Jugend sollte sich auf den Kampf gegen die „Feinde der Freiheit", d. h. die napoleonische Besetzung sowie auf eine Erneuerung Preußens vorbereiten. Als Turner sollte man nicht nur sportliche Übungen beherrschen, sondern sich auch für politische und gesellschaftliche Ziele einsetzen (Jahn 1810). Der Turnvater Jahn vertrat die Ansicht, Deutschland sei allen anderen Nationen überlegen und deshalb habe die deutsche Jugend die Pflicht, „die Erde als Heiland zu segnen und den Völkern Menschlichkeitskeime einzupflanzen" (Wehler 1987). Man kann den in Deutschland nach wie vor verehrten Turnvater demnach auch als einen der „Väter" des Nationalismus, des Imperialismus, des Militarismus bezeichnen.

Die körperliche Ertüchtigung von Körper und Geist diente in den folgenden Jahren weitgehend der militärischen Ertüchtigung. „Gesund ist, was hart macht" hieß es. Hindernisläufe, Robben auf den Unterarmen, Springen über Gräben, Weitsprung sowie Weit- und Zielwerfen waren wesentliche Bestandteil der sportlichen Erziehung in Preußen.

Im ausgehenden 19. Jahrhundert war die sportliche Ertüchtigung allgemein ein wesentlicher Bestandteil der Erziehung. Die Initiative kam aus England. Die

Leibesübungen sollten das Konkurrenz- und das Leistungs-Prinzip fördern. Sie sollten auf das spätere Arbeitsleben, den „Wettkampf im täglichen Leben und im Beruf" vorbereiten. Gesundheitliche Aspekte spielten kaum eine Rolle.

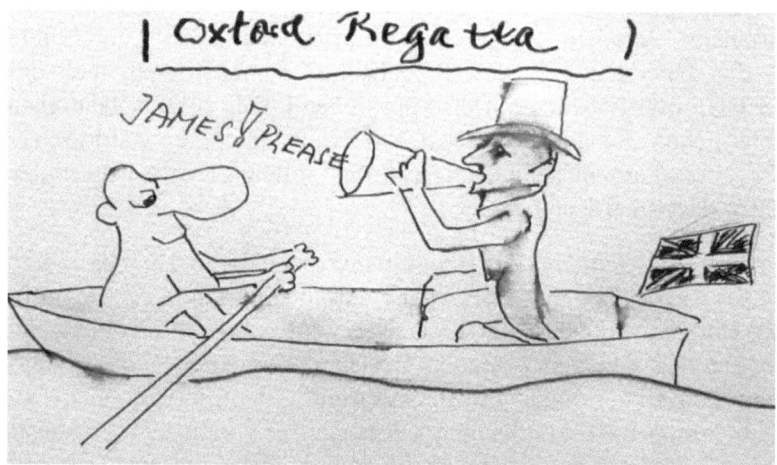

Pierre de Coubertin, der maßgeblich für eine Wiederbelebung der Olympischen Spiele eintrat und 1894 das Internationale Olympische Komitee gründete, sah das Ideal eines Sportlers im "débrouillard" (Draufgänger), der Widerstände überwindet und durch Sport auf ein Leben als Führungskraft vorbereitet werden soll. Erst später (1918) verkündete Coubertin, dass die Olympiade „Nationale Egoismen überwinden und zum Frieden und zur internationalen Verständigung beitragen soll". 1936 sagte er allerdings auch: „Das Wichtigste ist, dass sie (die olympischen Spiele) grandios gefeiert werden. Dabei ist es egal, ob man sie, wie 1932, als Tourismuswerbung für Südkalifornien oder, wie 1936, als Werbung für ein politisches System verwendet" (Krüger, A 2004).

Körperliche Ertüchtigung war ein Grundpfeiler der nationalsozialistischen Erziehung. Sport sollte der „Volksgesundheit" dienen und eine „züchterische Auslese" ermöglichen. Unter Volksgesundheit verstand man allerdings nicht die Gesundheit des Einzelnen, vielmehr die Gesundheit der „Volksgemeinschaft". Der Sport diente zur Körperertüchtigung. Er wurde unter dem Leitspruch „mens sana in corpore sano" als Vorbeugung gegen den „Niedergang des Genmaterials des eigenen Volkes" propagiert. Der Reichsjugendführer Baldur von Schirach formulierte die Ziele der sportlichen Ertüchtigung in einer Grundsatzrede: „Körperliche Erziehung ist keine Privatsache des Einzelnen. Dein Körper gehört Deiner Nation, denn ihr verdankst Du Dein Dasein; du bist ihr für Deinen Körper verantwortlich." Der Sport diente zur Vorbereitung auf den Krieg (Bahro 2013).

In der „Deutschen Demokratischen Republik" (DDR) wurde der Leistungssport intensiv gefördert. Er war eingebunden in ideologische Vorgaben und Zielsetzungen. Spitzensportler sollten „Diplomaten in Trainingsanzügen" sein, weil man über Sporterfolge internationales Ansehen zu gewinnen hoffte. Sie sollten durch ihre sportlichen Erfolge die Überlegenheit des Sozialismus demonstrieren und das Selbstbewusstsein der DDR-Bürger stärken. Dem sportlichen Erfolg zuliebe nahm man das Risiko gesundheitlicher Schäden bewusst in Kauf. Doping gehörte zur Tagesordnung. 20 % aller damaligen Leistungssportler sollen damals irreversible gesundheitliche Schäden davongetragen haben.

In Westdeutschland rückte die Gesundheit des Individuums erstmalig in den 60er Jahren in den Mittelpunkt. In den 1970er Jahren initiierte der Deutsche Sportbund die „**Trimm-Dich-Bewegung**". Mit Unterstützung der Politik, den Krankenkassen und der Wirtschaft wurde dem Übergewicht und den zunehmenden Kreislauferkrankungen der Kampf angesagt. Körperliche Inaktivität und Bewegungsarmut identifizierte man als wesentliche Ursache für chronische Erkrankungen. Diesen galt es vorzubeugen, denn sie hemmten die Produktivität, und somit den wirtschaftlichen Aufschwung. Die Initiative für mehr Gesundheit durch Sport kam somit aus der Wirtschaft und erst viel später von den Sozialversicherungen, den Gewerkschaften und der Krankenversicherung. In den 1990er Jahren entstand der kommerzialisierte Freizeit- sowie Gesundheitsmarkt. Die Kommerzialisierung von Trendsporten durch Sportartikelhersteller und Sponsoren steht seitdem in Konkurrenz mit dem der Gesundheit und Fitness orientiertem Freizeitsport.

2007 startete die Bundesregierung (mit aktiver Unterstützung von Krankenkassen, der Wirtschaft und den Medien) die **Aktion „Gesunde Ernährung und Bewegung",** kurz danach abgelöst von der Aktion **„IN FORM - Deutschlands Initiative für gesunde Ernährung und mehr Bewegung**. Die Bürger wurden zu einer gesünderen Ernährung und mehr Bewegung angehalten. Die gesetzlichen Krankenversicherungen – bis dahin lediglich für die Behandlung von Krankheiten zuständig – wurden in den achtziger Jahren zur Durchführung vorbeugender gesundheitlicher Leistungen ermächtigt. In Aufklärungs- und Informationskampagnen klärten sie die Bevölkerung auf, was gesund und ungesund ist. Kurse zur körperlichen Ertüchtigung wurden finanziell unterstützt. Bald kam es allerdings - auch infolge einzelner Wettbewerbsauswüchse der Krankenkassen („Bauchtanzdebatte") – zu einer kritischen Auseinandersetzung und erneuten Streichung vieler gesundheitsfördernder Leistungen zur Förderung der Gesundheit durch Sport. Interessanterweise zählten die Ärzteverbände eher zu den Kritikern und Opponenten der Krankenkassen-Aktivitäten. Sie propagierten die Vorsorge-Früherkennungs-Maßnahmen zur Gesundheitsvorsorge. Die

Präventionsleistungen der Krankassen konzentrierten sich fortan auf Gesundheitschecks, auf die Krankheitsfrüherkennung, die zahnmedizinische Prophylaxe, Schutzimpfungen und auf die Verhütung arbeitsbedingter Erkrankungen; also auf ärztliche Leistungen. Seit dieser Zeit versteht die Öffentlichkeit in Deutschland unter der Krebsprävention Krebs-Vorsorge-Untersuchungen und nicht Vorbeugung.

In den neunziger Jahren kam es innerhalb der von den Rentenversicherungen dominierten medizinischen Rehabilitation zu einer Verlagerung passiver Anwendungen hin zu „aktivierenden Maßnahmen zur Gesunderhaltung". Der Bewegungstherapie wurde ein hoher Stellenwert zur Wiederherstellung der Arbeitskraft eingeräumt. Zuvor hatten passive Anwendungen, wie Bäder, Trinkkuren, Diäten und Massagen, im Vordergrund gestanden (Delbrück/Haupt 1998). 2015 wurde das Leitmotiv „Prävention vor Rente" erweitert in „Prävention vor Rehabilitation und Rente". Nun wurden auch Maßnahmen gefördert, die bei den Ursachen für gesundheitliches Fehlverhalten ansetzten, also bei Übergewicht, Bewegungsarmut, ungesunder Ernährung, Alkohol- und Tabakkonsum und nicht bei den Folgen. Sport und Bewegung in der Kita, der Schule, am Arbeitsplatz und im Pflegeheim gewannen an Bedeutung. Sich nicht erst dann sportlich zu betätigen, wenn man unter den Folgeerkrankungen von gesundheitlichem Fehlverhalten leidet, lautet heute die Devise. Kindern soll man bereits im Grundschulalter Freude an der sportlichen Aktivität vermitteln, um der Bewegungsarmut frühzeitig entgegenzuwirken. Der Arzt kann heute Sport auf Kosten der gesetzlichen Kassen per Rezept verschreiben.

Die Sportmedizin – die sich früher fast ausschließlich mit der Vorbeugung und Behandlung von Sportverletzungen befasste – beschäftigt sich heute verstärkt mit den gesundheitlichen Auswirkungen des Bewegungsmangels. Gemeinsam mit den Sozialversicherungen entwickelt sie Programme zur Förderung von Sport und Bewegung, um chronischer Erkrankungen zu verhindern. Lagen die Schwerpunkte und Ziele der Arbeits- und Sozialmedizin früher in der Verhinderung, Beseitigung, Wiederherstellung und Kompensation berufsbedingter, körperlicher Einschränkungen, so gewinnt heute die nachhaltige Verbesserung des Bewegungs- und Ernährungsverhaltens an Bedeutung.

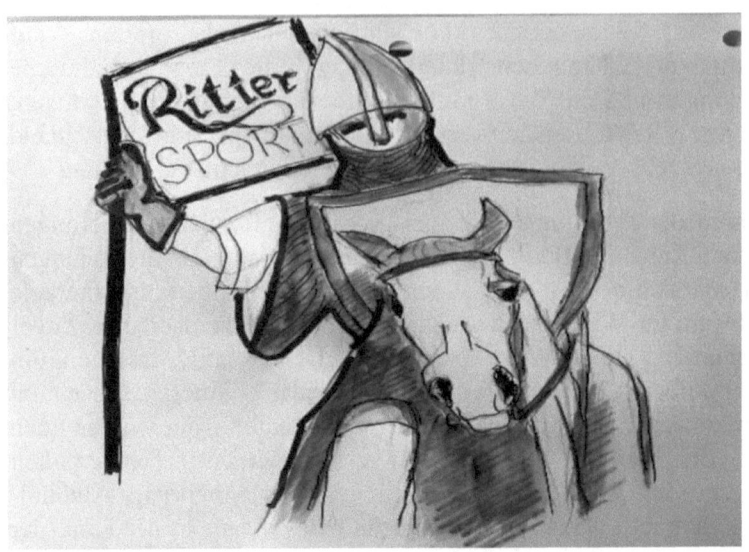

Interesse an sportlicher Betätigung findet man zunehmend in der Bevölkerung. Man will etwas für seine physische und psychische Fitness tun, dadurch resistenter gegen Stress werden, private, soziale und berufliche Kontakte schließen, sich mit Freunden treffen und zu messen, die eigene Attraktivität steigern. Hinzu kommt die Sorge um die eigene Gesundheit. Dazu beigetragen hat sicherlich auch die Industrie, die sich bei ihrem Marketing gerne der Aura von Sport bedient, um das Image ihrer Produkte zu steigern.

Körperliche Inaktivität als Risiko für Erkrankungen

Negative gesundheitliche Auswirkungen von Bewegungsarmut

Bis ins 19. Jahrhundert galt körperliche Arbeit als lästig, aber notwendig, um den Lebensunterhalt zu bestreiten. Inaktivität konnten sich nur wenige Privilegierte leisten. Mit der Industrialisierung änderte sich dies. Bewegungsarme Tätigkeiten mit geringem Energiebedarf dominieren. Geistige Kompetenzen, weniger der körperliche Einsatz, bestimmen heute das Arbeitsleben. Sie entscheiden über den beruflichen Erfolg, den Wohlstand und die soziale Anerkennung. Bürojobs und „home office" überwiegen. Viele Tätigkeiten im Alltagsleben, die einst lange Wege erforderten, lassen sich heute im Internet und per Telefon erledigen. Stundenlanges Sitzen am Arbeitsplatz, im Auto sowie in der Freizeit – vor dem Computer oder Fernseher – bestimmt den Tagesablauf. Maschinelle Hilfen erleichtern den körperlichen Aufwand im Haushalt.

Entsprechend haben sich das Krankheitsspektrum sowie die Art und Häufigkeit chronischer Erkrankungen geändert. Folgeerkrankungen von Bewegungsarmut und Übergewicht haben zugenommen. Typ-2-Diabetes und Herz-Kreislauf-Erkrankungen, Einschränkungen des Bewegungsapparates und - nicht zuletzt - Krebs überwiegen (Vainio et al 2002).

Kindern und Jugendlichen fehlen Bewegungsvorbilder in der Familie, aber auch Bewegungsräume. Sie haben sich zu „Bewegungsmuffeln" entwickelt und bewegen sich fast nur noch virtuell in Computerspielen. Übergewicht und „Alterskrankheiten" nehmen daher zu. Beschwerden am Bewegungsapparat - selbst Typ-2-Diabetes - sind bei Kindern in Deutschland heute keine Seltenheit mehr. Dies trifft besonders auf Kinder aus einkommensschwachen Familien zu.

Zahlreiche epidemiologische Untersuchungen gehen von einer Senkung des Herz-Kreislauf- und des Krebsrisikos aus, würde sich die Bevölkerung körperlich stärker betätigen.

Kommentar und Empfehlungen für die Praxis: *Standen früher belastungsbedingte Störungen des Bewegungs- und Stützapparates sowie die Unterernährung im Vordergrund chronischer Erkrankungen, so dominieren heute Auswirkungen von Bewegungsmangel und Überernährung. Dies ist bei Krebserkrankungen der Fall.*

Negative gesundheitliche Auswirkungen von Bewegungsarmut

- Geringere körperliche Leistungsfähigkeit
- Einschränkungen des Bewegungsapparates (z. B. Rückenschmerzen, Arthrosen)
- Herz-Kreislauf-Erkrankungen (z. B. Koronare Herzerkrankung, Herzinfarkt, Herzinsuffizienz)
- Bluthochdruck (z. B. Schlaganfall, Arteriosklerose)
- Stoffwechselerkrankungen (z. B. metabolisches Syndrom, Typ-2-Diabetes, Gicht, Übergewicht, Fettstoffwechselstörungen)
- Verschlechterung der Schlafqualität
- Psychosomatische Störungen
- **Krebserkrankungen**
- Aggressiverer Verlauf bestimmter Viruskrankheiten (z. B. von COVD-19)
- Augenerkrankungen
- Gerinnungsstörungen (z. B. Thrombosen)
- vorzeitiger geistiger Verfall (?)
- Größere Operationsrisiken und häufigere Therapiekomplikationen

Positive gesundheitliche Auswirkungen von körperlicher Aktivität und Sport?

Körperliche Aktivität ist ein Oberbegriff für sämtliche Körperbewegungen durch Muskelkontraktionen, die zu einem zusätzlichen Energieverbrauch führen. Ihr Nutzen geht über die körperliche Fitness hinaus. Er wirkt auf der körperlichen Ebene (Erhalt bzw. Wiederherstellung und Verbesserung der körperlichen Leistungsfähigkeit, Vorbeugung und Vermeidung von Krankheiten und körperlichen Beschwerden), auf der psychischen Ebene (Bekämpfung von Angst und Depressionen, Freude, Wohlbefinden), auf der sozialen sowie der beruflichen Ebene (soziale Integration, Partizipation, berufliche Wiedereingliederung). Körperliche Aktivität bedeutet einen Gewinn für die Lebenszeit und die Lebensqualität.

Es kommt zu vorbeugenden Effekten bei einer Vielzahl akuter und chronischer Krankheiten. In der Krankheitsphase können Medikamente eingespart werden, ja sogar operative Eingriffe verhindert werden. In der Nachbetreuung kommt es zu einer rascheren Regeneration und Leistungsfähigkeit, auch in beruflicher Hinsicht.

Kommentar und Empfehlungen: Es gibt Bestrebungen, körperliche Aktivität wie ein Medikament zu verschreiben. Schließlich würden Bewegung und Sport ja die gleichen Kriterien wie ein Medikament erfüllen, sagen Sportmediziner.

Medizinstudenten lernen heute im Studium, die Möglichkeit der Bewegungstherapie bei Therapieüberlegungen mit einzubeziehen (Löllgen 2011 und 2012).

Positive Auswirkungen von regelmäßiger Bewegung auf die Gesundheit (Schlussfolgerungen aus Beobachtungsstudien)

- Verbessert die körperliche und geistige Leistungsfähigkeit

- Verbessert die Beweglichkeit

- Verbrennt überflüssige Kalorien und reduziert Übergewicht.

- Senkt einen hohen Blutdruck

- Stabilisiert den Fettstoffwechsel. Reduziert das LDL-Cholesterin und erhöht den HDL-Cholesterinspiegel

- Reduziert eine Insulinresistenz. Senkt den HbA1c-Wert.

- Reduziert entzündungshemmende Botenstoffe im Blut.

- Beeinflusst die Tumorgenexpression.

- Reguliert das Wachstum menschlicher Krebszellen

- Stärkt Reparaturgene

- Reduziert Fatigue-Beschwerden

- Wirkt antidepressiv

- Stabilisiert das Gerinnungssystem

- Stärkt die Muskulatur, entlastet das Stützskelett.

- Wirkt schmerzlindernd

- Erhöht die Knochenmineralisierung und –dichte.

- Stärkt die Immunabwehr

- Baut Stress und Anspannung ab. Stärkt die Stressresistenz.

- Verbessert die Koordination, Kraft und Ausdauer

- Verbessert die Schlafqualität

- Verlangsamt den Alterungsprozess

- Fördert die motorische, kognitive, psychosoziale und emotionale Entwicklung

- Verbessert die Gedächtnisleistung, verzögert eine Demenz.

- Verhindert die Isolation, verbessert die Kommunikation, erleichtert die Partizipation

- Höhere Arbeitsleistung, weniger Fehlzeiten im Arbeitsleben

Zur Bedeutung von Bewegung und Sport in der Medizin.

In der **Inneren Medizin** wirken sich eine angepasste Ernährung und Sport günstig auf sämtliche chronische Erkrankungen des internistischen Krankheitsspektrums aus. Körperliche Aktivität schützt zwar nicht vor einer Infektion mit SARS-CoV-2- Viren, aber schwächt den Krankheitsverlauf ab. Entzündungsfaktoren werden reduziert.

In der **Kardiologie** ist die Bewegungstherapie ein Eckpfeiler in der Prävention, bei der Behandlung und in der Rehabilitation. Eine Fülle von Interventionsstudien hat nachgewiesen, dass bei regelmäßiger körperlicher Aktivität das Erkrankungsrisiko geringer ist.

In der **Pneumologie** ist körperliche Aktivität - selbst bei Patienten mit starker Atemnot - ein Teil der Therapie. Bei COPD-Patienten und Asthmapatienten wirkt sich Bewegung positiv aus.

In der **Orthopädie** nutzt man Bewegungstraining zur Schmerzlinderung, zur Entlastung und zur Verbesserung der Gelenkbeweglichkeit. Schont sich ein Arthrose-Patient, wird weniger Gelenkflüssigkeit produziert, die Knorpel werden rau und spröde, was zu mehr Verschleiß und Schmerzen führt.

In der **Rheumatologie** schätzt man Bewegung wegen der günstigen Auswirkungen auf die Mobilität und Schmerzen. Wassergymnastik ist besonders wirksam.

In der medizinischen **Onkologie** wirken Sport- und Bewegung krebspräventiv. Studien zeigen, dass Erkrankungswahrscheinlichkeit und Krebssterblichkeit abnehmen. Therapiebedingte Nebenwirkungen werden verhindert, zumindest gelindert. „Sport nach Krebs" verbessert die Lebensqualität und erhöht die Chance einer Partizipation. Das Rückfallrisiko soll bei „geheilten" Brustkrebspatientinnen geringer sein.

In der **Diabetologie** sind Bewegung und Sport Grundpfeiler der Prävention und Therapie. Sie bewirken bei Übergewicht eine Gewichtsabnahme und die Reduzierung des Typ-2-Diabetes-Risikos. Die Insulinresistenz wird verhindert. Gefäßkomplikationen sind seltener. Antidiabetika können eingespart werden; möglicherweise kann man sogar ganz auf sie verzichten. Schon ein zweieinhalbstündiger, aktiver Spaziergang verringert bei gesunden Menschen das Diabetesrisiko um 30 %. Er hilft Menschen, die bereits an Diabetes erkrankt sind, ihren HbA1c-Wert um 0,5 bis 0,7 % zu senken (Umpierre et al 2011).

In der **Nephrologie** wirkt Bewegung und Sport unterstützend. Regelmäßiger Sport kann dabei helfen, den Blutdruck zu senken und die Muskulatur zu erhalten. Selbst während einer Dialyse-Sitzung kann man sich sportlich betätigen(indem man z. B. in die Pedale eines sogenannten Bettfahrrads tritt.

In der Neurologie sind Geh- und Balanceübungen ein wichtiger Bestandteil der Parkinsontherapie und der Rehabilitation von Schlaganfallpatienten.

In der **Psychiatrie** ist regelmäßiges Ausdauertraining in Verbindung mit Entspannungsverfahren eine wirksame Alternative zur medikamentösen Therapie. (Muster und Zielinski 2006, Pedersen und Saltin 2006). Studienergebnisse zeigen, dass Menschen mit einer Depression, die an Bewegungsprogrammen teilnehmen, weniger Beschwerden haben.

Studien in der **Psychosomatik** bestätigen, dass regelmäßige Bewegung bei seelischen Problemen hilft (Muster und Zielinski 2006). Körperliche Aktivität und Sport werden in psychosomatischen Kliniken im Rahmen eines multimodalen Behandlungskonzepts eingesetzt.

In der **Geriatrie** nutzt man die Erfahrung, dass Bewegung und Fitnessprogramme die kognitive Leistungsfähigkeit sowie die Gedächtnisleistung verbessern. Das Balancetraining gehört zum Standardprogramm bei Senioren in Altersheimen. Die Sturzgefährdung wird reduziert, dementielle Entwicklungen verzögern sich, Altersdepressionen nehmen ab (Middleton et al 2011). Spazierengehen und Tanzen können die Hirnalterung hinauszögern, heißt es (Müller 2018). Eine Vielzahl von Studien belegen, dass körperliche Bewegung eine wirkungsvolle „Anti Aging Medizin" ist (Finger Studie 2015, Ngandu et al 2015).

In der **Angiologie** stellt die Bewegungstherapie eine sehr effektive Behandlung bei einer peripheren arteriellen Verschlusskrankheit dar. Gehtraining kann interventionelle oder gar operative Eingriffe bei einer peripheren Verschlusskrankheit verhindern. Die schmerzfreie Gehstrecke wird länger.

Pädiater behaupten, körperliche Inaktivität in der Kindheit sei die Basis für viele Krankheiten im Alter.

Auswirkungen von körperlicher Aktivität auf die Krebsentwicklung

1985 berichteten Frisch et al. in den USA von einer geringeren Brustkrebshäufigkeit bei ehemaligen College-Sportlerinnen (im Vergleich zu ihren inaktiven Kommilitoninnen) und wiesen damals erstmals öffentlich auf den Sport als möglichen Schutzfaktor vor Brustkrebs hin. Husemann zählte in Deutschland zu den Ersten, die auf die körperliche Inaktivität und sitzende Tätigkeit als mögliche Ursachen für Darmkrebs bei Büroangestellten (white collar workers) hinwiesen (Husemann et al 1980). Seitdem haben sich viele Epidemiologen mit möglichen Zusammenhängen von Bewegungsmangel und Krebs befasst und die Vermutungen von Frisch und Husemann bekräftigt. Sie alle bestätigten, dass sowohl das Erkrankungsrisiko, der Krankheitsverlauf, das Wiedererkrankungsrisiko als auch die Sterbewahrscheinlichkeit bei körperlicher Aktivität günstig beeinflusst werden. Relevante krankheits- und therapiebedingte Belastungen lassen sich durch gezielte bewegungstherapeutische Interventionen reduziere oder sogar ganz verhindern. Dabei ist es unwesentlich, ob man körperlich arbeitet, Gartenarbeit verrichtet oder gezielt Sport treibt (Thune et al 1996, Adamietz 2010, Halle und Schoenberg 2009, Steindorf 2012, Baumann et al 2013, Christensen et al 2018).

Weitgehend unklar sind noch die biologischen Mechanismen, die zu der Beeinflussung der Krebsentwicklung führen. Dazu gibt es zahlreiche Hypothesen. Übereinstimmung herrscht darin, dass körperliche Aktivität keine strukturellen Veränderungen bei den Krebsgenen verursacht. Vermutlich stellen Lifestyle-Verhaltensweisen, wie Bewegung und Sport, epigenetisch wirkende Einflussfaktoren dar, die u. a. die Expression von Genen beeinflussen.

Sicher ist, dass Krebsrisiken, wie Diabetes mellitus Typ II, hohe Fettwerte und eine ungünstige Fettverteilung, bei körperlicher Aktivität abnehmen und dass Bewegung dem Abbau der Knochendichte und der Muskulatur vorbeugt. Sicher ist auch, dass der Schutzeffekt von körperlicher Aktivität je nach Krebsart, Alter und Geschlecht, Krankheitsstadium und Intensität, unterschiedlich stark ausgeprägt ist. Bei Brust-, Darm-, Gebärmutter-, Nieren- und Lungenkrebs ist der Einfluss relativ stark, bei bösartigen Blut- und Lympherkrankungen eher gering.

Experten behaupten, dass sportlich aktive Menschen ihr Krebserkrankungsrisiko durchschnittlich um 20 bis 30 Prozent reduzieren. Auch das Rückfallrisiko sei geringer. Bei Brustkrebspatientinnen soll die Risikoreduktion (im Vergleich zu normal bewegungsaktiven Menschen), je nach Studie und Alter, Hormonstatus und sozioökonomischen Verhältnissen sowie Intensität der Aktivität zwischen 20 und 80 %

betragen. Bei Darmkrebs beträgt sie, je nach Lokalisation und Alter, bis zu 70 %. Nicht nur die Krankheitsentstehung, auch der Krankheitsverlauf und die Prognose werden beeinflusst (Ballard-Barbash 2012, Meyerhard 2006).

Hypothesen zum Wirkmechanismus von körperlicher Aktivität auf die Krebsentwicklung

- Aktivierung von Reparaturgenen bzw. Inaktivierung von Tumorgenen

- Verringerung des Körperfetts und Abnahme krebsfördernder Fetthormone

- Verringerung der Insulinresistenz. (Die Sensitivität der Muskulatur wird erhöht. Einem Typ-2-Diabetes wird vorgebeugt)

- Auswirkungen auf den Vitamin-D-Spiegel. (Die natürliche Vitamin-D-Aufnahme bei Aktivitäten im Freien führt zu einem sicheren Anstieg des Vitamin-D-Spiegels)

- Reduzierung chronischer Entzündungsfaktoren. (Körperliche Aktivität wirkt entzündungshemmend)

- Produktion von krebshemmenden Muskelenzymen (Myokine)

- Einfluss auf Geschlechtshormone und Wachstumsfaktoren. (Bei Aktivität sinkt der Östrogenspiegel)

- Abwehr von oxidativem Stress und DNA-Schäden

- Einflüsse auf die lokale und systemische Immunabwehr. (Bewegung stimuliert die Natural Killer Cells, Makrophagen und zytotoxischen T-Zellen

- Einflüsse auf den Lipidstoffwechsel (Leptin, Adiponektin)

- Einflüsse auf den Tabak- und Alkoholabusus. (Sportler wissen, dass Tabak- und Alkoholabusus ihre körperliche Fitness beeinträchtigen)

Ungeklärte Fragen zum Einfluss körperlicher Aktivität auf die Krebsentwicklung.

- Unklar bleibt, ob die körperliche Aktivität selbst vor Krebsschützt oder „lediglich" die gesündere Lebensweise sportlich aktiver Menschen der Grund für eine bessere gesundheitliche Fitness ist.

- Unklar sind die biochemischen Wirkmechanismen?

- Gibt es unterschiedliche Auswirkungen von Kraft- und Ausdauertraining, bzw. von aerobem und anaerobem Training?

- Werden bestimmte Organe mehr oder weniger beeinflusst?

- Kommt es zu unterschiedlichen Auswirkungen in der Jugend und im Erwachsenenalter?

- Gibt es eine Dosis-Wirkung-Beziehung? Wenn ja, wo ist die Schwelle?

- Haben Hochleistungssport und Freizeitsport bzw. aerobe und anaerobes Training unterschiedliche Auswirkungen?

- Bei welcher Intensität kommt es zu einem optimalen Schutzeffekt?

- Welchen Einfluss haben Begleiteffekte und Interaktionen?

Statistischer Hintergrund

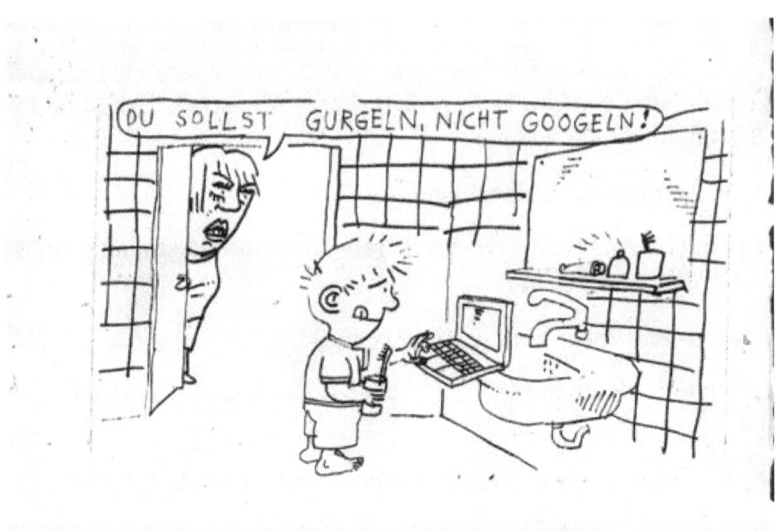

Den Berechnungen des DKFZ zufolge (Deutsches Krebsforschungszentrum) sollen 2018 etwa 6 % aller Krebserkrankungen im Zusammenhang mit körperlicher Inaktivität gestanden haben (Behrens et al 2018). Nach der WHO-Definition liegt körperlicher Inaktivität dann vor, wenn das Minimum von 150 Minuten Bewegung pro Woche oder 75 Minuten Sport pro Woche nicht erfüllt wird. Berechnungen anderer internationaler Institutionen gehen davon aus, dass 10 – 14 % aller Krebstodesfälle in Europa mit körperlicher Inaktivität assoziiert sind (Behrens et al 2018).

42 Prozent der Deutschen bewegen sich angeblich nicht genug (44 Prozent der Frauen und 40 Prozent der Männer). Deutschland gehört laut WHO neben Brasilien, Bulgarien, den Philippinen und Singapur zu den Ländern, in denen die Bewegungsarmut am stärksten angestiegen ist. Damit belegt Deutschland einen Spitzenplatz unter den Industrieländern (Guthold et al. 2018). Zwischen 2001 und 2016 ist die Häufigkeit der körperlichen Inaktivität in Deutschland um mehr als 15 % gestiegen.

Besorgniserregend ist die Situation bei Kindern und Jugendlichen. 2019 veröffentlichte die WHO eine Studie, wonach sich 81 Prozent der Jugendlichen weniger als eine Stunde pro Tag bewegen. Auch in Deutschland kommen Vorschulkinder oft nicht auf die drei Stunden körperliche Bewegung am Tag. Nach den Ergebnissen der aktuellen Befragungswelle der Studie zur Gesundheit von Kindern und Jugendlichen in

Deutschland (KiGGS) des Robert Koch-Instituts toben sich nur 40 – 50 % der drei- bis sechsjährigen Kinder mindestens 60 Minuten pro Tag aus, von drei Stunden ganz zu schweigen.

Dass sich der Anteil extrem dicker Kinder und Jugendlicher in den vergangenen vierzig Jahren weltweit vervierfacht hat, soll auch eine Folge der veränderten Lebenswelt sein (WHO 2017). Ausdauer, Kraft, Schnelligkeit und Bewegungsaktivität haben von 1975 bis 2000 um durchschnittlich 10 % abgenommen. Die von der HBSC-Studie ("Health Behaviour in School-aged Children") 2019 durchgeführten Untersuchungen zeigen in allen 45 untersuchten Länder, dass weniger als einer von fünf Jugendlichen die Empfehlungen der WHO für körperliche Betätigung erfüllt. Auch in Deutschland halten sich Jugendliche selten an die WHO-Empfehlung von 60 Minuten täglicher körperlicher Betätigung. International schneidet Deutschland – was Bewegung anbetrifft - eher schlechter ab.

Laut einer vom Bundesministerium der Justiz und Verbraucherschutz im Auftrag gegebenen Studie zur Gesundheitskompetenz sind 10,4 % der deutschen Bevölkerung nahezu täglich körperlich aktiv. Etwa 29,3 Prozent bewegen sich zumindest einige Mal in der Woche, 26,5 % mehrfach im Monat. 16,8 Prozent der Deutschen mit hoher Gesundheitskompetenz sind beinahe täglich körperlich aktiv. Bei den Befragten mit inadäquater Gesundheitskompetenz sind es allerdings lediglich 4,2 Prozent. 15 % der Befragten mit geringer Gesundheitskompetenz (Health Literacy) sollen sich hingegen fast gar nicht bewegen. Umgekehrt ist das nur bei etwa 1 % der Befragten mit sehr guter Gesundheitskompetenz der Fall (Universität Bielefeld 2016, Scheffer, D et al 2017).

Im Rahmen der weltweiten, prospektiven PURE-Studie (Prospective Urban Rural Epidemiologic study) wurden in 17 Ländern 130.843 gesunde 35- bis 70-Jährige zu ihrer körperlichen Aktivität ("International Physical Activity Questionnaire" (IPQA) befragt. Ihr weiterer Werdegang wurde in den nachfolgenden 7 Jahren nachverfolgt (DOI: http://dx.doi.org/10.1016/S0140-6736(17)31634-3). Nach dieser Studie soll moderate körperliche Aktivität (150 bis 750 Minuten pro Woche) das Sterberisiko um 20% - im Vergleich zu einem geringen Bewegungspensum (das heißt < 150 Minuten) - senken. Bei stärkerer körperlicher Aktivität (>750 Minuten pro Woche) sinkt die Gesamtsterblichkeit um 35% (die Sterblichkeit bei Herz-Kreislauf-Erkrankungen allein um 25%).

Kommentar: Die westlichen Industriestaaten stehen infolge der steigenden Ausgaben für die Gesundheit vor großen Herausforderungen. Die Auswirkungen von Bewegungsarmut und Übergewicht spielen dabei eine nicht unbeträchtliche Rolle. 6 % der Gesamtausgaben von Sozialversicherungen standen in Deutschland (2017) im Zusammenhang mit den Folgen von Übergewicht und Bewegungsarmut. Nicht nur in

Deutschland, sondern weltweit gibt es daher Bestrebungen, die Tendenz zu Übergewicht und körperlicher Inaktivität zu stoppen.

Kritische Kriterien für die Beurteilung von Studien zur körperlichen Aktivität und Krebs

Während sich der Erfolg einer Krebsvorsorge-Früherkennung bzw. der einer Chemo- oder Hormontherapie relativ einfach feststellen lässt, ist dies im Falle der körperlichen Aktivität wesentlich schwieriger. Das liegt an der Vielschichtigkeit von Lifestylefaktoren und der Komplexität der Entstehungsursachen von Krebs mit einer manchmal bis zu Jahrzehnten dauernden Einwirkungszeit. Viele andere endogene und exogene Einflüsse finden in der Zwischenzeit statt, die berücksichtigt werden müssen. Die Qualität vieler Untersuchungen zum Einfluss körperlicher Aktivität auf das Krebsgeschehen hält daher wissenschaftlichen Ansprüchen häufig nicht stand.

Viele Empfehlungen zum Einfluss körperlicher Aktivität basieren auf Ergebnissen methodisch unterschiedlicher Studien, die sich nur schwer vergleichen lassen. Teilweise widersprechen sie sich. Häufig wird bei ihnen nicht zwischen lokalisierten und ausgedehnten Tumoren sowie zwischen latenten und aggressiven Karzinomen unterschieden. Art und Intensität, Kraft- und Ausdauertraining werden sehr unterschiedlich definiert und bewertet. Oft wird die körperliche Aktivität nur punktuell erfasst, obgleich sich das Lifestyleverhalten im Laufe der Zeit ändert. So haben Bewegungsarmut und Übergewicht in der Jugend und im jugendlichen Erwachsenenalter einen wesentlich größeren Einfluss als im Erwachsenenalter (Giovannucci et al 1997, Brown et al 2009).

Unzulässig ist die eingeschränkte Übertragbarkeit von Daten aus Laborexperimenten mit Zellkulturen und Versuchstieren auf den Menschen. So manche Antitumoreffekte gelten nur unter speziellen Laborbedingungen. Die Tumorzellen liegen im menschlichen Körper - im Gegensatz zu den Zellexperimenten - nicht frei vor, sondern sind von zahlreichen äußeren Einflüssen umgeben, z. B. von Immun- und Bindegewebszellen.

Viele Studien sind schon vom Konzept her ungeeignet, da in ihnen fälschlich davon ausgegangen wird, dass Krebs ausschließlich die Folge einer einzelnen Ursache ist. Tatsächlich handelt es sich bei Krebs um ein multikausales Geschehen, damit es zum Krankheitsausbruch kommt. Körperliche Aktivität ist – wenn überhaupt - nur ein Einflussfaktor unter vielen (Pan et al 2009)!

In der Regel handelt es sich um Beobachtungsstudien. Diese können aber nur darauf hinweisen, dass zwei Ereignisse miteinander zusammenhängen. Im Optimalfall können sie Korrelationen, nicht aber Kausalitäten nachweisen. Sie sind bestenfalls Grundlage für eine Hypothese, die mit weiteren Untersuchungen erhärtet werden muss. Statistisch gesehen ist es z. B. eindeutig, dass sportlich inaktive Menschen häufiger an bestimmten

Krebsarten erkranken. Das ist allerdings noch kein Beweis für eine Kausalität ist, denn Bewegungsarmut geht häufig mit anderen krebsfördernden Einflüssen einher (so etwa mit Übergewicht und/oder einem Typ-2-Diabetes).

In der Regel basieren Schlussfolgerungen aus Beobachtungsstudien auf Angaben von Fragebögen. Diese sind oft subjektiv gefärbt. Ihr Wahrheitsgehalt lässt sich nur schwer nachprüfen. Mitunter beziehen sie sich lediglich auf einen begrenzten Zeitraum, manchmal sogar nur auf die letzten Jahre vor der Krebserkrankung, obwohl die Zeitspanne von der Entstehungsursache bis zur manifesten Erkrankung meist viele Jahre, ja Jahrzehnte, beträgt.

Aussagekräftiger als Schlussfolgerungen einer einzelnen Studie sind Ergebnisse von Metaanalysen, die die Ergebnisse aus vielen Studien bei unterschiedlichen Umwelt- und Ernährungsbedingungen unter Berücksichtigung von Alter und Geschlecht zusammenfassen und auswerten. Schließlich hängt die Aussagekraft auch von der Qualität der Studien ab. Eine Metaanalyse von 30 selektierten Beobachtungsstudien kann weniger aussagekräftig sein als jene einer einzigen kontrollierten Studie.

Die höchste Aussagekraft und Relevanz haben „Interventionsstudien". In ihnen wird die Wirkung eines bestimmten Einflussfaktors, beispielsweise eines bestimmten Lifestyle-Verhaltens wie sportliche Aktivität – am besten randomisiert, placebokontrolliert und doppelblind – in einer definierten und altersangepassten Gruppe untersucht. Solche prospektiven, randomisierten Interventionen zur Beeinflussung des Krebsrisikos gibt es nicht. Es wird sie voraussichtlich auch in Zukunft nicht geben. Die Untersuchungen müssten Jahrzehnte in Anspruch nehmen, denn es ist kaum zu erwarten, dass eine Veränderung wie z. B. die körperliche Aktivität kurzfristige Auswirkungen auf das Krebswachstum zeitigt. Zudem sind solche Studien sehr kosteneffektiv.

Klassifizierung und Kommentierung von klinischen Studien

Bei **Beobachtungsstudien** werden Personen in ihrer normalen Lebensführung beobachtet. Die Angaben werden anschließend hinsichtlich bestimmter Fragestellungen analysiert. Die Studien zeichnen sich dadurch aus, dass die untersuchten Bedingungen nicht kontrolliert (bewusst gesteuert) werden. Sie können pro- oder retrospektiv sein, also aktuelle oder ehemalige Verhaltensweisen betreffen.

Kommentar: Beobachtungsstudien haben, im Vergleich zu kontrollierten klinischen Studien, eine geringere Aussagekraft. Sie beschreiben häufig Assoziationen. Kausale Zusammenhänge sind nur eingeschränkt feststellbar.

Bei **Fall-Kontroll-Studien** werden erkrankte Menschen mit nicht erkrankten Personen verglichen, die ihnen ansonsten möglichst ähnlich sind. In der Regel handelt es sich um retrospektive Studien, in denen beide Personengruppen befragt oder ihre Krankenakten analysiert werden. Um etwa Risikofaktoren für Lungenkrebs zu erkennen, werden Patienten mit bzw. ohne Lungenkrebs nach ihren sportlichen Aktivitäten befragt.

Kommentar: Die Studien haben im Vergleich zur kontrollierten klinischen Studie eine geringere Aussagekraft.

Kohortenstudie: Bei einer Kohortenstudie werden zwei (oder mehrere) Gruppen beobachtet, die verschiedenen Einflüssen ausgesetzt sind. Beispielsweise treibt die eine Gruppe viel Sport, die andere hingegen nur wenig. Untersucht wird, wie sich der Gesundheitszustand in beiden Gruppen über die Jahre entwickelt, ob und woran die Teilnehmer erkranken - und wie viele von ihnen sterben. An Kohortenstudien nehmen oft Menschen teil, die bei Studienbeginn gesund sind. Man beobachtet z. B. sportlich aktive und bewegungsarme Menschen. Nach einigen Jahren, stellt man fest, wie viele von ihnen an Krebs erkrankt sind.

Kommentar: Eine Kohortenstudie ermöglicht die direkte Bestimmung der Neuerkrankungsrate (Inzidenz). Sie bildet somit eine Möglichkeit, Hinweise für das Risiko einer Exposition gegenüber Krebs zu bestimmen. Es sind viele Studienteilnehmer nötig, was das Studiendesign teuer und aufwendig macht. Nachteilig ist auch, dass die Ergebnisse erst nach längerer Zeit verfügbar sind.

Bei **retrospektiven** Studien werden Untersuchungsbefunde, Röntgenbilder und Datenmaterial analysiert, die bei Beginn der Studie bereits vorliegen. Im Gegensatz dazu werden bei **prospektiven** Studien die Daten nach Beginn der Studie eigens für die Studie neu erhoben.

Kommentar: Wie alle Beobachtungsstudien können auch retrospektive Studien mögliche Kausalzusammenhänge nahelegen, jedoch nicht endgültig nachweisen. Mögliche zusätzliche, störende Faktoren (Confounder) sind in dem ausgewerteten Datenmaterial oft nur unzureichend aufgezeichnet oder fehlen ganz.

Randomisierte Studien: Bei einer randomisierten, kontrollierten Studie werden die Teilnehmer per Zufall unterschiedlichen Gruppen zugeordnet. Die eine Gruppe erhält das neue Medikament A, die andere Gruppe das bewährte Medikament B oder ein

Scheinmedikament (Placebo). Medikament und Placebo sollten äußerlich und z. B. geschmacklich nicht zu unterscheiden sein. Idealerweise erfolgt die Zuordnung „doppelt verblindet". So wissen weder die Teilnehmenden noch die behandelnden Ärztinnen und Ärzte, wer zu welcher Gruppe gehört.

Kommentar: Verlässliche Aussagen über Ursache und Wirkung sind nur aufgrund von Ergebnissen randomisierter kontrollierter Studien möglich.

Meta-Studien kombinieren eine Vielzahl von Studien zu einer Gesamtschau. Die Resultate der Studien werden verglichen und als Kollektiv ausgewertet.

Kommentar: Bei Meta-Studien fallen Fehler, die in einzelnen Studien auftreten, weniger stark ins Gewicht. Die Datenlage wird auf eine breitere Basis gestellt.

Interventionsstudien sind prospektive Studien. Bei ihnen wird der Aufbau der Studie vorher festgelegt und geklärt, welche Menschen für die Studie in Frage kommen (Ein- und Ausschlusskriterien)? Wenn die Studienteilnehmer wissen, welche Behandlung sie bekommen, so handelt es sich um eine unverblindete, anderenfalls um eine verblindete Studie. Werden die Studienteilnehmer per Zufall unterschiedlichen Gruppen zugeteilt, so handelt es sich um eine randomisierte Studie. „Interventionsstudien" besitzen die höchste Aussagekraft und Relevanz.

Kommentar: Prospektive, randomisierte Interventionen zur Beeinflussung des Krebsrisikos gibt es nicht; es wird sie voraussichtlich auch in Zukunft nicht geben, denn neben den ethischen Bedenken besteht das Problem, dass für sie viele Teilnehmer erforderlich sind, damit überhaupt relevante Ergebnisse für den Endpunkt „Verhinderung einer Krebserkrankung" erzielt werden können.

Querschnittstudie: Die klassische Form der Querschnittstudie ist die Umfrage: Eine repräsentative Auswahl von Menschen – meist durch zufällige Stichproben ermittelt – wird zur Erhebung bestimmter Meinungen oder Fakten interviewt bzw. untersucht.

Kommentar: Da die Daten nur einmal erhoben werden, sind Querschnittstudien schnell und günstig durchführbar. Querschnittstudien erlauben keine festen Aussagen über die Ursache oder die beste Behandlung einer Erkrankung.

Tücken (Pitfalls) in Studien zur körperlichen Aktivität und Krebs

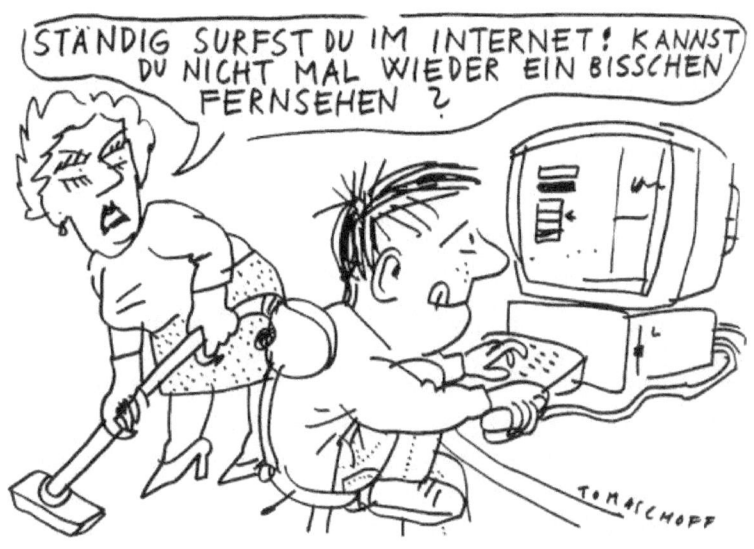

Es gibt sehr viele Studien und Berichte, die sich mit dem Einfluss vom Lifestyle-Verhalten auf die Entstehung und den Verlauf von Krebserkrankungen befassen. Die meisten Untersuchungen sind allerdings wegen methodischer Fehler wenig verwertbar. Andere suggerieren aufgrund unklarer Angaben falsche Schlussfolgerungen. Zu letzteren gehören z. B. die Angaben in Relativprozent und nicht in Absolutzahlen.

Häufige methodische Fehler in Studien, die sich mit dem Einfluss von Bewegung und Sport auf die Krebsentwicklung befassen

- Erkrankungs-, Wiedererkrankungs-, Rezidiv- und Sterblichkeitshäufigkeit werden gelegentlich nicht getrennt voneinander aufgeführt, obwohl sie unterschiedliche Ursachen haben können.

- In manchen Studien werden irrtümlich Einflüsse auf die Erkrankung mit Veränderungen der Höhe von Tumormarker-Veränderungen gleichgesetzt, obwohl Tumormarker auch aus unspezifischen Gründen erhöht sein können.

23

- Gelegentlich fehlen Angaben zu den Zielkriterien der Therapiestudie. Geht es um das Gesamtüberleben (OS) oder um das krankheitsfreie Überleben (DFS)? oder um das ereignisfreie Überleben (EFS)? oder um die Zeit bis zur Tumorprogression (TTP)? oder um das progressionsfreie Überleben (PFS)?

- Die meisten Schlussfolgerungen, Hypothesen und Empfehlungen basieren auf Befragungen von Betroffenen, obwohl deren Angaben häufig unzuverlässig und subjektiv gefärbt sind.

- Oft konzentriert sich die Fragestellung der Studie ausschließlich auf die körperliche Aktivität, obwohl sich deren Einfluss nicht separat von anderen Lifestylefaktoren beurteilen lässt.

- Oft ist nicht klar erkennbar, ob die körperliche Inaktivität Ursache oder Folge einer Krebserkrankung ist.

- Gelegentlich erfolgt keine Differenzierung der Krebserkrankung, obwohl die Auswirkungen von körperlicher Aktivität je nach Krebserkrankung, unterschiedlich sein können.

- Häufig wird fälschlich die Sensitivität (Empfindlichkeit) eines Ergebnisses mit der Aussagekraft gleichgesetzt.

- Die Intensität körperlicher Aktivität wird häufig nicht näher definiert. Handelt es sich um eine leichte, mittelschwere oder sehr belastende körperliche Aktivität?

- Häufig wird die Dauer der körperlichen Aktivität nicht angegeben, obwohl die Einwirkungszeit bis zur Tumorentstehung sehr lange dauern kann. Nicht die Aktivität zum Zeitpunkt der Krebsdiagnose, sondern die körperliche Aktivität viele Jahre vorher ist entscheidend. Langjährige Lebensgewohnheiten haben eine größere Bedeutung als kurzfristige "Sünden"!

- Häufig wird bei Angaben zur Krebshäufigkeit die unterschiedliche Intensität an Diagnostik (speziell die an Früherkennungs-Untersuchungen) nicht berücksichtigt.

- Manchmal sind die Begleitumstände und/oder die Studienteilnehmer nicht repräsentativ. Je nach Ethnie, Alter, Geschlecht, Fettverteilung, Taillenumfang,

Taille-Hüft- Verhältnis und je nach Umwelteinflüssen können Bewegung und Sport unterschiedlich Auswirkungen haben.

- Manchmal werden irrtümlich Erfahrungen aus Tierversuchen und/oder sogar Zellkulturen auf den Menschen übertragen.

- Ein häufiger Fehler bei der Beurteilung des p-Wertes ist die Annahme, dass ein statistisch signifikantes Ergebnis automatisch bedeutsam ist, obwohl ein statistisch hoch signifikantes Ergebnis völlig irrelevant sein kann.

- Häufig erfolgen keine altersangepassten Analysen, obwohl Krebsgene auf Schadstoffe je nach Alter unterschiedlich reagieren.
- Oft werden Genderunterschiede nicht berücksichtigt, obwohl sich körperliche Aktivität bei beiden Geschlechtern unterschiedlich auswirken kann.

- Bei einigen Studien werden Erfolgsquoten in Prozent, bei anderen in Absolutzahlen ausgedrückt, obwohl Angaben in Relativprozent die Wirksamkeit einer Maßnahme verfälschen können.

- Soziale Besonderheiten werden selten berücksichtigt, obwohl – völlig unabhängig von der körperlichen Aktivität –sozioökonomisch Benachteiligte anders auf krebsfördernde Schadstoffe reagieren. Je niedriger der soziale Status, desto geringer sind die zur Verfügung stehenden finanziellen Mittel für körperliche Fitness und Sport!

- Wesentlich häufiger als negative werden positive Studienergebnisse veröffentlicht. „Negative Studienergebnisse" verschwinden oft in der Schublade" (Publikationsbias)!

- Gelegentlich bestehen Interessenkonflikte? Waren die Autoren der Studie unabhängig? Gar nicht selten werten Lobby Verbände unliebsame Studien ab und diskreditieren die Ergebnisse, ohne die eigene Gegenposition mit Untersuchungen zu belegen.

- Empfehlungen sind überzeugender, wenn die Autoren und publizierenden Institutionen keine Interessenkonflikte haben. Die Frage, ob Autoren in ihrer Meinungsäußerung frei sind oder Lobbyinteressen vertreten, sollte man sich bei bei der Veröffentlichung von Therapiestudien grundsätzlich stellen.

Kommentar und Empfehlungen: *Zur Ermittlung der Ursachen von Krebserkrankungen, bedarf es randomisierter, kontrollierter und prospektiver Studien, bei denen Freiwillige nach dem Zufallsprinzip in zwei Gruppen eingeteilt (randomisiert) werden. Die eine Gruppe müsste z. B. zu täglichem Sport angehalten werden, während die andere sich wie gewohnt verhält. Das Zufallsprinzip muss dafür sorgen, dass beide Gruppen wirklich miteinander vergleichbar sind. Aus ethischen, technischen und finanziellen Gründen sind solche Bedingungen nicht erfüllbar.*

Seriosität und Glaubwürdigkeit von Gesundheitsinformationen im Internet

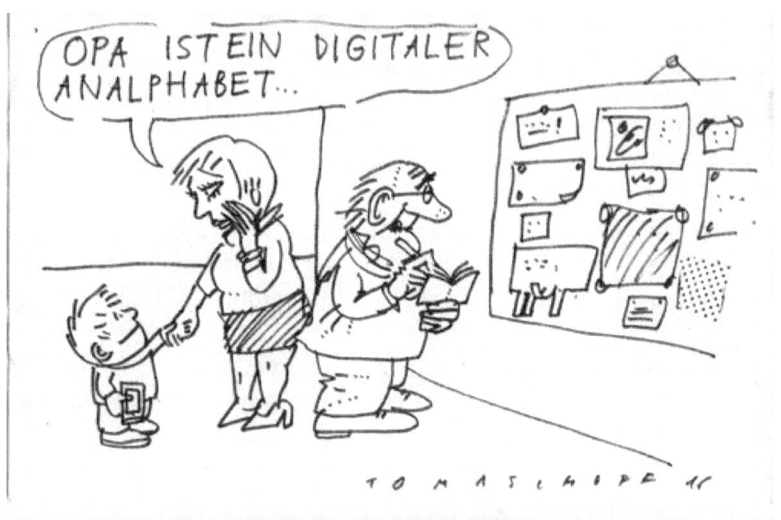

Zunehmend klagen Ärzte über die „Cyberchondrie" ihrer Patienten, von denen sie mit falsch verstandenen Empfehlungen aus dem Internet unter Druck gesetzt werden. Tatsächlich sind Qualität und Seriosität sowie Relevanz und Vertrauenswürdigkeit von Gesundheitsinformationen im Internet für Laien häufig schwer erkennbar.

Bevor man die Installation einer Gesundheits-App erwägt, sollte man prüfen, ob es sich um einen vertrauenswürdigen Anbieter mit qualitätsgesicherten Informationen handelt. Das ist leichter gesagt als getan. Klare Qualitäts- und Sicherheitsstandards gibt es nämlich für Präventions-Apps nicht. Diese gibt es nur für Apps mit Gesundheitsanwendungen. Für sie existieren strenge Auflagen des Bundesinstituts für Arzneimittel und Medizinprodukte.

Kliniken, Vereine und Selbsthilfegruppen bieten meist werbefreie Anwendungen an, ohne kommerzielle Absichten. Sie arbeiten zumeist mit einem wissenschaftlichen Gremium zusammen, das für die Qualität der Informationen bürgt. Das Online-Portal HealthOn (www.healthon.de) informiert regelmäßig über Gesundheits-Apps und gibt hilfreiche Einschätzungen zu deren Qualität. Eine Checkliste (mit deren Hilfe man das Risiko einer App und deren Vertrauenswürdigkeit einschätzen kann) lässt sich über die unabhängige Informations- und Bewertungsplattform für Gesundheits-Apps von

HealthOn einsehen. Verlässliche Gesundheitsinformationen erhält man auch vom unabhängigen Institut für Qualität und Wirtschaftlichkeit im Gesundheitswesen (IQWiG) sowie – ab 2021 – vom Nationalen Gesundheitsportal.

Orientierungshilfen zum Umgang mit Gesundheitsinformationen im Internet

- Bei Suchmaschinen sagt die Reihenfolge der Suchergebnisse nur wenig über die Qualität und Verlässlichkeit der Informationen aus. Bei den ersten Treffern handelt es sich häufig um gekaufte Werbung.
- Gute Internetseiten sollten zu erkennen geben, inwieweit sie finanziell unterstützt werden und – wenn ja – durch wen. Es muss erkennbar sein, wann die Internetseite aufgebaut und zuletzt aktualisiert wurde. Werbung und Information müssen getrennt sein.
- Grundsätzlich sollte man sich vergewissern, wer hinter den Informationen steht. Gute Seiten nennen die Namen der Betreiber, die Autoren und ihre Qualifikation. Auch die Finanzierung der Website wird offengelegt. Gute Seiten legen dar, was in der Forschung noch unsicher ist. Auch die Therapie-Nebenwirkungen werden erwähnt. Gute Seiten geben Quellen an und benutzen Erfahrungsberichte nicht als Beleg für die Wirksamkeit einer Maßnahme.
- Seit Verabschiedung des Präventionsgesetzes haben Krankenkassen die Möglichkeit, gesunde Verhaltensweisen mit Boni zu belohnen. Einige Krankenversicherungen tun das bereits, indem sie den Erwerb von Smartwatches und Fitness-Trackern finanziell unterstützen. Dafür müssen die Geräte allerdings mit einer entsprechenden App ausgestattet sind, die die Gesundheitswerte des Kunden dokumentiert. Die Weitergabe dieser Daten - die damit auch für andere verfügbar werden - ist nicht unproblematisch. Einerseits bringen sie Vergünstigungen, wie etwa „Gesundheitsboni", andererseits bergen sie Risiken, wie etwa den Ausschluss von Versicherungen oder Krediten. Insofern ist Vorsicht geboten. Das Interesse mancher Krankenkassen beschränkt sich nämlich nicht etwa nur darauf, etwas für die Gesundheit ihrer Versicherten zu tun. Sie wollen auch weitergehende Informationen über deren Gesundheitszustand erhalten. Datenschützer warnen davor, mit sensiblen Gesundheitsdaten unbedacht umzugehen. Sie raten dazu, kurzfristige Vorteile gegen langfristige Gefahren abzuwägen

Körperliche (In)Aktivität und ihr Einfluss auf die Entwicklung spezieller Krebserkrankungen

Viele Studien weisen auf die Bedeutung von körperlichen Fitness für die Krebsentwicklung hin. Sie weisen auf negative Aspekte von körperlicher Inaktivität hin und bestätigen ein geringeres Erkrankungsrisiko für bestimmte Krebsarten bei regelmäßiger körperlicher Aktivität. Bei einigen Erkrankungen sind die Effekte eindeutig, bei anderen weniger oder gar nicht nachweisbar. Zweifellos gibt es auch Tumorformen, bei denen körperliche Aktivität keinen Einfluss hat. Bei sehr vielen Tumorerkrankungen fehlen allerdings noch verlässliche Angaben zu möglichen Einflüssen (Steindorf 2007, Behrends et al 2018).

Körperliche Inaktivität als Risikofaktor für Krebserkrankungen (X = keine oder nur wenige oder nur unzuverlässige Daten, XX = wahrscheinlicher Einfluss, XXX = eindeutiger Einfluss).

• Mundhöhle/Rachenkrebs	X
• Kehlkopfkrebs	X
• Speiseröhrenkrebs (Plattenepithelkarzinom) …	X
• Speiseröhrenkrebs (Adenokarzinom):	XXX
• Magenkrebs (oberes Drittel)	XXX
• Magenkrebs (mittleres Drittel)	X
• Bauchspeicheldrüsenkrebs	XXX
• Dickdarmkrebs	XXX
• Enddarmkrebs	X
• Leberkrebs	XXX
• Gallenblasenkrebs	XX
• Gallengangskrebs	XXX
• Gebärmutterkrebs	XXX
• Gebärmutterhalskrebs	X
• Brustkrebs (nach den Wechseljahren	XXX

• Brustkrebs (vor den Wechseljahren)	X
• Eierstockkrebs	XX
• Lungenkrebs	X
• Blasenkrebs	X
• Hodenkrebs	X
• Prostatakrebs	X
• Nierenkrebs	XXX
• Schilddrüsenkrebs	XX
• Leukämien, Lymphome	X
• Multiples Myelom	X

Kommentar: *Körperliche Inaktivität ist häufig mit Übergewicht assoziiert, weswegen es nahezu unmöglich ist, den Risikofaktor körperliche Aktivität einem eigenständigen Einfluss zuzuordnen.*

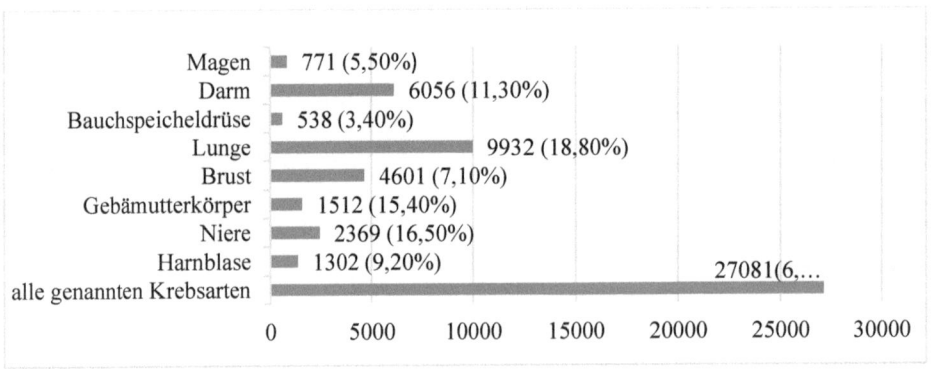

Geschätzte Anzahl der Krebs-Neuerkrankten im Jahr 2018 (< 150 Min/Woche moderate bis intensive körperliche Aktivität) bei den 35- bis 84-jährigen Männern und Frauen in Deutschland unter der Annahme einer 10-jährigen Latenzzeit zwischen Exposition und Krebserkrankung (Behrends G. et al 2018)

Mundhöhle und Rachen (Oropharynxkarzinome)

Risiken für Mundhöhlenkrebs (im Vergleich zur Normalbevölkerung) (X = wahrscheinlich erhöht, XX = doppelt so hoch, XXX = mehr als doppelt so hoch, XXXX = sehr hohes Risiko).

•	Alleiniger Tabakkonsum > 20 Zigaretten täglich	XX
•	Alleiniger Alkoholkonsum < 40g täglich	XX
•	Hochprozentige Obstschnäpse	XXX
•	Alleiniger Alkoholkonsum > 100 – 150g täglich	XXX
•	Gleichzeitiger Alkohol und Tabakkonsum	XXXX
•	Gleichzeitiger Alkohol und Tabakkonsum und schlechte Mundhygiene	XXXXX
•	Genetisch bedingter Mangel an Alkoholdehydrogenase	XX
•	Schlechte Mundhygiene	X

Während starker Alkohol- und Tabakabusus sowie schlechte Mundhygiene am häufigsten für eine Krebsentwicklung in der vorderen Mundhöhle verantwortlich sind, entwickeln sich Karzinome in der hinteren Mundhöhle und im Rachen häufiger als Folge von HPV-Infektionen.

Gleichzeitiger Alkohol- und Tabakkonsum verstärken sich gegenseitig in ihrer krebserzeugenden Wirkung. Bei alleinigem Tabakkonsum ist das Risiko für Krebs im Kopf-Hals-Bereich um das 4,5-Fache erhöht, bei alleinigem Alkoholkonsum um das 2,8-Fache. Raucht jemand täglich 20 Zigaretten und mehr und trinkt 30 Gramm Alkohol und mehr, erhöht sich sein Krebsrisiko im Kopf-Hals-Bereich um das 8,3-Fache. Tabakrauch enthält zahlreiche krebserzeugende Substanzen, so u.a. Acetaldehyd.

Eine sorgfältige Mundhygiene senkt das Erkrankungsrisiko, da Bakterien im Mund die krebserzeugende Wirkung von Alkohol und Rauchen verstärken.

HPV-Impfungen im jugendlichen Alter verhindern HPV-Infektionen in der Mundhöhle und im Rachen und somit auch eine Krebsentwicklung. Die Ständige Impfkommission am Robert-Koch-Institut empfiehlt die HPV-Impfung seit 2018, auch für Jungen. Die Kosten werden von den Krankenkassen übernommen.

Körperliche Aktivität hat nach bisherigen Erkenntnissen keinen Einfluss. Dass sportlich aktive Menschen seltener an einem Mundhöhlenkrebs erkranken, dürfte kaum mit ihrer körperlichen Aktivität zusammenhängen, sondern eher mit ihrer insgesamt gesünderen Lebensweise, vor allem dem geringeren Tabak- und Alkoholkonsum.

Kommentar und Empfehlungen zur Vorbeugung: Eine sorgfältige Mundhygiene senkt das Krebsrisiko im Rahmen der Gesundheitsprävention (z. B. bei den Check Up-Untersuchungen) sollte auch die Ansteckungsgefahr und die Übertragung von HP-Viren beim Oralsex angesprochen werden.

Bei Frauen sind HPV-induzierte Tumore zu > 80 % im Anogenitalbereich (After) lokalisiert und zu 14 % im Mund/ Rachenraum. Bei Männern ist es umgekehrt: 80 % der männlichen Betroffenen weisen HPV- induzierte Tumore im Hals- und Rachenbereich auf und nur 19 % im Anogenitalbereich.

Kommentar zur Relevanz der Krebsvorsorge-Früherkennung: Bei einer frühen Diagnose und Behandlung sind die Überlebenschancen deutlich höher: Etwa 90 % der früh erkannten Patienten überleben die nächsten 5 Jahre, hingegen nur 50 - 60 % bei später Diagnose und Therapie.

Kehlkopfkrebs

Tabakkonsum stellt den Hauptrisikofaktor dar. 95 Prozent der Patienten sind Raucher. Nichtraucher erkranken äußerst selten an dieser Krebsart. Raucht eine Person fünfzehn Jahre lang eine Zigarettenpackung pro Tag, erhöht sich das Erkrankungsrisiko um das 20 bis 30-fache. Zigarren und Pfeifen führen zu einer ähnlichen Risikoerhöhung. Bei gleichzeitigem Alkoholkonsum steigt die Erkrankungswahrscheinlichkeit weiter. Bei alleinigem starkem Alkoholkonsum besteht ein kausaler Zusammenhang mit Kehlkopfkrebs, besonders bei supraglottischen Tumoren.

Humane Papilloma Virus zählen ebenfalls zu den Risiken Zu der Ansteckung kommt es meist durch ungeschützten, oralen Geschlechtsverkehr. Sowohl Männer als auch Frauen können sich auf diese Weise mit dem Virus infizieren. Zusammenhänge mit körperlicher Aktivität sind nicht bekannt.

Die häufigste Form des Kehlkopfkarzinoms ist der glottische Tumor. Dieser befindet sich im Bereich der Stimmritze und stellt circa 65 Prozent aller Kehlkopfkrebse dar. Schon bei Beginn der Erkrankung klagen die Betroffenen über Heiserkeit, chronischen Husten und einen Räusperzwang, weshalb dieser Krebs meistens rechtzeitig entdeckt und dadurch in einem frühen Stadium behandelt werden kann.

Kommentar und Empfehlungen: *Kehlkopflose Krebspatienten erlernen im Rahmen der Rehabilitation spezielle Atemtechniken. Das Erlernen der „Rülps Sprache" sowie die Zugehörigkeit zu einer Rehabilitationssportgruppe (www.kehlkopfoperierte-bv.de) tragen wesentlich zu einer erfolgreichen Partizipation bei.*

Atemgymnastik ist wichtig. Krafttraining ist wenig geeignet, da die eingeatmete Luft wegen des fehlenden „Verschlusses" an der Luftröhre nicht gehalten werden kann. Kehlkopflose sollten staubige und kalte Luft vermeiden!

Übungen, bei denen „die Luft wegbleibt" und man in Atemnot gerät, sollten unterbleiben. Beugeübungen nach vorne können Husten bis hin zu Erstickungsanfällen auslösen.

Zum Schwimmen und für die Wassergymnastik braucht man spezielle „Schwimmprothesen" (www.kehlkopfoperiert-bv.de).

Speiseröhrenkrebs

Gesicherte, wahrscheinliche und vermutete Risiken für Speiseröhrenkrebs im oberen/mittleren Bereich der Speiseröhre (Plattenepithelkarzinome) (im Vergleich zur Normalbevölkerung). (X) = vermutet, X = wahrscheinlich erhöht, XX = doppelt so hoch, XXX = mehr als doppelt so hoch, XXXX = sehr hoch

• Alkoholkonsum	XXXX
• Alkohol- und gleichzeitiger Tabakabusus	XXXXX
• Hoher Tabakkonsum für Plattenepithelkarzinome	XXXX
• Hochprozentige Fruchtschnäpse	XXX
• Häufiger Konsum sehr heiße Getränke und Speisen	XX
• Heiße Getränke zusammen mit Alkohol	XXXX

Gesicherte, wahrscheinliche und vermutete Risiken für Speiseröhrenkrebs im unteren Bereich der Speiseröhre (Adenokarzinome) (im Vergleich zur Normalbevölkerung). (X) = vermutet, X = wahrscheinlich erhöht, XX = doppelt so hoch, XXX = mehr als doppelt so hoch, XXXX = sehr hoch

• Barret-Ösophagus	XXXX
• Alkoholkonsum	X
• Tabakkonsum	X
• Chronischer Rückfluss der Magensäure (Refluxkrankheit)	XXX
• Starkes Übergewicht	XX
• Intestinale Metaplasie in der Schleimhaut	XXXX

Je nachdem, in welchem Gewebe der Tumor seinen Ursprung nimmt, werden zwei Hauptformen unterschieden: die Plattenepithelkarzinome und die Adenokarzinome.

Meist liegen die **Plattenepithelkarzinome** im oberen und mittleren Drittel der Speiseröhre. Die von drüsigen Schleimhautzellen herrührenden **Adenokarzinome** befinden sich hingegen im unteren Drittel der Speiseröhre. Im unteren Ösophagus und zum Mageneingang werden sie Tumore des **ösophago-gastralen Übergangs** genannt.

Tabak und Alkohol sind die wichtigsten Risikofaktoren für Krebs im oberen und mittleren Drittel der Speiseröhre. Bei Alkoholikern ist das Erkrankungsrisiko 18fach höher als bei Abstinenten. Hochprozentige Alkoholika wie Obstschnäpse, die von Natur aus viel Acetaldehyd enthalten, gelten als besonders riskant, denn die Hauptursache ist weniger der Alkohol selber als sein Abbauprodukt Acetaldehyd.

Im Zigarettenrauch sind zahlreiche krebserregende Substanzen enthalten, mit denen die Schleimhaut der Speiseröhre in Berührung kommt. Mit steigender Zahl der täglich gerauchten Zigaretten und mit Dauer des Rauchens nimmt das Risiko eines Plattenepithelkarzinoms deutlich zu. Bei ca. 30 Zigaretten am Tag ist die Wahrscheinlichkeit, an Speiseröhrenkrebs zu erkranken, sechsmal höher als bei Nichtrauchern. Zigarren und Pfeifen führen zu einer ähnlichen Risikoerhöhung.

Alkohol und Rauchen haben bei den im unteren Bereich am Übergang zum Magen lokalisierten **Adenokarzinomen** zwar auch einen negativen Einfluss, der aber wesentlich geringer ist als bci den Plattenepithelkarzinomen. Der Krebsförderung liegt auch ein anderer Wirkmechanismus zugrunde als bei den Plattenepithelkarzinomen (Vaughan et al 1995).

Starkes Übergewicht ist für sie ein hoher Risikofaktor, weil hierdurch die Funktion des Schließmuskels beeinträchtigt wird. Die Folge ist ein Rückfluss von Magen- und Gallensäuren, der die Schleimhaut der Speiseröhre verletzt, die nicht - wie die

Magenwand - durch einen speziellen Schleim geschützt ist. Die Folge ist eine chronische Schleimhautentzündung mit „Magenschleimhaut- Inseln" (intestinale Metaplasien), die zur bösartigen Entartung neigen (Barrett Ösophagus) (Lagergren 2011, Chow et al 1998). Von 1000 Personen mit einem Barret-Oesophagus erkranken 10 Personen in den folgenden zehn Jahren an Speiseröhrenkrebs. Mit dem „shallow whole-genome sequencing" des Gewebes (SWGS) lässt sich das Krebsrisiko mit einer hohen Wahrscheinlichkeit vorhersagen. Bei starkem Übergewicht (Body Mass Index > 30 kg/m2) erhöht sich das Erkrankungsrisiko auf das 2,7fache.

Kommentar und Empfehlungen zur Vorbeugung: *Adenokarzinome der Speiseröhre haben angeblich die höchste Zuwachsrate aller bösartigen Tumoren. Dies soll an der steigenden Anzahl von Menschen mit einem chronischen Magen- und/oder Gallensäure-Rückfluss bei Übergewicht und Bewegungsarmut liegen. Körperliche Aktivität hat auf die Krebsentwicklung in der Speiseröhre - wenn überhaupt - nur einen geringen Einfluss. Auf die Entwicklung von Adenokarzinomen wirken sich Bewegung und Sport schon allein deswegen positiv aus, weil sie Übergewicht reduzieren.*

Obwohl Medikamente wie Protonenpumpenhemmer gegen die Säure bedingten Refluxbeschwerden wirksam sind und weltweit problemlos von vielen Menschen eingenommen werden, haben viele Menschen wegen möglicher Langzeitnebenwirkungen Bedenken gegen ihre Einnahme. Antirefluxoperationen zur Beseitigung der Refluxbeschwerden sind ebenfalls umstritten (Fuchs 2004). Ungefährlich, aber häufig wirksam ist eine Änderung des Lifestyles, d. h. eine Gewichtsabnahme bei Übergewicht, der Verzicht auf Rauchen und auf säurehaltige Weine (Riesling Weine), keine stark gewürzten Speisen und die Hochlagerung des Kopfendes beim Schlafen. Nur dann, wenn diese Maßnahmen unwirksam sind bzw. sich nicht durchführen lassen, sollte man eine medikamentöse oder schließlich sogar eine operative Behandlung in Erwägung ziehen.

Kommentar zur Relevanz der Krebsvorsorge-Früherkennung: *Gesetzliche Krebsvorsorge-Früherkennungsmaßnahmen gibt es in Deutschland nicht. Einer der Gründe hierfür könnte der zumeist schlechte Allgemeinzustand der Erkrankten sein. Das Tumorleiden ist häufig schon so weit fortgeschritten, dass potentiell kurative Therapien nicht mehr möglich sind.*

In Ostasien, wo Speiseröhrenkrebs wesentlich häufiger ist und die Patienten jünger sein sollen, werden seit vielen Jahren Früherkennungs- Untersuchungen mit der Ballon Zytologie und neuerdings auch Ösophago-Gastroskopien durchgeführt. Angeblich soll dort die Prognose der operierten Krebspatienten besser sein.

Magenkrebs

Gesicherte, wahrscheinliche und vermutete Risiken für Magenkrebs (im Vergleich zur Normalbevölkerung). (X) = vermutet, X = wahrscheinlich erhöht, XX = doppelt so hoch, XXX = mehr als doppelt so hoch, XXXX = sehr hoch

• Genetische (angeborene) Risiken und familiäre Belastung	XXX
• Adenome >2 cm im Magen	XXX
• Atrophische Gastritis	XXX
• Starkes Übergewicht (für Kardiakarzinom)	XX
• Verarbeitetes und gepökeltes Fleisch, salzreiche Kost	XX
• Immunologische Risiken und Einflüsse	X
• Chronische Helicobacter Infektionen (für distale Karzinome)	XX
• Hormonelle Einflüsse,	X
• Mikrobiom (Dysbiose)	(X)
• Blutgruppe A	(X)
• Ethnische und geographische Einflüsse	XX
• Sozioökonomische Benachteiligung,	X
• Medikamentöse und strahlenbedingte Einflüsse	(X)
• Vor- und Begleiterkrankungen	XX
• Langzeit-Einnahme von Protonenpumpenhemmern	(X)
• Zustand nach bestimmten Magenoperationen	X
• Bewegungsarmut	(X)
• Hochprozentiger Alkoholkonsum in Verbindung mit Rauchen	XX
• Mäßiger Alkoholkonsum	(X)
• Geringer Obst- und Gemüseverzehr	XX
• Umwelteinflüsse	X
• Risiken am Arbeitsplatz	(X)

Das Magenkarzinom ist eine multifaktoriell verursachte Erkrankung mit erheblichen regionalen Häufigkeitsunterschieden. Etwa 10% der Fälle stehen mit einer familiären Veranlagung im Zusammenhang. Verwandte ersten Grades eines an Magenkrebs Erkrankten haben ein erhöhtes Risiko, gleichfalls an diesem Krebs zu erkranken.

In den letzten Jahrzehnten haben Magenkrebserkrankungen weltweit abgenommen, was allgemein auf die besseren hygienischen Bedingungen heute und die gesündere Ernährung zurückgeführt wird. Dank besserer Konservierungsmöglichkeiten (Kühlschränke) ist Frischgemüse heute im Gegensatz zu früher ganzjährig verfügbar. Fleischwaren müssen nicht mehr durch Pökeln und Räuchern konserviert werden, die Trinkwasserqualität hat sich verbessert und enthält kaum noch Nitrat.

Trotzdem zählt Magenkrebs in Deutschland nach wie vor zu den häufigsten und bedrohlichsten Krebskrankheiten. Lang anhaltende Helicobacter-pylori-Infektionen, Rauchen und Alkohol sowie angeborene „Krebsgene" sind die Hauptrisiken.

Die häufigste familiäre genetische Prädisposition beruht auf einer Mutation im Tumor-suppressor-Gen CDH-1 und führt zu Karzinomen mit diffusem Wachstumsmuster. Bei Anlageträgern wird zur Krebsprophylaxe eine totale Gastrektomie empfohlen.

Lebensstilrisiken wie Übergewicht, Rauchen und Alkoholkonsum fördern die Krebsentstehung. Eine retrospektive Beobachtungsstudie berichtet von einem 20 bis 40 % höheren, relativen Risiko für Karzinome am Übergang zur Speiseröhre bei Bewegungsarmut, wobei allerdings keine klare Abgrenzung zum Risikofaktor Übergewicht erfolgte. Starkes Übergewicht (BMI > 30) ist bekanntlich häufig mit Bewegungsarmut assoziiert (Capel et al 2007). Das Erkrankungsrisiko ist etwa 2.9-fach höher als bei Normalgewichtigen (Kubo et al 2006). Die Arbeitsgruppe des Deutschen Krebsforschungszentrums in Heidelberg schätzt den Anteil der durch Bewegungsarmut (und Übergewicht) verursachten Magenkarzinome auf 5,5 % - bei Annahme einer 10-jährigen Latenzzeit) (Behrens et al 2018).

Eine Helicobacter-pylori-Infektion verursacht eine chronische Magenentzündung (atrophische Gastritis), auf deren Boden sich häufig ein Karzinom bildet. Eine H. pylori-Eradikation sollte laut S3-Leitlinie bei Risikopatienten (erstgradig Verwandten von Magenkarzinompatienten, bei einer Korpus-dominanten Gastritis, bei einem MALT-Lymphom sowie nach früherer endoskopischer Resektion oder Magenteilresektion durchgeführt werden (S3 Leitlinie 2020). Placebo kontrollierte doppelblinde Studien bestätigten ein signifikant niedrigeres Krebsrisiko bei familiärem Erkrankungsrisiko (Choi et al 2020)

Alkohol im Übermaß schädigt die Magenschleimhaut und kann Entzündungsprozesse hervorrufen, auf deren Boden sich Krebs bilden kann. Die Kombination von

Alkoholkonsum mit Rauchen ist ein Risikofaktor. Man schätzt, dass hier mehrere krebserregende Faktoren zusammenkommen, so auch Acetaldehyd. Die im Zigarettenrauch vorhanden krebserregenden Substanzen werden im Speichel gelöst und gelangen so in den Magen.

Kommentar und Empfehlungen zur Vorbeugung: Bei starkem Übergewicht und bei chronischem Sodbrennen sollten regelmäßig Magenspiegelungen vorgenommen werden, um Karzinome am Übergang von Magen zur Speiseröhre frühzeitig zu entdecken und zu behandeln. Tumore im oberen Magenbereich haben in den letzten Jahren erheblich zugenommen.

In den westlichen Ländern leiden bis zu 20 % der übergewichtigen Erwachsenen unter Sodbrennen. Ist der Reflux durch eine Schwächung des Schließmuskels und/oder Übergewicht bedingt, hilft die Gewichtsabnahme. Ist das Sodbrennen allein säurebedingt, helfen Protonenpumpen-Hemmer.

Nach totalem Magenverlust sollte man wegen eines möglichen Rückflusses von Darmsaft und nachfolgend chronischer Schleimhautentzündung (Refluxoesophagitis) auf Krafttraining verzichten. Bei teilweiser Magenentfernung mit Erhalt des oberen Schließmuskels ist gegen sportliche Aktivitäten hingegen nichts einzuwenden.

Kommentar zur Relevanz der Krebsvorsorge-Früherkennung: Gesetzliche Krebsvorsorge-Früherkennungsmaßnahmen gibt es in Deutschland nicht. In Ostasien ist das anders. Dort sind Magenkarzinome nicht nur häufiger, sondern betreffen auch jüngere Bevölkerungsgruppen. In Nordchina werden schon seit langem für das Massenscreening Ballonzytologie-Techniken zur Frühdiagnostik eingesetzt. Seit einigen Jahren wird dort ein einmaliges Endoskopie- Screening in der Altersgruppe zwischen 40 und 69 Jahren durchgeführt. Angeblich soll es hierdurch zu einer signifikanten Reduzierung der Sterblichkeitsrate von Patienten mit einem Karzinom am Übergang vom Magen zur Speiseröhre gekommen sein (Chen, R et al 2020).

Patienten mit hereditärem Darmkrebs ohne Polyposis (HNPCC, Lynch-Syndrom) sollten über ihr erhöhtes Lebenszeitrisiko für die Entwicklung eines Magenkarzinoms aufgeklärt werden.

Bauchspeicheldrüsenkrebs

Gesicherte, wahrscheinliche und vermutete Risiken für Bauchspeicheldrüsenkrebs (im Vergleich zur Normalbevölkerung) (x) vermutlich erhöht, x = wahrscheinlich erhöht, xx = doppelt so hoch, xxx = mehr als doppelt so hoch, xxxx = sehr hohes Risiko).

• Träger von Keimbahnmutationen ATM, BRCA1, BRCA2, CDKN2A, PALB2, PRSS1, STK11, TP53, CDKN2A, MSH6, MSH2, MSH1.	XX
• Erbliche Krankheitssyndrome (Peutz-Jeghers Syndrom, Lynch Syndrom, von Hippel-Lindau Syndrom, 1MEN)-Syndrom, FAMMM-Syndrom	XXXX
• Zwei erkrankte Verwandte mit Bauchspeicheldrüsenkrebs, (davon einer erstgradig)	XXXX
• Ein erstgradig Verwandter, der im Alter < 60 Jahre an einem Bauchspeicheldrüsenkrebs erkrankte	XXX
• BRCA 2 Genträger	XXXX
• BRCA 1 Genträger	X
• An Bauchspeicheldrüsenkrebs erkrankter Ehepartner	X
• Vorstufenzellen (pancreatic intraepithelial neoplasia (PanIN) und intraductal papillary mucinous neoplasia) (IPMN)	XXXX
• Chronisch angeborene Bauchspeicheldrüsenentzündung (auf Grund eines angeborenen Gendefekts)	XXXX
• Chronische, erworbene Bauchspeicheldrüsenentzündung (z. B. aufgrund Alkoholkonsums)	XX
• Rotes Fleisch	X
• Zysten	(X)
• Tabakkonsum je nach Anzahl der Packjahre	XXX

- Passivrauchen   XX
- Mäßiger Alkoholkonsum   (X)
- Hoher Alkoholkonsum, Alkoholmissbrauch   XX
- Frühere Magenoperation   (X)
- Steinleiden   (X)
- Starkes Übergewicht in und seit der Jugend (BMI >35)   XXX
- Starkes Bauchfett   XX
- Bewegungsarmut   X
- Hohe Körpergröße   X
- Diabetes-Typ-1 im höheren Alter   XXX
- Diabetes-Typ-2 im höheren Alter   X?
- Insulinresistenz   XXX
- Körperliche Inaktivität   XX
- Hoher Nüchternblutzucker-Spiegel   XXX
- Langzeiteinnahme von Protonenpumpenhemmern (Säurehemmer)   X
- Risiken am Arbeitsplatz   X

Die Anzahl der Neuerkrankungen hat sich in den letzten 20 Jahren weltweit mehr als verdoppelt; was sowohl auf die höhere Lebenserwartung als auf den veränderten Lifestyle zurückgeführt wird (Blackford et al 2020). Bewegungsarmut, starkes Übergewicht und Tabakkonsum gelten als eindeutige Risikofaktoren. Sie beeinflussen auch den Krankheitsverlauf (Richter 2008, Siegel et al 2010, Aune et al 2011, Arslan et al 2010). 13 % der an Bauchspeicheldrüsenkrebs erkrankten Patienten waren 10 Jahre vor der Krebserkrankung übergewichtig (BMI > 25 kg/m^2) und 3,4 % waren - laut Untersuchungen der Epidemiologen des Deutschen Krebsforschungszentrums in Heidelberg (DKFZ) - körperlich auffallend inaktiv (Behrens et al 2018).

Gesichert ist der schädliche Einfluss von Rauchen. Raucher erkranken zwei- bis dreimal häufiger als Nichtraucher. Das Risiko erhöht sich bei zusätzlichem Alkoholkonsum

Einige Berufs- und Arbeitsaktivitäten sind mit einem erhöhten Erkrankungsrisiko assoziiert. Dazu zählt die Exposition mit chlorierten Kohlenwasserstoffen, Chrom und Chromverbindungen, elektromagnetischen Feldern und Kraftstoffdämpfen.

Ein weiterer Risikofaktor ist die erbliche Belastung. Bei Verwandten ersten Grades eines an Bauchspeicheldrüsenkrebs erkrankten Patienten ist das eigene Risiko um das Zweifache erhöht. Ist der erkrankte Verwandte jünger als 60 Jahre (gewesen), so erhöht sich das Risiko sogar auf das Dreifache. Gefährdet sind auch Angehörige von Brustkrebserkrankten mit mutierten BRCA-Genen. Normalerweise reparieren BRCA-Gene eine geschädigte DNA. Sind sie aber mutiert, geht die Schutzwirkung verloren und das Risiko für verschiedene Krebserkrankungen steigt.

Zusammenhänge mit der Ernährung sind wahrscheinlich, jedoch gibt es bislang keine speziellen Nahrungsbestandteile, die eindeutig krebsverursachend sind. Einige Ernährungswissenschaftler vermuten Zusammenhänge mit einer gestörten Darmflora (Dysbiose), andere mit überschüssigem Bauchfett (Adipozyten). Als gesichert gilt lediglich, dass starkes Übergewicht und ein sehr hoher Alkoholkonsum das Krebsrisiko steigern. Die Rolle von Diabetes bei der Entstehung von Bauchspeicheldrüsenkrebs ist unklar. Viele Experten meinen, Diabetes stelle ein Risiko dar; ja, ein im höheren Alter spontan auftretender Typ-1- Diabetes sei möglicherweise ein Frühsymptom für Krebs. Andere sagen, dass der Typ-1-Diabetes eher die Folge von Bauchspeicheldrüsenkrebs ist.

Während man allgemein von einem Einfluss bei Bewegungsarmut und Übergewicht auf die Entstehung von Karzinomen an dem Drüsenkörper ausgeht, gilt ein solcher Einfluss bei Karzinomen an der Papille als wenig wahrscheinlich. Steine und Entzündungen spielen hier eine große Rolle. Auch bei den hormonproduzierenden Tumoren der Bauchspeicheldrüse (z. B. Karzinoiden) hat körperliche Aktivität keinen Einfluss.

Die meisten zufällig entdeckten neoplastischen Pankreaszysten sind intraduktale papilläre muzinöse Neoplasien (IPMNs). Ca. 10% aller 70-Jährigen haben solche Zysten. Ihr Entartungsrisiko ist relativ gering. Sie werden häufig zufällig bei aus anderen Gründen durchgeführter Sonografie des Bauchraums festgestellt.

Levi behauptet - unter Bezugnahme auf Verlaufsuntersuchungen bei Wehrpflichtigen -, dass nicht so sehr das Körpergewicht zum Zeitpunkt der Diagnose als vielmehr das frühere Gewicht gefährlich ist (Levi et al. 2018). Ein erhöter BMI-Wert im mittleren Alter ist demnach gefährlicher als ein hoher BMI in fortgeschrittenem Alter! Die gleiche Meinung vertreten auch andere Autoren (Meydan et al 2018).

Reduzierung des Tabakkonsums, Vermeidung von Übergewicht, Mäßigung beim Alkoholkonsum und körperliche Aktivität sind die wesentlichsten

Vorbeugemaßnahmen. Erhöhen Übergewichtige ihren Energieverbrauch durch körperliche Aktivität und Sport, so steigt die Insulinempfindlichkeit in den Muskelzellen und die Insulinresistenz sinkt. In der Folge vermindert sich das Krebsrisiko. Versagen die klassischen Methoden der Gewichtsabnahme, so sollte man auch eine bariatrische Intervention in Erwägung ziehen (Anreden et al 2017, Delbrück 2020).

Entgegen der allgemeinen Vorstellung gibt es Hinweise für eine erhöhte Krebsgefährdung bei starkem und lediglich Vermutungen bei mäßigem Alkoholkonsum. Alkohol in Kombination mit starkem Tabakkonsum sollte man vermeiden.

Wichtig ist es, schon im jugendlichen Erwachsenenalter (< 50 Jahre) Empfehlungen zur Krebsvermeidung zu beherzigen. Krebspromotoren, wie Übergewicht und körperliche Inaktivität regen sie zum Wachstum an.

In Zellkulturen konnte ein protektiver Effekt von Metformin^R nachgewiesen werden, der sich bei klinischen Therapiestudien bislang allerdings ebenso wenig bestätigte wie die Einnahme anderer Medikamente (z. B. ASS und Statine).

Maßnahmen zur Reduzierung des Krebsrisikos für Bauchspeicheldrüsenkrebs

• Vermeidung einer Insulinresistenz
• Vermeidung von Übergewicht
• Reduzierung chronischer Entzündungsfaktoren.
• Steigerung der körperlichen Aktivität
• Kein Tabakkonsum
• Mäßigung des Alkoholkonsums.
• Keine hochprozentigen Alkoholika (Michaud et al. 2001)

Kommentar und Empfehlungen zur Krebsvorsorge-Früherkennung: *Symptome (Appetitlosigkeit, Druckgefühl im Oberbauch, anhaltende Rückenschmerzen) setzen leider erst in einem Stadium ein, wenn der Krebs sich schon über das Organ ausgedehnt hat und nur noch schwer behandelbar ist. Bauchspeicheldrüsenkrebserkrankungen werden daher normalerweise zu spät erkannt.*

Für Bauchspeicheldrüsenkrebs gibt es bislang kein gesetzliches Krebs-Früherkennungs-Programm. Bei einer familiären Disposition sollten Vorsorge-Früherkennungsmaßnahmen ab dem 50. Lebensjahr durchgeführt werden. Allerdings sind die klassischen bildgebenden Nachweisverfahren (Sonografie, Computertomografie, MRT) und laborchemischen Untersuchungen wenig spezifisch und empfindlich. Große Hoffnungen setzt man auf die Aussagekraft bestimmter Bluttests (Liquid biopsy) bei Risikopatienten.

Relativ häufig wird bis zu drei Jahre vor der Krebsdiagnose ein zu hoher Blutzuckerspiegel bzw. ein Typ-1-Diabetes festgestellt. In solchen Fällen sollte ein „früher" Bauchspeicheldrüsenkrebs ausgeschlossen werden, wobei unklar ist, ob dieser Diabetes ein Frühsymptom der Erkrankung oder ein Erkrankungsrisiko ist.

Leberkrebs

Risiken für Leberkrebs (im Vergleich zur Normalbevölkerung) ((x) vermutet, x = wahrscheinlich erhöht, xx = doppelt so hoch, xxx = mehr als doppelt so hoch, xxxx = sehr hohes Risiko).

• Leberzirrhose	
XXXX	
• chronische B- und C-Hepatitis	
XXXX	
• Nicht alkoholisch bedingte Fettleber (NASH)	XX
• Starker Alkoholkonsum	XXX
• Morbus Wilson	XXX
• Eisenspeicherkrankheit (Hämochromatose)	XXX
• Autoimmunhepatitis	XXX
• chronische Erkrankungen der Gallenwege	XX
• Budd Chiari Syndrom	X
• Aflatoxin verunreinigte Lebensmittel	XXX
• Parasiten	XX

- Übergewicht (Body Mass Index >30)   XX
- Bewegungsmangel   XXX
- Tabakabusus   XX
- Hepatische Porphyrie   XX
- Typ-2-Diabetes   XX
- Längerfristige Einnahme von Androgenen   XX
- Kindliche Tyrosinämie   X
- Ionisierende Strahlen   X
- Thorotrast   XXX
- Vinylchlorid und Arsen   XXX

Die Fettleber und Fetthepatitis (NASH/NAFLD), die chronische Hepatitis B und C sowie Übergewicht und Bewegungsarmut zählen in den westlichen Ländern zu den häufigsten Krebsverursachern. In Osteuropa, Asien und Afrika, wo wesentlich mehr Menschen an Leberkrebs erkranken, dominieren andere Risiken, nämlich neben der B-Hepatitis und dem Alkoholabusus auch Nahrungsmittel-Verunreinigungen und beruflich verursachte Arbeitsstoffe. Auch gibt es eine vererbbare Veranlagung.

Statistisch gesehen haben übergewichtige Westeuropäer ein mehr als doppelt so hohes Erkrankungsrisiko wie ihre normalgewichtigen Zeitgenossen (RR = 1,29 – 1,77) (Welzel et al 2011, Caldwell et al, 2004, Borena et al 2012). Bei jedem vierten bis fünften Leberkrebspatienten besteht in England ein Zusammenhang mit Übergewicht und Bewegungsarmut, behauptet die Stiftung Cancer Research. In Deutschland geht man von einer ähnlich hohen Erkrankungsrate aus. Ist man schon im jugendlichen Erwachsenenalter übergewichtig und bewegungsarm, so ist die Gefahr einer sich später manifestierenden Leberkrebserkrankung auf der Basis einer Fettleber besonders groß (Behrens et 2018). Übergewicht ist häufig mit Bewegungsmangel assoziiert, so dass es schwierig ist, dem Bewegungsmangel oder dem Übergewicht ein eigenständiges Risiko zuzuweisen. Als gesichert gilt, dass körperliche Inaktivität den Übergang einer nichtalkoholischen Fettlebererkrankung in eine Fibrose beschleunigt, die in eine Zirrhose übergehen und schließlich in Krebsgewebe übergehen kann (Caldwell et al 2004).

Derzeit gibt es gegen die Fettleber keine wirksamen pharmakologischen Therapien. Man weiß allerdings, dass Lebensstilinterventionen, einschließlich gesunder Ernährung, Gewichtsabnahme und Bewegung, einer Leberverfettung vorbeugen. Sie wirken prophylaktisch und sind gleichzeitig Eckpfeiler der Behandlung.

Infektionen mit Hepatitis-B-Viren (HBV) gehören zu den häufigsten Infektionskrankheiten weltweit. Im Falle eines chronischen Verlaufs drohen sie in eine Leberzirrhose und schließlich in ein einen Krebs überzugehen. (Robert Koch Institut 2018). Die Hepatitis B gilt als besonders heimtückisch, da - ansonsten gesunde - Menschen über Jahre unerkannt infiziert sein können, bevor schwere Komplikationen auftreten und sich möglicherweise auch ein Leberkrebs manifestiert. Die Hepatitis wird durch Blut und Körperflüssigkeiten übertragen. Drogenabhängige sind besonders gefährdet. Die Hepatitis B wird in Deutschland vor allem sexuell übertragen, weswegen die Impfung speziell Personen mit häufig wechselnden Sexualpartnern empfohlen wird. Zur Vorbeugung gibt es seit 1982 einen hoch wirksamen Impfstoff.

Die Häufigkeit der Hepatitis C (HCV) wird in Deutschland auf 0,3 bis 0,5 Prozent der Bevölkerung geschätzt. Bei 50 bis 70 Prozent der Erkrankten nimmt die Infektion einen chronischen Verlauf. Bei etwa jedem Fünften entwickelt sich eine Leberzirrhose und bei 3 bis 6 Prozent muss man mit der Entwicklung eines Leberkarzinoms rechnen. Impfungen gegen eine Hepatitis-C-Infektion gibt es noch nicht, aber wirksame Medikamente. Vorbeugend wirken alle Maßnahmen, die eine Infektion von Blut-zu-Blut verhindern. Dazu zählen der Verzicht auf einen gemeinsamen Spritzengebrauch, die gemeinsame Benutzung von Nagelscheren, Rasiermessern und Zahnbürsten sowie die Unterlassung von ungeschütztem Geschlechtsverkehr und einer unsterilen Tätowierung.

Das Hepatitis-D-Virus (HDV) ist weltweit verbreitet. Das Virus verursacht schwerwiegende Virushepatitiden und ist mit einem hohen Risiko hinsichtlich der Entwicklung einer Leberzirrhose und eines Leberkarzinoms assoziiert.

Alkohol wirkt genschädigend und ist gleichzeitig auch ein Krebspromotor. Regelmäßiger Alkoholkonsum > 50 g geht mit einem 1,6-fach erhöhtem Krebsrisiko einher. Frauen haben bei gleichem Alkoholkonsum sogar ein fast vierfach erhöhtes Risiko. Alkoholkonsum verschlechtert den Verlauf chronischer Lebererkrankungen und fördert darüber hinaus die Krebsentwicklung. Warum Alkoholkonsum bei dem einen zu einer Leberzirrhose führt und bei dem anderen nicht, ist nicht geklärt. Einige trinken reichlich und bleiben gesund, bei anderen kommt es schon bei minimalem Alkoholkonsum zu einer Leberverfettung und einer Zirrhose. Die genetische Disposition spielt wahrscheinlich eine wichtige Rolle dabei, wenn Alkohol krankmacht und wen nicht.

Das Pilzgift Aflatoxin verursacht Leberkrebs. In Ländern der Dritten Welt sind sonnengetrocknete Lebensmittel relativ häufig mit dem Pilz befallen. Die hohe Leberkrebsrate in Westafrika wird mit der dort hohen Hepatitis-B-Durchseuchung sowie dem häufigen Aflatoxinbefall sonnengetrocknete Erdnüsse erklärt. Seit der Einführung künstlicher Trocknungsverfahren beobachtet man eine deutliche Häufigkeitsabnahme aflatoxinbedingter Leberkrebserkrankungen.

Kommentar und Empfehlungen zur Vorbeugung: Patienten mit einer akuten oder chronischen Hepatitis sollten auf intensive körperliche Aktivitäten verzichten, da sonst ein frühzeitiger Übergang in eine Zirrhose und Krebs drohen. Ein Leberausfallskoma ist möglich. Je stärker die Entzündung – ablesbar an der Transaminasenaktivität – desto größer ist die Gefahr!

Versicherte ab 35 Jahren haben den einmaligen Anspruch, sich im Rahmen der Gesundheitsuntersuchung (Check-up) auf eine Hepatitis B und C testen zu lassen. Symptomlos oder schleichend verlaufende Infektionen mit dem Hepatitis-B-Virus (HBV) oder dem Hepatitis-C-Virus (HCV) können so erkannt werden und gravierende Spätfolgen wie Leberzirrhose und/oder Leberkrebs vermieden werden.

Sind Übergewichtige körperlich aktiv und nehmen sie an Gewicht ab, so reduziert sich der Fettgehalt der Leber und damit auch das Krebsrisiko. Neben der Reduzierung des Lipidgehalts in der Leber verbessern sich auch der Blutzucker- und Fettstoffwechsel. (Baumeister et al 2018, Schwimmer et al (2019), Johnson et al 2009). Je höher die Entzündungsaktivität der Leber, umso höher das Erkrankungsrisiko. Aspirin wirkt entzündungshemmend.

Maßnahmen zur Vorbeugung gegen den Leberkrebs

- Testung auf Hepatitis B und C.

- Hepatitis-B-Impfung zur Verhinderung einer B-Hepatitis.

- Verhinderung des Übergangs einer akuten Leberinfektion in die Chronifizierung. Präventionsmaßnahmen sind umso erfolgreicher, je früher die HBV-Replikation unterdrückt wird.
- Reduzierung des Alkoholkonsums bzw. völliger Alkoholverzicht bei Risikopatienten.

- Vermeidung Aflatoxin infizierter Lebensmittel.

- Regelmäßiger Aderlass bei einer Hämochromatose.

- Therapie einer Autoimmun-Hepatitis sowie einer primären biliären Cholangitis (PBC)

- Gewichtsreduktion bei Übergewicht.

- Regelmäßige Einnahme von entzündungshemmender Medikamente (z. B. Aspirin).

- Einnahme von Metformin (bei nicht insulinabhängigem Diabetes).

- Die Einflussnahme auf das Konsumverhalten über die Preisgestaltung und Verfügbarkeit sind gut wirksame und wenig aufwendige Präventionsmaßnahmen.

Kommentar zur Relevanz der Krebsvorsorge-Früherkennung: Für Leberkrebs gibt es kein gesetzliches Krebs-Früherkennungs-Programm, obwohl man isolierte Krebsherde in einer zirrhotisch veränderten Leber relativ frühzeitig erkennen und entfernen kann. Empfohlen werden regelmäßige Ultraschall- Screening-Untersuchungen der Leber bei Risikopatienten. Bei speziellen Fragestellungen sollten eventuell mit einer Kontrastmittelsonografie vorgenommen werden.

Eine routinemäßige Überwachung sollte auch bei Personen mit virologisch ausgeheilter HCV stattfinden, da sich bei ihnen trotzdem ein Karzinom entwickeln kann (Chen, Q et al.2020).

Gallengangskarzinom (Cholangiokarzinom)

Starkes Übergewicht und die B- sowie C-Hepatitis zählen zu den Risikofaktoren für ein in der Leber lokalisiertes (intrahepatisches) Gallengangskarzinom. Das relative Risiko bei Übergewicht beträgt im Vergleich mit Normalgewichtigen RR = 1,49 (Kyrgiou, M et al. 2017). Zusammenhänge mit körperlicher Aktivität sind nicht bekannt.

Gallengangentzündungen, eine primär sklerosierende Cholangitis sowie ein Reflux der Bauchspeicheldrüsensäfte sind Risikofaktoren für außerhalb der Leber entstehende Gallengangskarzinome.

Gallenblasenkarzinom

Zusammenhänge mit körperlicher Aktivität sind nicht bekannt. Neben Gallensteinen, einer chronischen Gallenblasenentzündung sowie entzündlichen Darm- und Lebererkrankungen (Primär sklerosierende Cholangitis) zählt starkes Übergewicht zu den bedeutendsten Risikofaktoren (World Cancer Research Fund International 2015, 2018). Gallensteine verursachen narbige Veränderungen und einen ständigen Wachstumsreiz auf die Schleimhaut, die schließlich bösartig entarten kann. Etwa 50 % aller Gallenblasenkarzinome werden zufällig im Rahmen einer Gallensteinoperation entdeckt.

Kommentar und Empfehlungen zur Vorbeugung: Gewichtsreduzierende Maßnahmen schützen sowohl vor Gallensteinen als auch vor Gallenblasenkrebs.

Die Gallenblasenentfernung bei chronischen Entzündungen (wegen der Steine) ist auch gleichzeitig eine Maßnahme zur Krebsprophylaxe. Sie wird prophylaktisch auch bei einer primär sklerosierenden Cholangitis und bei Gallenblasenpolypen mit 8 mm Durchmesser empfohlen.

Kommentar zur Relevanz der Krebsvorsorge-Früherkennung: Bei stark Übergewichtigen sollten regelmäßig Lebersonographien nicht nur zur Überwachung einer Fettleber, sondern auch zum Ausschluss von Gallensteinen und Gallenblasenkrebs vorgenommen werden.

Bis zu 20% der Deutschen entwickeln im Laufe ihres Lebens Gallensteine. Die meisten bemerken sie allerdings nie. Nur bei einem Viertel der Träger machen sich die Steine durch Beschwerden, wie Koliken oder Entzündungen, bemerkbar. Zur Vorbeugung wird eine ausgewogene, faserreiche und fettarme Kost mit viel Gemüse, jedoch wenig Zucker empfohlen sowie regelmäßige Bewegung von mindestens 30 Minuten pro Tag. Wer adipös ist, sollte Gewicht abnehmen; allerdings nicht rapide, denn sonst wird viel Cholesterin freigesetzt, was eine Steinbildung anregt.

Darmkrebs

Risiken für Darmkrebs (im Vergleich zur Normalbevölkerung) (x) = vermutet, x = wahrscheinlich erhöht, xx = doppelt so hoch, xxx = mehr als doppelt so hoch, xxxx = sehr hohes Risiko).

• familiäre adenomatöse Polyposis, MCTYH-Polyposis	XXXX
• hereditäres kolorektales Karzinom	XXXX
• HNPCC = Lynch Syndrom	XXXX
• Peutz-Jeghers-Polypen	XXXX
• Angehörige ersten Grades, die im Alter < 50 Jahre erkrankten	XXX
• Angehörige ersten Grades, die im Alter > 55 Jahre erkrankten	XX
• Angehörige zweiten Grades	(X)
• Mindestens ein Adenom > 10 mm < 20 mm	XXX
• mindestens ein Adenom > 20 mm	XXXX
• starkes Übergewicht in der Jugend (BMI > 30)	XXXX
• starkes Übergewicht als Erwachsener (BMI >30)	XXX
• Bewegungsarmut, körperliche Inaktivität	XXX
• ausgeprägte Körpergröße und ausgeprägtes Bauchfett	XXX
• rotes und verarbeitete Fleisch	XXX
• hoher Alkoholkonsum (für Enddarmkrebs)	XXX
• Typ-2-Diabetes, der mit Insulin behandelt wird	XXXX
• Typ-2-Diabetes (nicht mit Insulin behandelt)	XXX
• AIDS (unbehandelt)	XX
• Pancolitis (chronische Entzündung des gesamten Darms)	XXX
• Colitis ulcerosa linke oder rechte Darmhälfte	XX(X)
• Colitis ulcerosa auf letzten Darmabschnitt begrenzt	X(x)
• Rauchen	XX

• Vitamin–D-Mangel	X
• Dysbiose (gestörte Darmflora)	X
• niedriger sozioökonomischer Status	XX
• häufige Antibiotikatherapien in der Jugend	(X)
• häufige Wechsel- und Nachtschicht-Arbeit	X

Das Risiko, im Laufe des Lebens an Darmkrebs zu erkranken (bzw. zu versterben), beträgt bei Männern 6 % (2,8 %) und bei Frauen 4,9 % (3 %).

Darmkrebserkrankungen haben erheblich zugenommen. Das veränderte Lifestyleverhalten, die Zunahme von Übergewicht, fett und fleischhaltige Ernährung, körperliche Inaktivität und zunehmender Alkoholkonsum sollen die Ursache für etwa die Hälfte aller Darmkrebserkrankungen sein. Je länger die Life-Style-Risiken einwirken, umso größer ist die Erkrankungsgefahr (Zheng et al 2018, Marshall et al 2019, Koroukian et al 2019, Schlesinger et al 2017). Im Gegensatz zu den angeborenen Risiken und/oder Umwelteinflüssen sind sie vermeidbar.

Unter allen mit körperlicher Inaktivität assoziierten Tumorerkrankungen soll Dickdarmkrebs mit an vorderer Stelle stehen (Steindorf 2012). Husemann war in Deutschland einer der Ersten, der auf körperliche Inaktivität und sitzende Tätigkeit als eine mögliche Ursache für die wesentlich häufigeren Dickdarmkrebserkrankungen bei Büroangestellten (blue collar workers) - gegenüber körperlich Arbeitenden - hinwies (Husemann et al 1980). Inzwischen haben zahlreiche andere Untersuchungen seine damaligen Vermutungen bestätigt (Schmidt 2014). Langes Sitzen erhöht nicht nur das Krebsrisiko, es mindert auch die Überlebenschancen (Gilchrist et al 2010). Die Auswertung einer Fragebogenaktion ergab eine Korrelation des Wiedererkrankungsrisikos mit der Häufigkeit von Fernsehen. Je länger Darmkrebspatienten vor dem Fernseher sitzen, desto häufiger bilden sich Metastasen, heißt es in den Schlussfolgerungen einer anderen Studie (Steindorf 2006).

In Metaanalysen hat man das Krebsrisiko von körperlich inaktiven und übergewichtigen Menschen mit dem ihrer sportlichen Alters- und Geschlechtsgenossen verglichen. Die Analysen ergaben eine um ein Drittel höhere Erkrankungsgefahr bei den bewegungsarmen Personen (Behrens et al 2018). Auch wurde das erhöhte Sterberisiko bei körperlicher Inaktivität bestätigt (Ballard-Barbach et al 2012 und Meyerhardt et al 2006).

50

Nahezu alle Beobachtungsstudien bestätigen, dass sich alle körperlichen Aktivitäten in Freizeit, Beruf oder Haushalt - mit Ausnahme von Extremsport - vorbeugend auf die Entstehung von Darmkrebs auswirken. Körperlich aktive Menschen haben - im Vergleich zu Menschen mit inaktivem Lebensstil - ein 20 bis 70 % niedrigeres Erkrankungsrisiko. Erkranken sie trotzdem, so verläuft die Erkrankung bei ihnen weniger aggressiv und das Wiedererkrankungsrisiko ist geringer (Meyerhardt et al 2006, Thune et al 1996). Die biologischen Mechanismen, die hierzu führen, sind noch weitgehend unklar. Sehr wahrscheinlich addieren, ja potenzieren sich mehrere Einflüsse. Sicher ist, dass sich die „Einflüsse „lediglich" funktionell auf die Genaktivität auswirken, d. h. die Aggressivität der Krebsgene werden gehemmt und/oder Reparatur- und Schutzgenen gefördert.

Laut den Vorgaben der Weltgesundheitsorganisation (WHO) soll man sich mindestens 2,5 Stunden pro Woche sportlich betätigen. Freizeitsport wird besonders positiv beurteilt. Eine moderate körperliche Aktivität von täglich 30 bis 60 Minuten senkt das relative Risiko für die Entwicklung von Dickdarm-Adenomen um 25 bis 50 % (Samad et al 2005, Leitzmann et al 2008). Regelmäßiges Lauftraining soll die Wahrscheinlichkeit für die Entwicklung von großen Adenomen um 35 % senken (Halle und Schoenberg 2009).

Man geht davon aus, dass 20 – 30 % der Darmkrebspatienten vererbbare Genmutationen (Krebsgene) aufweisen, die allerdings erst bei Einwirkung zusätzlicher Risikofaktoren (wie z. B. körperliche Inaktivität und Übergewicht) aktiv werden. „Lediglich" 3 – 5 % der Darmkrebspatienten haben wahrscheinlich Krebsgene mit so hoher Penetranz, dass sie auch ohne zusätzliche Risikofaktoren zu Krebs führen (hereditärer Darmkrebs). Zu ihnen gehören Personen mit einem Lynch-Syndrom (HNPCC) oder einer familiären adenomatösen Polyposis (FAP). Etwa 90 Prozent aller Menschen mit FAP und mehr als 70 % der Menschen mit einem Lynch Syndrom erkranken an einem Darmkrebs, es sei denn, dass Vorbeuge Maßnahmen ergriffen werden. Die Syndrome werden autosomal-dominant vererbt, d. h. bei erstgradig Verwandten (Eltern, Geschwister, Kinder) besteht ein 50%iges Risiko, diese Keimbahnmutation ebenfalls zu tragen.

Kommentar*: Unterschiedliche, ja widersprüchliche Ergebnisse in den Studien erklären sich u. a. damit, dass in ihnen häufig nicht zwischen Erkrankungen im Dick- und Enddarm oder After unterschieden wird. Einflüsse von körperlicher Aktivität sind nämlich nur beim Dickdarm-, nicht jedoch beim Enddarm- und Afterkrebs eindeutig (Halle und Schoenberg 2009, Chao et al 2004, Schmidt 2014, Steindorf 2012, World Cancer research fund (WRCF) (2018)).*

Laien zählen den Afterkrebs (Analkarzinom) zu den Darmkrebserkrankungen, obwohl Gewebeaufbau, Ursachen, Verlauf und Therapie bei beiden Karzinomen grundverschieden sind. In den letzten Jahren ist es weltweit zu einer dramatischen Häufigkeitszunahme von Afterkrebs gekommen, wofür HP-Virus-Infektionen verantwortlich gemacht werden. HPV-Impfungen beugen den Infektionen und somit dem Afterkrebs vor.

Bewegungsarmut ist häufig mit Übergewicht assoziiert. Beides lässt sich in den Studien nur schwer voneinander trennen. Allgemein besteht der Eindruck, dass Übergewichtige bei regelmäßiger körperlicher Aktivität kein erhöhtes Darmkrebsrisiko haben (Lee et al. 1992). Körperliche Aktivität scheint demnach der größere Schutzfaktor zu sein. Adipöse Frauen sind nur dann gefährdet, wenn sie gleichzeitig körperlich inaktiv sind. Sumo-Ringer sollen trotz ihres beeindruckenden Übergewichts nicht stärker krebsgefährdet sein, weil sie körperlich sehr aktiv sind.

Hypothesen für den Schutzmechanismus von körperlicher Aktivität

- Körperliche Aktivität hemmt „lediglich" das Krebswachstum, aber verhindert nicht die Krebsentstehung. (Inaktivität ist ein Krebspromotor und nicht kanzerogen).

- Die Darmschleimhaut wird widerstandsfähiger gegen die Invasion von Krebszellen.

- Körperliche Aktivität reduziert und verhindert eine Insulinresistenz, was zu einem niedrigeren Blutspiegel von Insulin und Insulin ähnlichen Wachstumsfaktoren führt. (Je höher der Insulinspiegel ist, umso höher die Krebsgefahr).

- Körperliche Aktivität hemmt Entzündungsfaktoren. (Hierfür spricht die Erfahrung, dass sich entzündungshemmende Substanzen, wie etwa die COX-2-Medikamente, krebshemmend auswirken. Auch profitieren Darmkrebspatienten, deren Tumor infolge genetischer Eigenschaften verstärkt COX-2 ausbildet, in höherem Maß von sportlicher Aktivität als Patienten mit COX-2-negativen Karzinomen).

- Wegen der kürzeren Transitzeit der Nahrung ist der Darm weniger potenziellen Karzinogenen exponiert.

- Körperliche Aktivität verringert die Bildung von Körperfett.
- Körperliche Aktivität setzt Krebs hemmende Zytokine im Muskel frei. (Im Tierversuch wurde nachgewiesen, dass Myokine (Muskelenzyme) die Adenom- und Tumorentwicklung im Darm hemmen. Je stärker die Muskulatur aktiviert wird, desto mehr Myokine gelangen in den Blutkreislauf. Im Umkehrschluss wachsen Tumore umso schneller, je weniger die Muskulatur aktiviert wird. Tatsächlich kommt es bei bewegungsarmen Menschen häufiger zur Bildung von Krebsvorstufen (Adenomen und Polypen), die darüber hinaus größer und bösartiger sind (Boyle et al 2011, Steindorf 2006, Halle und Schoenberg 2009)).
- Körperliche Aktivität beeinflusst die Prostaglandin- und Gallensäure-Sekretion.
- Körperliche Aktivität stärkt die Immunabwehr, speziell die „Natural Killer cells", Makrophagen und zytotoxische T-Zellen.
- Körperliche Aktivität beeinflusst die Produktion und Wirkung von Geschlechtshormonen.
- Körperliche Aktivität erhöht den Vitamin- D3-Spiegel.
- DNA-Reparaturmechanismen werden beeinflusst.
- CTNNB1-negative sowie COX-2-positive Tumore reagieren auf körperliche Aktivität besser als CTNNB1-positive bzw. COX-negative Tumore. Bei CTNNB1-positiven Tumoren ist der Einfluss wesentlich geringer. Das CTNNB1-Gen hat auch eine besondere Bedeutung bei starkem Übergewicht.

Gesicherte und vermutete Schutzfaktoren gegen Darmkrebs

- Einhaltung eines gesunden Lebensstils (Carr et al 2020)   (gesichert)
- Gewichtabnahme bei starkem Übergewicht (Bailly et al 2020) (wahrscheinlich)
- Dickdarmentfernung bei familiärer Adeno Polyposis (FAP)   (gesichert)

- Hormonersatztherapie bei Frauen nach den Wechseljahren   (gesichert)
- Langjährige Einnahme der „Pille"   (gesichert)
- Weniger tierische Fette in der täglichen Ernährung   (wahrscheinlich)
- Nur mäßiger Verzehr von rotem Fleisch   (vermutet)
- Chemoprophylaxe (z. B. mit CelacoxibR oder AspirinR)   (gesichert)
- Koloskopie mit Entfernung von Darmpolypen   (gesichert)
- Behandlung von Begleiterkrankungen (z. B. Colitis ulcerosa)   (gesichert)
- Nicht rauchen   (wahrscheinlich)
- Körperliche Aktivität   (gesichert).
- Verbesserung der Vitamin-D-Aufnahme   (wahrscheinlich)
- Mediterrane Kost   (wahrscheinlich)
- Ballaststoffreiche Ernährung   (wahrscheinlich)
- Nahrungsergänzungsmittel, Vitamine   (nicht gesichert)
- Reduzierung des Alkoholkonsums   (gesichert)
- Behandlung eines Typ-2-Diabetes   (gesichert)
- Geringere Strahlenbelastung des Enddarms   (gesichert)

Kommentar und Empfehlungen zur Vorbeugung: *So lange es nur Beobachtungs- und keine randomisierten Interventionsstudien gibt, wird man die kritische Frage nicht beantworten können, ob Sportler weniger krebsgefährdet sind, weil sie Sport treiben, oder ob es die Gesunden ohne Risiken sind, die sich sportlich betätigen.*

Eine krebshemmende Wirkung wird nach Einnahme entzündungshemmender Medikamente (z. B. Cox-2-Inhibitoren wie z. B. Acetylsalicylsäure und Celocoxib^{R}) vermutet. Dem möglichen Vorteil einer Krebshemmung steht allerdings das Risiko potenzieller Nebenwirkungen in Form von z. B. Magen-Darm-Blutungen entgegen.

Über eine Schutzwirkung einer Hormon Ersatztherapie wird bei Frauen nach den Wechseljahren immer wieder berichtet. In Kauf nehmen müssen die Frauen allerdings das erhöhte Risiko von Brustkrebs (ASPREE-Studie, McNeill et al. 2018).

Typ-2-Diabetiker haben ein erhöhtes Darmkrebs-Risiko, weswegen regelmäßige Darmspiegelungen im Rahmen der Darmkrebs-Vorsorgeuntersuchungen besonders wichtig sind.

Kommentar zur Relevanz von Vorsorge- Früherkennungs-Untersuchungen: *Seit 2019 wird die Darmspiegelung als alternative Screening-Option für Männer ab 50 Jahren angeboten. Gesetzlich Krankenversicherte haben einen Anspruch auf zwei Darmvorsorge- Spiegelungen. Wird bei der Untersuchung kein krankhafter Befund festgestellt, so ist eine weitere Vorsorge-Früherkennungs-Untersuchung erst wieder in zehn Jahren notwendig. Relevante Befunde (2,8 %) sind in der Zwischenzeit nämlich relativ selten. Dieses Nachsorgeintervall gilt allerdings nicht für Menschen, bei denen größere Adenome (bzw. Adenome mit erheblichen Zellveränderungen) entfernt wurden oder ein familiärer Darmkrebs oder eine genetische Disposition vorliegen. Verwandte ersten Grades von Darmkrebspatienten sollten früher und engmaschiger nachgesorgt (koloskopiert) werden: Dies heißt: 10 Jahre vor dem Alter, in dem das Karzinom beim Indexpatienten auftrat. Auch metabolische Störungen wie ein Typ -2-Diabetes und eine massive Übergewichtigkeit mit Bewegungsarmut rechtfertigen häufigere Spiegelungen (Cross et al 2020).*

Dass die Anzahl der Menschen mit aggressivem Darmkrebs kontinuierlich seit Jahren sinkt, ist vor allem der Vorsorgespiegelung (mit gleichzeitiger Entfernung von Krebsvorstufen) zu verdanken. Letztere ist eindeutig die beste Krebsfrüherkennungs- und Vorbeugemaßnahme. Sie sollte auch ohne Warnzeichen vorgenommen werden. Schätzungen haben ergeben, dass bei Männern ohne angeborener Krebsdisposition und mit durchschnittlichem Lebensstil, die keine Darmspiegelung machen ließen, das 30-Jahres-Risiko für Darmkrebs 7,4 Prozent beträgt. Lassen sie hingegen regelmäßig eine Darmspiegelung durchführen, so liegt ihr Erkrankungsrisiko lediglich 1,9 Prozent (Carr et al. 2020).

Die Kosten für Stuhltests werden – trotz ihrer geringen Empfindlichkeit, trotz der vielen falsch negativen und falsch positiven Befunde sowie entsprechend teurer Folgekosten – erstaunlicherweise weiterhin im Rahmen der gesetzlichen Krebsvorsorge- Früherkennung von den Krankenkassen gefördert und erstattet. Dies, obwohl endoskopische Untersuchungen wesentlich aussagekräftiger und deswegen voraussichtlich langfristig auch finanziell günstiger sind. Die Sigmoidoskopie – auch kleine Darmspiegelung genannt - ist zwar wesentlich aussagekräftiger als Stuhltests, aber ebenfalls nur beschränkt aussagekräftig. Bei ihr wird nur ein kleiner Teil des krebsgefährdeten Dickdarms eingesehen. Gerade im höheren Alter befinden sich aber viele Karzinome im einem der Sigmoidoskopie nicht zugänglichem Darmbereich. Aufgrund ihrer geringen Spezifität und der Strahlenbelastung kommt die virtuelle Koloskopie – entgegen den Empfehlungen vieler Radiologen - nur in Ausnahmefällen in

Frage. Die endoskopische Koloskopie des gesamten Dick- und Enddarms ist eindeutig der Goldstandard in der Darmkrebsvorsorge-Früherkennung.

Da Männer früher und häufiger als Frauen an Darmkrebs erkranken, genehmigen die Krankenkassen - im Gegensatz zu den Frauen - die erste Darmspiegelung ihnen bereits vor dem 50. Lebensjahr. Zunehmend wird allerdings gefordert, auch bei bewegungsarmen und korpulenten Frauen (BMI > 32) eine erste Vorsorge-Koloskopie vor dem 50. Lebensjahr durchzuführen.

Mit großer Wahrscheinlichkeit würden Darmkrebserkrankungen und die Sterberate in Deutschland bei häufiger praktizierten Darmkrebs-Vorbeugespiegelungen weiter abnehmen.

Die 2019 im British Medical Journal publizierten sowie die, unabhängig davon, von der American Gastroenterological Association (AGA) gemachten Vorschläge, Screening-Untersuchungen nur bei Menschen mit hohem Risiko durchzuführen (d. h. bei einer Erkrankungswahrscheinlichkeit von mindestens drei Prozent in den kommenden 15 Jahren), sorgen – ebenso wie die Empfehlung risikoorientierter Scores (z. B. Qcancer risk calculator, BMI predictor algorithm) – für intensive Diskussionen in der Fachwelt (Quaseem et al 2019).

Vorsorge- Früherkennung bei erblicher Belastung

Da Menschen mit einer genetisch bedingten Vorbelastung in deutlich jüngerem Alter erkranken, sollten bei ihnen die erste Darmkrebsvorsorge-Früherkennungs-Untersuchung (komplette Darmspiegelung (Ileokoloskopie) bereits mit etwa 25 Jahren und danach engmaschige Kontrollen alle zwei Jahre durchgeführt werden.

Ein familiäres Darmkrebsrisiko muss man dann erwägen, wenn mehr als 2 Verwandte ersten Grades an Darmkrebs erkrankt sind/waren oder mehr als ein Verwandter bis zum Alter von < 50 Jahren an Darmkrebs leidet/litt.

Bekannt sind mehrere krebsfördernde Krebsgen-Syndrome. Am bekanntesten sind das Lynch-Syndrom (HNPCC) und die familiäre Adeno Polyposis (FAP). Auch beim Peutz-Jeghers-Syndrom ist das Krebsrisiko sehr hoch. Zusätzlich gibt es hunderte winzige Genvariationen (SNPs), die möglicherweise eine Beziehung zum Krebsrisiko haben.

Empfehlungen für das therapeutische Vorgehen bei familiärer Veranlagung für Darmkrebs

Bei Erkrankten mit einer FAP wird allgemein eine prophylaktische Darmentfernung (Proktokolektomie mit ileoanalem Pouch) empfohlen. Der Zeitpunkt der Operation hängt ab von der Anzahl, der Größe und dem Gewebe der Adenome sowie dem Alter der Betroffenen (Aretz et al 2020).

Nach den aktuellen Leitlinien wird bei gesunden Anlageträgern eines Lynch Syndroms von einer prophylaktischen Dickdarmentfernung abgeraten. Stattdessen empfiehlt man die präventive Einnahme von Azetylsalizylsäure. In einer doppelblinden, randomisierten Studie (CAPP2-Studie) entwickelten in der ASS-Gruppe nur 9 %, hingegen in der Plazebo-Gruppe 13 % der Patienten mit einem Lynch- einen Darmkrebs (HR = 0,65 für ASS verglichen mit Placebo (p = 0,035) (Burn et al 2020).

Bei Genträgern mit einem Lynch-Syndrom treten nicht nur Darmkarzinome auf, sondern bei fast jedem zweiten bis zum 75. Lebensjahr auch eine ganze Reihe weiterer bösartiger Veränderungen, z.B. in der Gebärmutter, dem Dünndarm und Magen oder an der Haut.

Familiär Krebsgefährdeten wird die Teilnahme an Selbsthilfegruppen empfohlen: www. semi-colon.de Selbsthilfegruppe Peutz-Jeghers-Syndrom: www.peutz-jeghers.eu Selbsthilfegruppe Cowden-Syndrom/Bannayan-Syndrom/ PTEN-Hamartom-Tumor-Syndrom: www.shg-cobald.de Selbsthilfegruppe Polyposis: www. familienhilfe-polyposis.de.

Schilddrüsenkarzinom

Frauen sind häufiger betroffen als Männer. Stark Übergewichtige, die gleichzeitig körperlich inaktiv sind, haben ein höheres Erkrankungsrisiko. Die Krebserkrankung verläuft bei ihnen auch aggressiver (Harari, A et al 2012, Schmid et al 2015) (RR = 1,25 bis 1,5). Metaanalysen, die das Krebsrisiko bei adipösen und normalgewichtigen Frauen verglichen, zeigten einen Häufigkeitsunterschied von 29 % (Behrens et al 2018).

Eine Strahlenexposition (insbesondere im Kindesalter) ist mit einem Erkrankungsrisiko im Erwachsenenalter verbunden.

Kommentar und Empfehlungen zur Krebsvorbeugung: Bösartige Schilddrüsenknoten sind normalerweise schmerzlos. Plötzliche Schmerzen weisen eher auf gutartige Einflüsse wie Blutungen in eine gutartige Zyste oder eine virale Thyreoiditis hin als auf

Bösartigkeit. Schnelles Wachstum ist hingegen ein bedrohliches Zeichen. Harte und feste Knötchen sind eher krebsverdächtig als geschmeidige und bewegliche.

Kommentar zur Relevanz der Krebsvorsorge-Früherkennung: *Gesetzliche Krebsvorsorge-Früherkennungsmaßnahmen gibt es in Deutschland nicht. Sie werden allerdings trotzdem häufig - auch bei Kindern - praktiziert. Hierauf wird der extreme statistische Häufigkeitsanstieg in Europa zurückgeführt. Experten meinen allerdings, dass es sich hierbei um Überdiagnosen handle und empfehlen dringend eine Begrenzung des Screenings. Eine Überdiagnose könne einen Menschen für den Rest seines Lebens in einen Krebspatienten verwandeln, sagen sie. Komplikationen, Lebensqualitätseinbußen, einschließlich einer unnötigen lebenslangen Behandlung mit Schilddrüsenhormonen können die Folge sein (Li M. et al 2020 und S. Vaccarella et al 2021).*

Die Feinnadelaspirationsbiopsie ist das wichtigste diagnostische Instrument bei der Beurteilung von Schilddrüsenknoten. Papilläre Schilddrüsenkarzinome und medulläre Schilddrüsenkarzinome werden meist lediglich anhand der Feinnadelaspirationsbiopsie (FNAB) identifiziert.

Brustkrebs

Risiken für Brustkrebs (im Vergleich zur Normalbevölkerung) (x) = vermutet, x = wahrscheinlich erhöht, xx = doppelt so hoch, xxx = mehr als doppelt so hoch, xxxx = sehr hohes Risiko).

Gesicherte, wahrscheinliche und vermutete Risiken für Brustkrebs

• Erbliche Belastung für Tumore vor den Wechseljahren	XXXX
• Lynch-Syndrom	XX
• dichter Drüsenkörper im höheren Alter	XX
• Krebserkrankung in der anderen Brust, an den Eierstöcken, in der Gebärmutter oder im Darm	XXXX
• DCIS	X
• Diabetes Typ II	XX
• ausgeprägte Mastopathie Grad III	XXXX

• frühe erste Regelblutung und späte letzte Regelblutung (< 11 Jahre)	X
• Spätgebärend (erstes Kind > 30 Jahre)	XX
• Kinderlosigkeit, (für Krebs nach den Wechseljahren)	XX
• keine oder nur kurze Stilldauer	X
• Hormonersatztherapie, (für Krebs nach den Wechseljahren)	XXX
• hormonelle Kontrazeption, (für Krebs vor den Wechseljahren)	(X)
• starkes Übergewicht (für Krebs nach den Wechseljahren)	XXXX
• starkes Übergewicht (für Krebs vor den Wechseljahren)	X
• Bewegungsmangel, (für Krebs nach den Wechseljahren)	XXX
• Bewegungsmangel, (für Krebs vor den Wechseljahren)	X
• Fettreiche Ernährung	X
• Alkoholkonsum, (für Krebs nach den Wechseljahren)	XX
• Tabakkonsum, (für Krebs vor den Wechseljahren)	XX
• Strahleneinwirkung in der Jugend (Mammographien, häufige Röntgen-Herz- und Lungenaufnahmen, Bestrahlung der Brustregion)	XX
• Nachtschichtarbeit	(X)

Derzeit erkrankt in Deutschland eine von acht Frauen im Laufe ihres Lebens an Brustkrebs, wobei das Risiko mit zunehmendem Alter steigt. Jede vierte Betroffene ist jünger als 55 Jahre und jede Zehnte jünger als 45 Jahre.

Seit den 1980er Jahren hat sich die Anzahl der Neuerkrankungen verdoppelt. Veränderte Lebensgewohnheiten, aber auch die häufigeren und empfindlicheren Vorsorge-Früherkennungs-Untersuchungen sollen die Ursache sein. Letzteres klingt paradox, aber erklärt sich damit, dass (dank der höheren Empfindlichkeit von laborchemischen, molekulargenetischen und bildgebenden Nachweisverfahren) Krebsgewebe heute schon zu einem Zeitpunkt erkannt wird, an dem „der Krebs" noch keinerlei Beschwerden macht und mit bloßem Auge und/oder dem tastenden Finger früher nicht erkennbar war. Sicher ist, dass früher sehr viele mehr Frauen ohne Kenntnis ihrer „Brustkrebskrankheit" lange lebten und ohne Kenntnis ihrer Brustkrebserkrankung verstorben sind. Ihre „Erkrankung" ging nicht in die Statistiken ein.

Wahrscheinlich müssen sich verschiedene Einflussfaktoren addieren, ja potenzieren, damit es zu einer Krebserkrankung kommt. Es gibt starke und weniger starke Einflüsse. Die langjährige Einnahme der „Pille" ist ein schwacher Risikofaktor. Angeborene Genmutationen, wie die mutierten BRC1 und BRCA2-Gene sind starke Risikofaktoren. Sie sollen für etwa ein Drittel der Brustkrebserkrankungen verantwortlich sein. Am bekanntesten sind die mutierten BRCA1 und BRCA2-Gene, daneben gibt es noch viele weitere Genvarianten mit unterschiedlich hohem Risikoprofil (z. B. PALB2, BARD1, RAD51C, RAD51D, ATM und CHEK2) (Kiechle und Grimm 2020, Yanes et al 2020). BRCA1 und BRCA2-Mutationsträgerinnen haben ein sechzig bis achtzigprozentiges Risiko, an Brustkrebs zu erkranken. Sie erhöhen auch die Gefahr für Eierstockkrebs und Bauchspeicheldrüsenkrebs. Die meisten ATM und CHEK2 Brustkrebsarten sind Östrogenrezeptor –positive Tumore,

Der Lebensstil - und hier besonders Übergewicht und Bewegungsarmut - ist ebenfalls ein bedeutender Risikofaktor. Dass stark übergewichtige Frauen gefährdet sind, hängt wahrscheinlich mit deren erhöhtem Östrogenspiegel im Blut zusammen. Eine östrogenhaltige Hormonersatztherapie nach den Wechseljahren gilt als Risikofaktor. Bei körperlicher Inaktivität und Übergewicht steigt die Sexualhormonkonzentration im Blut und damit auch die Krebsgefahr. Bei körperlicher Aktivität sinkt der Östrogenspiegel und damit auch das Erkrankungsrisiko.

Alkohol ist besonders nach den Wechseljahren ein Risikofaktor. Vorher kommt es eher zu gutartigen Gewebeveränderungen. In welcher Form Alkohol konsumiert wird – ob Bier, Wein oder Höher prozentige Alkoholika –, spielt keine Rolle. Entscheidend ist der Alkoholgehalt. Schon wenige Gramm Alkohol können - zusammen mit anderen Einflüssen – das Krebs-Erkrankungsrisiko erhöhen. Bei 50 Gramm Alkohol pro Tag steigt das Risiko um 50 Prozent - im Vergleich zu völlig abstinenten Frauen (Delbrück 2012, Delbrück 2021).

Hypothesen für die Krebsförderung bei Bewegungsarmut

- Körperliche Inaktivität ist ein Krebspromotor und kein mutagen wirkendes Kanzerogen (Schmidt et al 2008, Steindorf et al 2011).

- Man geht davon aus, dass bei Bewegungsarmut der Übergang von Krebsvorstufen zu invasiven Karzinomen gefördert wird.

- Diskutiert wird, dass bei Inaktivität Onkogene (silent genes) aktiviert und/oder Reparaturgene inaktiviert werden.

- Bewegungsmangel fördert Körperfett, das - besonders im Alter - Östrogen produziert (Friedenreich et al 2010).

- Östrogene wirken wachstumssteigernd auf die Brustdrüse und die Gebärmutterschleimhaut.

- Bewegungsmangel und Übergewicht gehen häufig mit einer Insulinresistenz einher, die zu einem erhöhten Insulinspiegel im Blut führt. Zwischen Insulin und dem Fettstoffwechsel bzw. dem Östrogenspiegel bestehen Wechselwirkungen, die auf die Krebsentwicklung einen Einfluss haben (Kabat et al 2009).

- Bewegungsmangel schafft im Brustgewebe möglicherweise einen günstigeren Nährboden für die Invasion von Krebszellen.

Vorbeugung durch Bewegung und Sport

Seitdem Frisch und Mitarbeiter 1985 erstmalig von selteneren Brustkrebserkrankungen bei ehemaligen sportlich aktiven College-Absolventen berichteten, befassen sich viele epidemiologische Studien mit der Frage eines möglichen Zusammenhangs von körperlicher Aktivität und Brustkrebs. Sie alle bestätigten die Beobachtungen von Frisch, dass bei Bewegungsarmut häufiger Karzinome drohen, die darüber hinaus auch aggressiver sind.

Körperliche Aktivität ist ein Schutzfaktor, der die Aggressivität von Krebsgenen und Krebszellen hemmt. Frauen, die sich ihr Leben lang körperlich betätigt haben, können im Falle einer Erkrankung mit einer besseren Prognose, weniger Nebenwirkungen und auch einem geringeren Wiedererkrankungsrisiko rechnen (Cannioto 22021, Holmes et al 2005, Schmid und Leitzmann 2014). Die relative Risikoreduzierung soll 20 bis 30 Prozent betragen, wobei der Schutzeffekt nach den Wechseljahren und bei Hormonrezeptor-positiven Tumorzellen eindeutiger ist als zuvor. Schlanke Frauen (nach den Wechseljahren) profitieren mehr als Korpulente. Geringer ist die Schutzwirkung bei Hormonrezeptor-negativen Tumorzellen. Übereinstimmend vertreten nahezu alle Experten die Auffassung, dass sich regelmäßige körperliche Aktivität (also nicht nur Sport) zur Vorbeugung eignen. Ausdauersportarten sind besonders günstig, allerdings nicht Hochleistungssport.

Regelmäßige körperliche Aktivität hat wahrscheinlich auch bei BRCA1/2-Mutationsträgerinnen eine Schutzwirkung (Kiechle und Grimm 2020). Wang et al. wiesen im Tierversuch eine erhöhte BRCA1-mRNA-Expression bei körperlicher Aktivität nach (Wang et al 2009).

Kommentar und Empfehlungen zur körperlichen Aktivität: Zur Krebsprävention empfiehlt die WHO (Frauen in der Altersgruppe von 18 bis 64 Jahren) täglich eine dreißig bis sechzig minütige, moderate bis intensive körperliche Aktivität. In der Regel sollten es aerobe Ausdauerbelastungen sein (Grøntved et al 2012). Freizeitsport wird besonders positiv beurteilt (Cunninghams et al 2009, Monninkhof et al 2007). Meistens werden Ausdaueraktivitäten im Freien (wegen der erhöhten Vitamin-D-Aufnahme) empfohlen. Ein leistungsorientierter Sport sowie eine Überbelastung, die zu einer langen Erschöpfung führen, sind kontraproduktiv.

Bewegungsmangel in der Jugend und im frühen Erwachsenenalter erhöht das spätere Brustkrebsrisiko, weswegen bereits frühzeitig auf einen gesunden Lebensstil geachtet werden sollte.

Widersprüchliche Analysen und Empfehlungen früherer Studien lassen sich damit erklären, dass bei ihnen nicht die unterschiedlichen Auswirkungen körperlicher Aktivität vor und nach den Wechseljahren, nicht die Besonderheiten familiär bedingter Brustkrebserkrankungen, der Hormonrezeptor-Status und die CIS-Karzinome berücksichtigt worden sind.

Angehörige und Freunde raten Krebspatientinnen, die unter Abgeschlagenheit und chronische Erschöpfung (Fatigue) leiden, oft zur Ruhe und Schonung. Sie meinen, dass körperliche Belastungen dem „geschwächten Organismus" schade. Sie verkennen dabei, dass hierdurch ein Teufelskreis entstehen kann: Der Bewegungsmangel führt zu einem Muskelabbau und die Leistungsfähigkeit nimmt ab – alles wird immer noch anstrengender, man traut sich nichts mehr zu, die Stimmung sinkt. Wer körperlich aktiv ist, entgeht diesem Kreislauf.

Hypothesen und Kommentare zur Krebshemmung bei körperlicher Aktivität

- So lange es nur Beobachtungs- und keine randomisierten Interventionsstudien gibt, wird man die Frage nicht beantworten können, ob Frauen gesünder und weniger krebsgefährdet sind, weil sie Sport treiben, oder ob es die Gesunden sind, die sich sportlich betätigen. Diskutiert wird auch, ob nicht die Bewegung als solche, sondern die insgesamt gesündere Lebensführung sportlich aktiver Menschen schützend wirkt (Lampert 2010).

- Bei körperlicher Aktivität kommt es zu einem höheren Kalorienverbrauch und seltener zu dem Krebsrisikofaktor Übergewicht.

- Sportlerinnen haben häufiger einen niedrigeren Östrogenspiegel. Anovulatorische Zyklen (Zyklen ohne Eisprung) sind bei ihnen häufiger.

- Der Übergang von Krebsvorstufen zu invasiven Karzinomen wird gehemmt (Schmidt et al 2008, Steindorf 2011).

- Krebsförderndes Fett wird abgebaut.

- Körperliche Aktivität beeinflusst die Genexpression in Tumoren (Ligibel et al 2019)

- „Schlafende" Reparaturgene werden aktiviert.

- Bei Aktivitäten im Freien kommt es zu einer erhöhten Aufnahme von Vitamin-D.

- Es kommt zu einer Reduzierung der Wachstumsfaktoren Insulin-, IGF-1- sowie des IGFBP-3 Spiegels (Irwin et al 2009), da die Insulinempfindlichkeit steigt und die Insulinresistenz sinkt (Behrens et al 2018).

- Es finden Auswirkungen auf das Immunsystem statt (Siegmund-Schultze 2009, Groh et al 2012). Entzündungsfaktoren vermindern sich.

- Krebshemmende Zytokine (Myokine) werden von der aktivierten Muskulatur in die Blutbahn abgegeben.

Die Wirkung von körperlicher Aktivität während der Therapie

Positive Effekte einer - die Krebstherapie begleitenden - Bewegungstherapie wurden in mehreren multizentrischen Studien beschrieben (Marie Studie). Sportlich aktive Frauen mit hormonempfindlichen Tumoren profitieren in besonderem Maße (SWOG clinical trial (S0221). Die Erkrankung verläuft bei ihnen zumindest nebenwirkungsärmer. Auch leiden sie weniger unter Depressionen und Ängsten sowie Schlaflosigkeit (Steindorf et al 2017).

Kommentar und Empfehlungen: *Grundsätzlich gilt für körperlich fitte Krebspatienten unter einer milden ambulante Chemo- und/oder Hormontherapie und/oder Bestrahlung* *die gleiche Dosisempfehlung wie in der Prävention, nämlich ein wöchentlich, 150-minütiges, mäßig anstrengendes Ausdauertraining. Bei einer aggressiveren Therapie und/oder bei schlechtem Gesundheitszustand wird mildes Krafttraining empfohlen.*

Die Wirkung von körperlicher Aktivität in der Nachsorge und Rehabilitation

Kurative Nachsorgemaßnahmen

Mehrere größere, prospektive Beobachtungsstudien deuten darauf hin, dass körperliche Aktivität Tumorpatienten vor der Entwicklung eines Rezidivs schützt, so z. B. die Daten der Nurses' Health Study. Holmes et al (2005) haben in einer prospektiven Kohortenstudie bei 2987 Brustkrebspatientinnen festgestellt, dass es im Falle einer wöchentlichen, körperlichen Aktivität von 9 bis 14 MET-Stunden, anders als bei inaktiven Frauen (< 3 MET-Stunden pro Woche), zu einer Halbierung des Sterblichkeitsrisikos kommt (Holmes et al 2005, Lee et al 2018). Circa eine Stunde schnelles Gehen pro Woche reduzierte in der Studie das Rezidivrisiko um 20 Prozent; bei zwei bis drei Stunden wöchentlich soll die Risikoreduktion 40 und bei mehr als drei Stunden sogar 50 Prozent betragen. Signifikante Überlebensvorteilen haben vor allem ältere Frauen mit Hormonrezeptor positiven Tumoren (Steindorf et al 2011, Holmes et al (2005), Boing et al 2020). Zu einer Risikoreduktion kommt es auch bei jungen Hochrisiko-BRCA1/2 Mutationsträgerinnen (Lammert et al 2018 und Kiechle et al 2020).

Rehabilitative Maßnahmen

Neben allgemein roborierenden Maßnahmen und pychosozialen Hilfen wird in der onkologischen Rehabilitation (Anschluss-Heilbehandlung) großer Wert auf Bewegung und Sport gelegt.

Bewegung und Krafttraining sollen das Sturz- und Frakturrisiko reduzieren, das nach bestimmten Hormon-(Entzugs)-Therapien erhöht ist. Schwimmen, Aqua Jogging, Aqua Fitness oder Aqua Cycling zählen zu den beliebtesten Aktivitäten in der Brustkrebsrehabilitation. Sie entlasten die Gelenke und entspannen die Muskulatur. Außerdem aktivieren sie den Kreislauf. Einem Lymphödem wird vorgebeugt und bestehende Lymphödeme schwellen ab, da der hydrostatische Druck des Wassers eine Kompression auf das Gewebe ausübt

Manche operierte Brustkrebspatientinnen trauen sich nach einer Brustamputation oft nicht zu, in der Öffentlichkeit zu schwimmen, obwohl ihnen Schwimmen sehr gut tut. Für sie gibt es Spezialbadeanzüge, die eine Brustprothese enthalten. Einige von ihnen passen sich sogar unebenen Narbengebieten an. Für „einen Spezialbadeanzug mit Prothesentasche" zahlt die Krankenkasse zumindest einen Zuschuss. Eine gute Beratung in einem spezialisierten Sanitätsgeschäft lohnt sich.

Kommentar zur Relevanz der Krebsvorsorge-Früherkennung: Selbstuntersuchungen sind nicht unumstritten. Falsch positive und Falsch negative Befunde sind bei ihnen eher die Regel als die Ausnahme: Sie verursachen unnötige Untersuchungen und Ängste. Regelmäßige Mammographien (Mammographie Screening) sind eindeutig aussagekräftiger. Doch auch sie sind nicht unumstritten. Sicher ist, dass der Nutzen des Mammographie-Screenings allgemein überschätzt wird. Vorteile sind nicht bei allen Altersstufen erkennbar. Es müssen extrem viele Frauen untersucht werden, damit man letztendlich ein Frauenleben durch das Screening rettet. Die Mammographie-Diagnostik beruht allein auf dem Kalkgehalt des Gewebes. Vor dem 40. Lebensjahr überwiegen die gesundheitlichen Nachteile, weswegen man auf sie als Screening-Maßnahme verzichten sollte. In diesem Lebensabschnitt sollte eine Sonographie zur Früherkennung durchgeführt werden. Sie ist bei einer dichten Brust wesentlich aussagekräftiger und hat keine strahlenbedingten Nebenwirkungen. Dichtes Brustgewebe erschwert die mammographische Krebserkennung.

Zwischen dem 40. und 50. Lebensjahr ist der Nutzen von Routine- Mammographien zwar nicht eindeutig. Sie werden aber häufig empfohlen. Die europäischen Leitlinien sehen ab dem 45. Lebensjahr einen möglichen Nutzen und zwischen dem 50. und 75. Lebensjahr sogar einen eindeutigen Gewinn. Das Mammographie-Screening sollte in diesem Zeitraum und danach alle zwei Jahre durchgeführt werden – im Alter von 70 bis 74 Jahren dann alle drei Jahre. Sie bietet allerdings keine hundertprozentige Sicherheit, dass sich in den nächsten zwei Jahren kein Brustkrebs entwickelt (Intervallkarzinome). Genauer, d. h. empfindlicher und aussagekräftiger (sensitiver und spezifischer) als die Mammographie, ist die Kernspin-Untersuchung.

Es gibt Skeptiker, die grundsätzliche Zweifel am Nutzen des Brustkrebs-Screenings äußern und vorschlagen, Screening-Untersuchungen abzubrechen, da sie die Brustkrebssterblichkeit nicht verringern. Der Rückgang der Brustkrebssterblichkeit sei nicht dem Screening, sondern dem verstärkten Einsatz adjuvanter Therapien (zusätzliche Sicherheitstherapie) zu verdanken, sagen sie (Burton et al 2020).

Mädchen, die wegen eines angeborenen Herzfehlers häufig geröntgt wurden sowie Frauen, deren Brustkorb bestrahlt wurde sowie Frauen mit einer vererblichen Krebsdisposition (z.B. mutierte BRCA-Trägerinnen) sind Hochrisikopatientinnen. Bei ihnen sollten ab dem 25. Lebensjahr routinemäßig MRT-Untersuchungen vorgenommen werden.

Bei Verdacht auf eine angeborene und vererbliche Krebsveranlagung sollte eine genetische Beratung stattfinden. Polygene Tests ermöglichen personalisierte Risikobewertungen bei hohem Brustkrebsrisiko (Yanes et al 2020). Die Kenntnis eines BRCA1/2-Mutationsstatus vor einer Brustkrebs-Diagnose ist mit besseren Überlebenschancen assoziiert als eine Bekanntgabe des Trägerstatus erst nach der Krebsdiagnose (Hadar et al 2020). Allerdings führt die Kenntnis einer erblich bedingten, erhöhten Wahrscheinlichkeit, an Krebs zu erkranken, bei den betroffenen Personen zu besonderen Belastungen und zu Fragen, für deren Beantwortung der Arzt gute Kenntnisse und Erfahrungen haben und sich viel Zeit nehmen muss. Die Überlassung von Broschüren reicht nicht aus. Ausführlichere und aufwendige Gespräche sowie gute Kenntnisse sind notwendig. Die Einbeziehung einer fachkundigen Genetikberatung ist zu empfehlen. Die Mitgliedschaft der Betroffenen im BRCA-Netzwerk e.V. lohnt sich (www.brca-netzwerk.de).

Dank genomweiter Assoziationsstudien wurden in den letzten Jahren genetische Varianten in über 150 Genregionen identifiziert, die mit einem Risiko für Brustkrebs verbunden sind. In einer Studie wurde das Erbgut von 110.000 Brustkrebspatientinnen mit dem von rund 90.000 gesunden Kontrollpersonen verglichen, um zugrundeliegende Mechanismen zu identifizieren. Es wurden 191 Gene mit 352 Risikovarianten identifiziert, die an Brustkrebs beteiligt sind. Die große Anzahl der neu entdeckten Gene lässt vermuten, wie komplex Brustkrebs tatsächlich ist. Bei den krebsfördernden Genmutationen und Genvarianten handelt es sich im Übrigen nicht nur um angeborene, sondern auch im Laufe des Lebens erworbene potentielle Krebsgene.

Häufige Fragen von Betroffenen mit vererblichen Krebsgenen bzw. deren Angehörigen.

- Soll ich einen Gentest machen?

- Welche Früherkennungsuntersuchungen sollte ich durchführen lassen?

- Soll ich mich vorsorglich operieren lassen? Was passiert, wenn ich nichts tue?

- Welche Konsequenzen hat das Ergebnis des Gentests für mich und meine Angehörige?

- Wie sage ich es meinen Kindern?

- Was bedeutet die genetische Belastung für meine Partnerschaft?

- Was muss ich bei Versicherungen beachten?

Kriterien für eine Analyse der BRCA1- und BRCA2- Gene

- Mindestens drei Frauen in der Familie sind (waren) an Brustkrebs erkrankt.
- Mindestens zwei Frauen in der Familie haben (hatten) Brustkrebs (eine von ihnen vor dem 51. Geburtstag).
- Mindestens zwei Frauen in der Familie haben (hatten) Eierstockkrebs (unabhängig vom Alter).
- Mindestens eine Frau in der Familie ist (war) an Brust- und Eierstockkrebs erkrankt.
- mindestens eine Frau mit 50 Jahren oder jünger ist (war) an beidseitigem Brustkrebs erkrankt.
- Mindestens eine Frau in der Familie hat (hatte) Brustkrebs vor dem 36. Geburtstag.
- Mindestens eine Frau in der Familie hat (hatte) beidseitigen Brustkrebs (dabei liegt die erste Krebserkrankung vor dem 51. Geburtstag).
- Mindestens ein Mann in der Familie hat (hatte) Brustkrebs und eine Frau Brust- oder Eierstockkrebs (unabhängig vom Alter).
- Mindestens eine Frau in der Familie hat triple-negativen Brustkrebs vor dem 50. Lebensjahr.

Kommentar: *Eine genetische Untersuchung sollte angeboten werden, wenn eine mindestens 10 %-ige Mutationswahrscheinlichkeit vorliegt.*

Eierstockkrebs

Gesicherte, wahrscheinliche und vermutete Risiken für Eierstockkrebs (im Vergleich zur Normalbevölkerung). (X) = vermutet, X = wahrscheinlich erhöht, XX = doppelt so hoch, XXX = mehr als doppelt so hoch, XXXX = sehr hoch

- Hormon-Ersatztherapie nach den Wechseljahren — X
- Hormonelle Stimulationstherapie bei Infertilität (ART) — (X)
- An Eierstockkrebs erkrankte Verwandte ersten Grades — X
- Lynch Syndrom — XX
- Li-Fraumeni-Syndrom — XX
- BRCA 1-Mutation — XXXX
- BRCA 2-Mutation — XXXX
- RAD51C- und RAD51D-Mutationen — XXX
- BRIP1-Mutation — XXX
- BARD1 und PALB2 — XXX
- Gleichzeitige oder vorhergehende Brustkrebserkrankung — XX
- Diabetes-Typ-II — XX
- Borderline-Tumore der Eierstöcke — XX
- Starkes Übergewicht — X
- Deutliche Gewichtszunahme in der Jugend — (X)
- Hochgewachsen — (X)
- Kinderlosigkeit — X
- An Brust- oder Darmkrebs erkrankt — XX
- Frühe Periode, später Eintritt der Wechseljahre — X
- Späte erste Schwangerschaft — (X)
- Ernährung, die reich an tierischen Fetten — (X)
- Endometriose — X
- polyzystische Ovarien — X
- keine oder nur sehr kurze Stilldauer — X
- frühere Bestrahlung im Beckenbereich — XX

• Tabakabusus	X
• starker Alkoholkonsum nach den Wechseljahren	X
• Bewegungsmangel	(X)
• Europäische Abstammung	(X)
• Asbest	X
• Talkum	(X)

Etwa eine von 75 Frauen erkrankt im Laufe ihres Lebens an einem Eierstockkrebs. Ihr mittleres Erkrankungsalter liegt bei etwa 68 Jahren.

Hinter dem Begriff „Ovarialkarzinom" verbirgt sich eine heterogene Krebserkrankung mit unterschiedlichen Gewebetypen und Besonderheiten. Man unterscheidet mehrere Krankheitsformen. Epitheliale Tumoren (seröse Ovarialkarzinome) sind mit etwa 70 % am häufigsten. Sie sind bösartiger als Stromatumoren und Keimzelltumoren.

Relativ häufig sind – ähnlich wie beim Brustkrebs - BRCA1/2-Mutationen die (Mit)ursache für die Krebserkrankung. Trägerinnen dieser mutierten Gene (Reparaturgene) erkranken im Laufe ihres Lebens mit 10 bis 60 prozentiger Wahrscheinlichkeit an einem Eierstockkrebs. Einige Experten schätzen, dass jede vierte Eierstockkrebspatientin mutierte BRCA1/2 Gene hat (Ataseven et al. 2020). Eine BRCA1-Genmutation wird mit einer statistischen Wahrscheinlichkeit von 50 Prozent an die Nachkommen weitergegeben. Sie ist gefährlicher als eine BRCA2-Gen-Mutation. Neben den BRCA-Gen-Mutationen gibt es weitere Risikogene (z. B. RAD5IC, BRIP1, MSH6), die aber viel seltener sind. Bei ihnen bedarf es zusätzlicher Einflüsse, um aktiviert zu werden. Körperliche Inaktivität und Übergewicht gehören zu diesen krebsfördernden Einflüssen.

Der gelegentlich geäußerte Verdacht eines höheren Erkrankungsrisikos nach künstlicher Befruchtung (ART) hat sich in Vergleichsstudien mit unbehandelten kinderlosen Frauen nicht bestätigt. Die Nulliparität, nicht das ART-, ist der Grund für das erhöhte Krebsrisiko.

Stillen senkt vermutlich das Erkrankungsrisiko (Babic et al 2020). Ob auch Trägerinnen mit Risikogenen davon profitieren, ist noch unklar. Frauen, die nie schwanger waren - also mehr Eisprünge in ihrem Leben hatten – haben ein erhöhtes Erkrankungsrisiko. Der Wirkmechanismus ähnelt wahrscheinlich dem bei Brustkrebserkrankungen. Orale

Kontrazeptiva (die Pille) führen zu einer dauerhaften Schutzwirkung. Je länger sie eingenommen wurden, umso stärker ist der Nutzen.

Bei einer BRCA1/2-Mutation ist die beidseitige Entfernung der Eierstöcke und Eileiter die derzeitig (2021) einzig weitgehend sichere Maßnahme zur Krebsvermeidung. Auch bei anderen Hochrisikogenen wie z. B. RAD51C wird zu einer vorbeugenden Operation geraten.

Vorläufige Erkenntnisse aus einer deutschlandweiten prospektiv randomisierten Lebensstil-Intervention-Studie bei BRCA-Mutationsträgerinnen (Libre-Studie) deuten auf ein geringeres Erkrankungsrisiko bei körperlich aktiven Frauen hin (Kiechle und Grimm 2016, 2020). Auch die Langzeitstudie „Motorik Modul 2019" weist auf die Bedeutung von Bewegung und Sport als Schutzfaktor hin. Kommt es trotz körperlicher Aktivität zu einer Erkrankung, so soll diese weniger aggressiv verlaufen (Zhou et al 2014).

Kommentar und Empfehlungen zur Vorbeugung: Je geringer die Anzahl der Eisprünge im Leben einer Frau, desto geringer ist ihr Erkrankungsrisiko. Die Einnahme der Antibabypille, mehrere Schwangerschaften und Stillen reduzieren daher das Erkrankungsrisiko. Je länger die Empfängnisverhütung durchgeführt wird, umso größer ist der Schutzeffekt. Demgegenüber haben Frauen, die nie schwanger gewesen sind (also mehr Eisprünge in ihrem Leben hatten) ein erhöhtes Erkrankungsrisiko. Einige Studien berichten auch über eine Schutzwirkung der Spirale (Intrauterinpessar).

Bei Kindern von BRCA1/2- und RAD51-Trägerinnen empfehlen einige Ärzte eine genetische Untersuchung vornehmen zu lassen, andere befürworten eine solche nur bei bestimmten Kriterien. Eine genetische Beratung und/oder Testung ist gemäß den Kriterien des Deutschen Konsortiums für Familiären Brust- und Eierstockkrebs möglich, wenn die Mutationswahrscheinlichkeit > 10 % ist.

Einige Zentren empfehlen Untersuchungen auf BRCA1/2 Gene aus dem Biopsiegewebe von entnommenem Eierstockkrebsgewebe, da dies Auswirkungen auf die Art der eventuell nachfolgenden Chemotherapie hat. Trägerinnen von mutierten BRCA1/2 sollen auf bestimmte Zytostatika anders ansprechen.

Umfassende, individuelle und strukturierte Beratungen erhalten BRCA-Trägerinnen in den Zentren für Familiären Brust- und Eierstockkrebs, die im Deutschen Konsortium für Familiären Brust- und Eierstockkrebs organisiert sind (www.brca-netzwerk.de). Um die Wahrscheinlichkeit auf ein positives Testergebnis besser abzuschätzen und eine Gentestung gezielt zu empfehlen, hat das Deutsche Konsortium für Familiären Brust- und Eierstockkrebs eine Checkliste entwickelt. Darin werden neben der patienteneigenen Krebsanamnese auch Fälle von Brust- oder Eierstockkrebs bei

Geschwistern und Familienmitgliedern der väterlichen und mütterlichen Linie abgefragt.

Kriterien für die Bestimmung der BRCA1 und BRCA2- Gene (ein Kriterium sollte erfüllt sein)

- Mindestens drei Frauen mit Brustkrebs in der Familie, unabhängig vom Alter.

- Mindestens zwei Frauen mit Brustkrebs in der Familie, davon eine jünger als 50 Jahre.

- Mindestens eine Frau mit Brustkrebs in der Familie vor dem 36. Geburtstag.

- Mindestens eine Frau jünger als 50 Jahre in der Familie mit beidseitigem Brustkrebs.

- Mindestens eine Frau mit Brustkrebs und eine Frau mit Eierstockkrebs oder eine Frau mit Brust- und Eierstockkrebs in der Familie.

- Mindestens zwei Frauen mit Eierstockkrebs in der Familie.

- Ein an Brustkrebs erkrankter Mann sowie zusätzlich eine weitere Person mit Brust- oder Eierstockkrebs in der Familie.

Kommentar zur Relevanz der Krebsvorsorge-Früherkennung: *Beinahe 60% der Eierstockkrebserkrankungen werden erst in fortgeschrittenen Stadien erkannt. Die Heilungschancen sind dann schlecht. Eine frühere Diagnose ist deswegen sehr wichtig, verspricht sie doch Vorteile für eine Heilung. Leider sind die derzeitigen Früherkennungsmaßnahmen wenig empfindlich. In keiner der bisherigen Beobachtungsstudien ließen sich Vorteile der gängigen Untersuchungen feststellen. Im Gegenteil, die durchgeführten vaginalen Ultraschalluntersuchungen und Bestimmungen des Tumormarkers 12-5 führten häufig zu falsch positiven Befunden, unnötigen Ängsten und überflüssigen Operationen mit dem Risiko von Nebenwirkungen (IQWIG 2019, Wegwarth et al 2018). Bei rund einem Drittel der Verdachtsfälle soll aufgrund der falsch positiven Befunde ein Fehlalarm mit unnötiger Entfernung der Eierstöcke ausgelöst worden sein.*

Gebärmutterhalskrebs (Zervixkarzinom)

Erkrankungsrisiken für Gebärmutterhalskrebs (x) = vermutet, aber nicht untersucht, x = wahrscheinlich erhöht, xx=doppelt so hoch, xxx = mehr als doppelt so hoch, xxxx = sehr hohes Risiko)

• Infektion mit humanen Papillomaviren (HPV)	(XXXX)
• früher Beginn der sexuellen Aktivität	(XXX)
• häufig wechselnde Sexualpartner	(XXXX)
• mangelhafte Genital- und Sexualhygiene des Partners	(XXX)
• Rauchen	(XX)
• Geschwächtes Immunsystem	(XX)
• Gleichzeitige, sexuell übertragbare Krankheiten wie z. B. HIV-, Herpes-Simplex- oder Chlamydien-Infektion der Genitalschleimhaut	X
• Langzeiteinnahme von oralen Kontrazeptiva („Pille")	(X?)
• niedriger sozioökonomischer Status	(XX)
• Bewegungsarmut	(x)
• Alkoholkonsum	(x)

Übergewicht und Bewegungsarmut zählen nicht zu den Erkrankungsrisiken, gelten aber als prognostisch ungünstig, weil erfahrungsgemäß stark adipöse Frauen – wahrscheinlich aus Scham – seltener die Möglichkeit der Krebsvorsorge-Früherkennungs-Untersuchungen nutzen. Der Krebs wird deswegen zu spät behandelt (Clark et al 2017).

Gebärmutterhalskrebs entwickelt sich fast immer als seltene Spätfolge einer Ansteckung mit bestimmten HP-Viren. Rauchen, genitale Infektionen, eine geschwächte Immunabwehr, AIDS, mangelhafte Sexualhygiene, Bewegungsarmut machen den Muttermund für eine HPV-Infektion anfälliger.

Bessere Sexualhygiene (auch des männlichen Geschlechtspartners), Kondomschutz, weniger Partnerwechsel, Früherkennungs-Untersuchungen, vor allem aber die Impfung gegen HPV zählen zu den wichtigsten Vorbeuge-Maßnahmen. Werden Mädchen vor dem 17. Lebensjahr geimpft, sind sie weitgehend geschützt. Das Risiko ist um 88 Prozent niedriger als bei nicht geimpften Altersgenossinnen. Da der männliche Geschlechtspartner Hauptüberträger der Papilloma-Viren ist, reduziert eine HPV-Impfung beim ihm auch die Erkrankungsgefahr der Partnerin. Bei Jungen empfiehlt man die Impfung idealerweise zwischen dem 9. und 14. Lebensjahr.

Während bei der PAP-Krebsvorsorge-Früherkennungs-Untersuchung nach Krebsvorstufen gesucht und diese gegebenenfalls entfernt werden, schützt die HPV-Impfung bereits vorher, indem sie die Infektion als Ursache der Krebsvorstufen verhindert. Der HPV-Impfstoff schützt vor sieben HPV-Typen, die zusammen für etwa 90 % aller Erkrankungen verantwortlich sind. Die Risikoreduzierung ist am sichersten, wenn die Impfung vor dem ersten Kontakt mit HP-Viren beim Sex erfolgt.

Kommentar und Empfehlungen zur Vorbeugung: *Männer profitieren insofern selber auch von der HPV-Impfung, da sie hierdurch auch vor Krebs am Penis, am After und im Mund-Rachen-Raum schützt. Die Ständige Impfkommission am Robert-Koch-Institut empfiehlt die HPV-Impfung daher seit 2018 auch bei Jungen. Die Kosten werden von den Krankenkassen übernommen.*

Dort, wo HPV- Impfungen durchgeführt werden, hat die Häufigkeit von HPV-Infektionen und Gebärmutterhalskrebs signifikant abgenommen. In den USA soll die Anzahl der Krebsneuerkrankungen in der Mundhöhle und Rachen bereits die Anzahl der Gebärmutterhalskrebs-Erkrankungen überstiegen haben (Center for Disease Control and Prevention (Trends in Human Papillomavirus – Associated Cancers – United States, 1999-2015).

Kommentar zur Relevanz der Krebsvorsorge-Früherkennung: *Frauen zwischen dem 20. und 34. Lebensjahr haben einmal im Jahr Anspruch auf einen PAP-Test. Ab dem 35. Lebensjahr besteht ein Anspruch alle drei Jahre auf ein kombiniertes Screening aus PAP- und HPV-Test.*

Werden die Empfehlungen der Ständigen Impfkommission (STIKO) zur HPV-Impfung bei allen Mädchen und Jungen konsequent befolgt, so besteht die Chance, dass diese – ehemals häufigste – Krebserkrankung zukünftig eine Seltenheit sein wird. In Australien glaubt man sogar, im Falle einer Impfrate von über 80 %, die klassischen gynäkologischen Vorsorge-Früherkennungs-Untersuchungen mittelfristig beträchtlich reduzieren zu können. Die WHO behauptet, der Gebärmutterhalskrebs könne mittels einer Durchimpfungsrate von mehr als 90 %, in Kombination mit Screening-Untersuchungen, langfristig völlig ausgerottet werden.

Gebärmutterkrebs (Endometriumkarzinom)

Risikofaktoren, die die Entstehung von Gebärmutterkörperkrebs begünstigen (X) = vermutet, X= wahrscheinliches Risiko, XX= mittleres Risiko, XXX= hohes Risiko,)

• Starkes Übergewicht	XXX
• Alleinige Östrogentherapie, abhängig von der Expositionszeit	XXX
• Einnahme von Tibolon oder Tamoxifen	XXX
• Kinderlosigkeit, Infertilität	X
• Frühe erste Regelblutung (Menarche)	XX
• Späte letzte Regelblutung	XX
• Positive Familienanamnese	X
• Lynch Syndrom Typ 2 (HNPCC)	XXX
• Cowden Syndrom	XXX
• Metabolisches Syndrom, Bluthochdruck, Typ-2-Diabetes	XX
• Typ-2-Diabetes	XX
• Polyzystische Eierstöcke (PCO-Syndrom)	XX
• Vorangegangene Strahlenbehandlung im Becken	XX
• Bewegungsmangel	XXX
• Künstliche Befruchtung (in vitro Fertilisation)	(X)

Laut dem Robert Koch Institut erkrankt eine von 50 Frauen in ihrem Leben an einem Gebärmutterkrebs. Ca. 20 Prozent erkranken vor den Wechseljahren.

Vieles deutet auf einen negativen Einfluss der Östrogene bzw. Aromatasen bei der Entstehung hin. Ein höheres Risiko unter einer Östrogentherapie (ohne Gestagenschutz) ist eindeutig (Tempfer, C 2017). Der Körper bildet Östrogene nach den Wechseljahren hauptsächlich im Fettgewebe. Deshalb steigt das Krebsrisiko besonders für Frauen mit Übergewicht: Je übergewichtiger sie sind, desto höher ist ihr Risiko. Der vornehmlich beim Brustkrebs eingesetzte Wirkstoff Tamoxifen hemmt im Brustgewebe zwar den

Wachstumsreiz des Östrogens, wirkt hingegen in der Gebärmutterschleimhaut wie ein Östrogen und fördert deswegen dort das Krebswachstum. Wenn etwa 89 Brustkrebspatientinnen 10 Jahre lang Tamoxifen einnehmen, tritt bei einer von ihnen Gebärmutterkörperkrebs auf.

Einige Karzinome (ca. 5 %) treten vor dem 55. Lebensjahr auf. Sie gehen häufig auf eine erbliche Veranlagung zurück. Ursache sind in erster Linie Keimbahnmutationen, zumeist ein Lynch – Syndrom, wesentlich seltener ein Cowden-Syndrom. Das Erkrankungsrisiko bei Trägerinnen des Lynch – Syndrom-Gens ist relativ hoch (ca. 40 - 60 %). Prophylaktisch wird bei ihnen die operative Entfernung des Uterus und der Eileiter (nach Abschluss der Familienplanung) empfohlen.

Je körperlich aktiver Frauen sind, desto niedriger ist ihr Erkrankungs - und - im Falle einer Erkrankung – das Wiedererkrankungs-Risiko (Curt et al 2007, Moore et al 2010, Behrens 2018, Baskaran et al 2014). Angeblich soll das Erkrankungsrisiko durch ausdauernde körperliche Aktivität um etwa ein Drittel sinken. Unklar ist allerdings, ob hierfür die körperliche Aktivität selber oder die Gewichtabnahme die entscheidenden Ursachen sind (Patel et al 2008, Kohler et al 2011). Einiges spricht für die körperliche Aktivität. Es gibt nämlich Beobachtungen, nach denen übergewichtige, aber bewegungsaktive Frauen ein um etwa 23 % niedrigeres Erkrankungsrisiko haben.

Nach den Wechseljahren sollen die positiven Auswirkungen von körperlicher Aktivität und Bewegung größer sein als vorher (RR = 0.68 – 0.92). Der Grund ist, dass nach den Wechseljahren vermehrt Östrogen im Fettgewebe produziert wird, das bei körperlicher Aktivität verbrannt wird. Außerdem wird die Muskulatur sensitiver für Insulin, so dass der Insulinspiegel im Blut sinkt (Metthew et al 2010, Moore et al 2016, Holland et al 2016, World cancer research fund international 2016).

Orale Kontrazeptiva haben eine dauerhafte Schutzwirkung. Je länger sie eingenommen wurden, desto größer der Schutz.

Angesichts des eindeutigen Zusammenhangs zwischen einer Östrogenmonotherapie (d. h. ohne Gestagene) und der Karzinomentwicklung wird von einer solchen Therapie bei intakter Uterusschleimhaut abgeraten. Stattdessen werden kombinierte Östrogen/Gestagen-Präparate empfohlen. Die Art und die Anwendungsdauer des Gestagens sollen von Bedeutung sein (Tempfer 2027).

Auf einen Zusammenhang des Erkrankungsrisikos und dem Alter der Menarche und der Menopause sowie dem Alter bei der Geburt des letzten Kindes wird in mehreren Beobachtungsstudien hingewiesen.

Statistisch erkranken Raucherinnen seltener. Wahrscheinlich ist die gewichtsreduzierende Wirkung von Nikotin der Grund.

Schutzfaktoren gegen Gebärmutterkrebs

- Gewichtsabnahme bei Übergewicht

- Körperliche Aktivität

- Späte erste Regelblutung

- Rauchen

- IUP (sowohl LNG als auch Kupfer)

- Hormonelle Antikonzeption (die Pille)

Kommentar und Empfehlungen zur Vorbeugung: *Die Reduzierung des Östrogen- und des Insulinspiegels könnten der Grund für den Schutzeffekt von körperlicher Aktivität sein. Man weiß, dass körperliche/sportliche Aktivität den Östradiolspiegel senkt, Entzündungsfaktoren reduziert werden und sich der Geschlechtshormone bindende Globulinspiegel im Blut erhöht. Außerdem kommt es bei körperlichen Belastungen zu positiven Auswirkungen auf eine Insulinresistenz.*

Versagen die klassischen Methoden zur Gewichtsabnahme, sollte man auch eine bariatrische Intervention in Erwägung ziehen (Anreden et al 2017, Delbrück 2020). Erfolgreich Operierte haben ein geringeres Erkrankungsrisiko, nicht zuletzt auch aufgrund ihrer größeren Bewegungsfreude.

Die Mehrzahl der Frauen ist sich nicht der typischen Risikofaktoren für Gebärmutterkrebs bewusst. Hierzu trägt auch der Umstand bei, dass die Problematik offenbar selten von Gynäkologen und Hausärzten angesprochen wird. Dies, obwohl mehr als die Hälfte der Erkrankungen bei Beachtung der Schutzfaktoren vermeidbar sind.

Kommentar zur Relevanz der Krebsvorsorge-Früherkennung: *Für Gebärmutterkrebs gibt es keine speziellen "gesetzliche Krebsvorsorge-Früherkennungs-Untersuchungen". Der Abstrich hat keinerlei Relevanz. Ultraschall-Untersuchungen (Transvaginaler Ultraschall) geben lediglich unspezifische Hinweise auf eine unregelmäßig aufgebaute Gebärmutterschleimhaut, nicht aber auf Krebs.*

Schamlippenkrebs (Vulvakrebs)

Zu den Risikofaktoren zählen Humane Papilloma-Virus-Infektionen (HPV) und chronisch entzündliche Hauterkrankungen im Genitalbereich. Ein Zusammenhang mit körperlicher Aktivität ist nicht bekannt.

Lungenkrebs

Risiken für Lungenkrebs (im Vergleich zur Normalbevölkerung): (x) = vermutet, X = wahrscheinlich erhöht, xx = doppelt so hoch, xxx = mehr als doppelt so hoch, xxxx = sehr hohes Risiko.

• Lungenkrebs erkrankter Verwandter ersten Grades < 50 Jahre	X
• Lungenkrebs erkrankte eineiige Zwillingsgeschwister	XX
• An Lungenkrebs erkrankter Verwandter ersten Grades, der raucht	XXX
• lebenslanger Tabakabusus. (Frauen sind stärker gefährdet)	XXXX
• Exraucher:	XXX
• Tabakkonsum (Pfeife):	XX
• Tabakkonsum (Zigarre):	XX
• Tabakabusus (Wasserpfeife):	XXXX
• E-Zigaretten:	(X)
• Alkoholkonsum (Männer) > 50 g täglich	(X)
• Alkoholkonsum (Frauen) > 30 g täglich	(X)
• COPD/Emphysem/Chronische Bronchitis	XX
• Aids	XXX
• Lungenemphysem	XXX
• chronische Bronchitis	X
• Idiopathische Lungenfibrose	XXXX
• Multiple Sklerose:	(X)

- Ehemalige Tuberkulose: X
- Angeborener Herzfehler   XX
- Asbestexposition (weicher Asbest)   XXXX
- Silikose, silikotische Narben   XX
- Raucher bei Silikose   XX
- Raucher bei starker Radonexposition   XX
- Raucher und gleichzeitiger BRCA2-Genträger   XXX
- kein Rauchabzug in der Küche   X
- Übergewicht im jugendlichen Erwachsenenalter   XX
- Zentrales Bauchfett   XX
- Körperliche Inaktivität   XX
- Passivraucher   X
- Mehr als zehn Jahre Aufenthalt in stark verrauchten Arbeitsräumen   X
- Erhöhte Luftschadstoffkonzentrationen, Feinstaubbelastung   XX
- Dieselrußexposition   XX
- Radon belastete Wohnbereiche   XX
- Niedriger sozioökonomischer Status   X
- Hormonersatztherapie bei Frauen (nach den Wechseljahren)   X
- Beta-Carotin-Nahrungsergänzungsmittel (bei Rauchern)   XX
- Längere Einnahme von hoch dosiertem Vitamin –B12 und –B9   (X)

Erbanlage, Umwelteinflüsse und Lifestyle bestimmen weitgehend das Erkrankungsrisiko.

Allgemein geht man davon aus, dass die Vererbung zwar eine große Rolle spielt, dass die angeborenen Krebsgene aber erst bei zusätzlichen Genschäden und Krebspromotoren aktiv werden. Aktives und passives Rauchen, radioaktive Substanzen, krebserregende Substanzen am Arbeitsplatz und Lebensstilfaktoren, wie körperliche Inaktivität, zählen dazu. Jeder einzelne epigenetische Risikofaktor leistet in diesem Prozess einen mehr oder weniger bedeutsamen Beitrag.

Nicht nur das Spektrum der Lungenkrebstypen, sondern auch die Erkrankungsrisiken und die Lokalisation der Krebsherde haben sich in den letzten Jahren verändert. Die Anzahl der Raucher – einschließlich der Tabak-Kauer und Schnupfer – hat unter den Krebskranken abgenommen. Der „Raucherkrebs" überwiegt aber nach wie vor. Mehrere Inhaltsstoffe im Tabakrauch wirken sowohl krebsauslösend als auch krebsfördernd. Sie wirken mutagen, schädigen die Reparaturmechanismen und vermindern die Wirkung der Chemo- und Strahlentherapie.

Früher überwogen kleinzellige Karzinome und Plattenepithelkarzinome; in letzter Zeit ist es aber zu einer merklichen Häufigkeitszunahme von Adenokarzinomen gekommen. Sie überwiegen bei Frauen und Nichtrauchern, deren Anteil unter den Neuerkrankten zugenommen hat. Frauen neigen eher zu peripheren Adeno-Karzinomen, während bei Männern und bei Rauchern Plattenepithel- und kleinzellige Karzinome vorherrschen und überwiegend im Mittelfell (Mediastinum) lokalisiert sind. Bei Nichtrauchern besteht – im Vergleich zu Rauchern – eine erhöhte Prävalenz von ALK[a]- beziehungsweise EGFR[b]-Treibermutationen. ALK-Mutationen sind bei Nichtrauchern mit Adenokarzinomen häufiger. KRAS[c]-Mutationen sind bei Nichtrauchern und Rauchern mit Lungenkarzinom in etwa gleich häufig, wenn auch mit unterschiedlichen Mutationsmustern.

Sozioökonomisch schlechter Gestellte und Bildungsferne sind besonders gefährdet, was mit ihrem Rauchverhalten zusammenhängt. Sie rauchen mehr und bevorzugen filterlose Zigaretten mit hohem Teergehalt. Je niedriger der Bildungsstand, desto stärker ist der kanzerogen wirkende Teergehalt der von ihnen gerauchten Zigaretten.

Radon zählt - neben Tabakkonsum und Asbest - zu den Hauptursachen für Lungenkrebs. Die Konzentration von Radon in Wohnungen und Häusern hängt im Wesentlichen vom Radongehalt im Boden, den verwendeten Baumaterialien sowie dem Lüftungsverhalten ab. Die durch Radon verursachte Strahlenbelastung lässt sich durch Einhaltung der Bauvorschriften reduzieren. Bei Rauchern und Kindern mit angeborenen Herzfehlern (ebenfalls eine Risikogruppe) werden überproportional häufig Krebsvorstufen und Mikrokarzinome Jahre – ja, Jahrzehnte – vor Ausbruch der Krebserkrankung festgestellt. Dies bestätigt die schädliche Auswirkung der Strahlenbelastung - der häufigen Durchleuchtungen und Röntgenkontrollen - , aber auch die relativ lange Induktionszeit von Mikrokarzinomen bis zum klinischen Ausbruch der Krebskrankheit.

Zu den vermeidbaren Erkrankungsrisiken gehört auch die Schadstoff-/ Feinstaubbelastung. Unter den Luftschadstoffen gilt Dieselruß als besonders gefährlich. Gesichtsmasken schützen zwar etwas, bieten jedoch letztlich ein falsches Sicherheitsgefühl, da sie die in der Luft befindlichen, krebserregenden Feinstaub-Schadstoffe nur unwesentlich filtern.

Vier bis zehn Prozent aller Krebserkrankungen gehen auf die Exposition beruflicher Schadstoffe zurück (www.krebsdaten.de). Einige Berufsgruppen - wie z. B. Maler und Anstreicher – sind stärker gefährdet. Verdächtigt wird der Kontakt mit chemischen Substanzen (wie Arsen), bestimmten Lösungsmitteln, Pestiziden und Asbest. Feinstaub ist ein zunehmend diskutierter Risikofaktor.

Die COPD (Lungenemphysem mit gleichzeitig chronischer Bronchitis) ist ein starker Risikofaktor. Sie wird zwar häufig durch Rauchen (auch Passivrauchen) verursacht, kann sich aber auch unabhängig davon entwickeln; so z. B. durch einen angeborenen Alpha-1-Antitrypsinmangel oder durch Chemikalien und Schadstoffen (wie Feinstaub) infolge von Autoabgasen. Lungenkrebs entwickelt sich laut Statistik bei etwa 13 % der Patienten mit idiopathischer Lungenfibrose (IPF). Männer sind häufiger als Frauen betroffen. IPF ist eine der häufigsten Formen von interstitieller Lungenerkrankung.

Asbest kann einen Lungen- und Rippenfellkrebs (Mesotheliom) verursachen. Asbest wurde in der Vergangenheit häufig als Baumaterial, zum Brandschutz und zur Isolation verwendet. Es ist heute in Deutschland weitgehend verboten. Dennoch stellt die Asbestbelastung nach wie vor ein hohes Risiko dar, denn Asbest befindet sich häufig noch als Dämm- und Isolationsmaterial in älteren Gebäuden. Beim Abriss oder dem Umbau älterer Gebäude und der Entsorgung wird es freigesetzt. Die gleichzeitige Exposition von Zigarettenrauch und Asbest wirken nicht nur additiv, sondern potenzierend. Beide verursachen Genmutationen und sind starke Tumorpromotoren.

Verglichen mit den hier erwähnten Risiken ist Bewegungsmangel nur von geringer Bedeutung (Brenner und Mons 2018, Lee et al 1999). Dennoch ist das Erkrankungsrisiko bei körperlicher Inaktivität merklich höher als bei Sportlern. Auch sollen der Krankheitsverlauf negativ beeinflusst werden und die Gefahr einer Wiedererkrankung bei Inaktivität größer sein (Tardon et al 2005, Lakoski et al 2015). Der hierfür verantwortliche Wirkmechanismus ist unklar. Allgemein nimmt man an, dass Bewegungsarmut zu einer höheren Aggressivität der Krebsgene und Krebszellen führt. Möglich ist, dass das Lungengewebe bei Bewegungsarmut aufnahmefähiger für die Invasion von Krebszellen wird. Klinische Erfahrungen sprechen dafür, dass körperliche Inaktivität die Krebsverursachung anderer Schadstoffe erhöht.

Dass Rauchen schädlich und krebsfördernd ist, gehört inzwischen zu den Binsenweisheiten. Kaum ein Raucher negiert die schädlichen Auswirkungen. Die meisten Raucher haben mindestens auch schon einmal einen Versuch zur Abgewöhnung unternommen. Tatsache ist aber, dass von ihnen die Wenigsten überhaupt ein Jahr durchhalten, wenn sie den Abbruchversuch ohne Hilfe unternehmen. Gesichert ist, dass, wer das Rauchen aufgibt, sein Krebsrisiko signifikant senkt, auch wenn er nicht mehr das Risiko eines Nie-Rauchers erreicht. Um die Chancen eines langfristigen Rauchverzichts zu erhöhen, sind individuelle Empfehlungen notwendig. Hierzu gehört auch, die Ursachen des Tabakkonsums bei der Wahl der Tabakentwöhnung zu berücksichtigen.

Es gibt bei der Tabakabhängigkeit physische und psychische Ursachen, die über die Wahl und Erfolgswahrscheinlichkeit einer Methode zur Raucherentwöhnung entscheiden. Eine psychische Abhängigkeit äußert sich darin, dass das Rauchen zu einer Gewohnheit geworden ist; einer physischen Abhängigkeit liegt hingegen eine starke Abhängigkeit vom Nikotinspiegel zu Grunde. Meist liegen beide Abhängigkeiten in einem mehr oder minder starken Verhältnis vor, weswegen bei der Entwöhnung auf beide Ursachen eingegangen werden muss. Zusätzlich gibt es viele andere soziale und soziodynamische Gründe, die bei der Tabakentwöhnung berücksichtigt werden müssen.

Rauchverhalten, das in der Verhaltenstherapie angesprochen wird

* Rauchen als Genuss

* Rauchen als Gewohnheit

* Rauchen als soziale, kommunikative Angelegenheit

* Rauchen zur Stressbewältigung

Unterstützend in der Tabakentwöhnung wirken öffentliche Maßnahmen zur Einschränkung des Tabakkonsums. Dass die Tabaksteuern in den letzten Jahren kontinuierlich hochgesetzt wurden, hat wesentlich mit zu dem heute geringeren Zigarettenkonsum beigetragen. Erfreulich ist, dass seit 2020 eine generelle Zigarettenwerbung an Bus- und Bahnhaltestellen, an Gebäudefassaden, Litfaßsäulen und im Kino untersagt ist. Ein früheres Verbot ließ sich aufgrund der Lobbyarbeit der Tabakindustrie nicht durchsetzen.

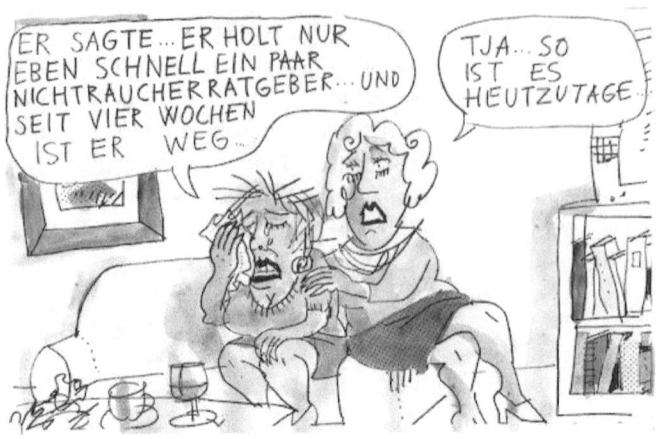

Kommentare zu verschiedenen Methoden der Raucherentwöhnung (Delbrück 2016).

- Unverzichtbar und Voraussetzung bei allen Methoden der Tabakentwöhnung ist die Motivation, der Wille zum Aufhören.

- Die Punktschlussmethode zeigt in Studien die höchste Erfolgsquote.

- Jedem Raucher sollte geraten werden, zunächst mit eigener Anstrengung einen Aufhörversuch zu unternehmen. Nur wenn ihm das nicht gelingt, sollte er andere Methoden der Entwöhnung in Erwägung ziehen.

- Gar nicht mehr zu rauchen, fällt erfahrungsgemäß vielen „Ausstiegswilligen" leichter und ist langfristig erfolgreicher als die schrittweise Verminderung des Zigarettenkonsums.

- „Leichte" Zigarettenraucher rauchen meist mehr. Zumindest inhalieren sie tiefer. Trotz eines deutlich reduzierten Schadstoffgehalts der Zigaretten ist die Höhe der krebsfördernden Menge dann die gleiche. Erfahrungen zeigen, dass Umsteiger von starken auf leichte Zigaretten mehr rauchen und tiefer inhalieren als vorher und entsprechend nicht weniger Schadstoffe inhalieren.

- Filterzigaretten reduzieren das Krebsrisiko – wenn überhaupt – nicht merklich. „Gesundes Rauchen gibt es nicht."

- Das Aroma der Mentholzigaretten soll zu einer höheren Abhängigkeit führen als bei konventionellem Rauchen. Abbruchversuche fallen Rauchern von Zigaretten mit Menthol- oder anderen Geschmacksstoffen besonders schwer.

- Das Deutsche Krebsforschungszentrum, warnt vor einem kritiklosen Gebrauch der E-Zigaretten. Jugendliche. E-Zigaretten-Raucher haben angeblich ein dreifach erhöhtes Risiko, später tabakhaltige Zigaretten zu rauchen.

- Zwar kann Snus kurzfristig Entzugssyndrome unterdrücken, langfristig wird eine Nikotinabhängigkeit jedoch aufrechterhalten.

- Nach aktuellen Studien ist Schnupfen weniger Lungenkrebs gefährdend als Zigarettenrauch, kann aber zu hohem Blutdruck führen.

- Alle Kau- und Schnupftabake verstärken die Sucht nach Nikotin. Sorge bereitet den Gesundheitsbehörden in Europa die Tendenz, von Zigaretten auf andere rauchlose Produkte umzusteigen, die junge Leute für vermeintlich als weniger gefährlich einschätzen.

- Wasserpfeifen oder „Shishas" werden fälschlich für weniger gefährlich als Zigaretten eingeschätzt. Die Unschädlichkeit des Tabakgenusses durch den Wasserfilter ist jedoch eine Illusion! Shisha-Raucher inhalieren fast 20mal mehr Krebs erregende Teerstoffe als Zigarettenraucher.

- Zwar ist das Risiko für Lungenkrebs bei Zigarren- und Pfeifenrauchern niedriger, das für andere Organe aber höher. Es besteht eine erhöhte Gefährdung für Passivraucher.

- Bupropion ist eindeutig wirksam Das Medikament ist rezeptpflichtig, muss also vom Arzt verschrieben werden. Nicht selten klagen Menschen über unerwünschte Nebenwirkungen. Zu den schwerwiegenden Nebenwirkungen zählen allergische Reaktionen und Krampfanfälle.

- Vareniclin ist verschreibungspflichtig. Es ist effektiv, führt aber häufig zu unerwünschten Nebenwirkungen. Wird es vertragen, so ist es eine gute Alternative zur Nikotinersatztherapie.

- Wenngleich sich nicht bestreiten lässt, dass die Aversionstherapie häufig zu einer kurzfristigen Enthaltung führt, so ist der langfristige Effekt doch fraglich.

- Gut belegt ist die Effektivität einer Verhaltenstherapie bei entwöhnungsmotivierten Rauchern, bei denen die Abhängigkeit vorrangig psychisch bedingt ist. Der Kombination einer Verhaltenstherapie mit einer Nikotinsubstitution wird die größte Erfolgschance eingeräumt, weil bei der Mehrzahl der Raucher zugleich eine psychische und physische Abhängigkeit besteht.

- Entspannungsübungen haben sich besonders bei Beginn der Entwöhnung und bei besonderen Anspannungen bewährt. Sehr geeignet ist die Muskelrelaxation.

- Trotz Popularität der Akupunktur gibt es kaum wissenschaftliche Studien, die ihre Wirksamkeit nachweisen Die einzigen, bislang aussagekräftigen Studien zeigen, dass die langfristigen Abstinenzquoten nach einer Akupunktur sich nicht von denen einer Plazebotherapie unterscheiden.

- Die Wirksamkeit der Hypnosetherapie konnte wissenschaftlich nicht belegt werden. Es gibt praktisch keine Studie, die sich – wissenschaftlich nachvollziehbar – mit der Wirksamkeit und Erfolgswahrscheinlichkeit von Hypnotherapien zur Raucherentwöhnung befasst hat (Batra 2011). Die Hypnose ist häufig kurzfristig erfolgreich, allerdings werden die meisten Menschen rasch wieder rückfällig.

- Der Glaube an den Erfolg ist für die Wirkung homöopathischer Präparate wahrscheinlich entscheidend.

- Die Nikotinersatztherapie eignet sich vor allem bei einer physischen Abhängigkeit vom Nikotin. Eine solche besteht häufig bei starken Rauchern (Kettenrauchern). Bei leichten Rauchern (z. B. Genussrauchern) sind andere Methoden zur Tabakentwöhnung erfolgversprechender.

Kommentar zur Relevanz der Krebsvorbeugemaßnahmen: *Körperliche Aktivität und Sport sind zwar längst zur Vorbeugung gegen zahlreiche chronische Erkrankungen anerkannt, jedoch in der Lungenkrebsprävention noch weitgehend unbekannt. Dabei soll körperliche Aktivität – im Vergleich zu sitzender Tätigkeit - auch unter Berücksichtigung des Rauchverhaltens, zu einer Verringerung des Lungenkrebsrisikos führen. Als gesichert gilt auch, dass körperliche Aktivität den Krankheitsverlauf hemmt und die Gefahr einer Wiedererkrankung vermindert. Moderater Freizeitsport soll – im*

Vergleich zu sitzender Tätigkeit - die Gefahr um 13 %, Leistungssport sogar um 30 % senken (Lee et al 1999, Liu et al 2019). Jede Steigerung der kardiorespiratorischen Fitness um ein MET soll mit einer 17- und 9-prozentigen Reduzierung des relativen Erkrankungsrisikos verbunden sein. Zum Wirkmechanismus gibt es nur Hypothesen. Neben den allgemein vor Krebs schützenden direkten und indirekt wirkenden Einflüssen könnte bei körperlicher Aktivität die Kontaktzeit von Kanzerogenen aus der Luft geringer sein.

Bei eingeschränkter Lungenfunktion gibt es keinen Grund sich zu schonen, es sei denn, dass Herz und Kreislauf den Belastungen nicht gewachsen sind. Im Gegenteil, gerade bei chronischen Lungenerkrankungen wie einer COPD wird körperliche Aktivität empfohlen. Die bei dieser Erkrankung entstandenen Vernarbungen des Lungengewebes lassen sich zwar nicht rückgängig machen, aber ihr Fortschreiten verzögern. Gut sind moderate Ausdauersportarten wie Radfahren, Wandern, Nordic Walking und langsames Jogging. Sie stabilisieren den Herz-Kreislauf, sorgen für eine gute „Belüftung" der Lunge und verbessern die körperliche Fitness und die Immunabwehr. Natürlich muss bei einer COPD die Intensität der körperlichen Aktivität der Lungenfunktion angepasst werden (Graf 2016).

In einigen Regionen gibt es spezielle Lungensportgruppen. Adressen kann man über die Krebsberatungsstellen vor Ort, den jeweiligen Landessportbund, den Deutschen Olympischen Sportbund (www.dosh.de) oder den Krebsinformationsdienst (www.krebsinformationsdienst.de) erhalten. Eine Übersicht findet sich auch unter https://www.rehasport-deutschland.de oder lungensport@atemwegsliga.de. Die Teilnahme am Lungensport kann unter Verwendung des Formulars 56 „Antrag auf Kostenübernahme für Rehabilitationssport" durch den behandelnden Arzt verordnet werden. Praktische Hinweise und Kontaktadressen finden sich auch in der kostenlosen Broschüre „Bewegung und Sport bei Krebs" aus der blauen Ratgeberreihe der Deutschen Krebshilfe (www.krebshilfe.de) sowie in einem Ratgeberbuch speziell Lungenkrebspatienten (Delbrück 2009 und 2016).

Ziele und Aufgaben von Lungensportgruppen

- Stärkung der Atemmuskulatur, Verbesserung von Beweglichkeit und Schmerzfreiheit
- Bessere Belüftung aller Lungenabschnitte

- Lösung von zähem Schleim in den Bronchien.

- Steigerung der Abwehrlage.

- Verminderung der Atemnot

- Verbesserung der Kreislauffunktion, Erhöhung der Leistungsfähigkeit

- Bewältigung der Alltagsprobleme.

- Verminderung der Angst. Stärkung des Vertrauens in die eigene Leistungsfähigkeit

- Stärkung der sozialen Integration

- Verbesserung der Lebensqualität

- Psychische Unterstützung

- Gewichtsabnahme bei Übergewicht

Kommentar zur Relevanz der Krebsvorsorge-Früherkennung: *Luftnot, Heiserkeit und Schluckbeschwerden sind „frühe" Symptome, die häufig bei einem Krebsbefall im Mittelfell (Mediastinum) auftreten. Bei etwa einem Drittel liegen zu diesem Zeitpunkt leider bereits Fernmetastasen vor, die die Prognose erheblich verschlechtern. Peripher gelegene Tumore werden meist zufällig gefunden. Sie bereiten kaum Beschwerden, gelegentlich Reizhusten.*

Für Lungenkrebs gibt es kein gesetzliches Krebs-Früherkennungs-Programm, gleichwohl ein solches immer wieder propagiert wird. Das liegt daran, dass der Nutzen sehr kontrovers beurteilt wird. Einig ist man sich, dass regelmäßige Sputumuntersuchungen und konventionelle Röntgen-Lungen-Aufnahmen wenig aussagekräftig sind. Man kann deswegen auf sie als Screening Maßnahmen verzichten. Uneinig ist man sich bzgl. des Nutzens von computertomografischen Früherkennungs-Untersuchungen. Einige Argumente sprechen für Vorteile, so die frühzeitigere Erkennung von peripheren Lungenherden. Frauen haben oftmals solche peripher lokalisierten Krebsherde, die sich leicht operieren lassen und dann eine relativ gute Prognose haben. Dagegen spricht, dass bei Männern das Lungenmittelfell (Mediastinum) wesentlich häufiger befallen ist und es sich bei diesen Tumoren vorwiegend um Plattenepithel- und kleinzellige Karzinome handelt. Man kann sie beim Röntgen (Rö-Lungen-Thorax) und der Computertomographie nur schwer von gutartigen

Lungenbefunden unterscheiden. Falsch positive und falsch negative Diagnosen sind relativ häufig. Die Gefahr einer Überdiagnostik und einer möglichen Übertherapie ist beträchtlich. Beinahe ein Viertel der computertomographisch (Low-Dose-Ct) gestellten Verdachtsdiagnosen sollen sich - laut nordamerikanischer Studie - bei der Operation als gutartig herausstellen (falsch positive Befunde). Problematisch ist auch, dass ein nicht geringer Prozentsatz der Karzinome nicht erkannt wird (falsch negative Befunde) (Smith 2018). Ein weiterer Nachteil der Computertomografie ist die Strahlenbelastung. Mehr als die Hälfte der in den USA mit "niedrig dosierten Computertomografien" untersuchten Patienten sollen effektiven Dosen (EDs) oberhalb der empfohlenen Grenzwerte ausgesetzt sein, heißt es. Von einer niedrig dosierten (Low dose Ct) und ungefährlichen Strahlenbelastung kann dann nicht mehr die Rede sein. Im Übrigen fehlt in Deutschland die gesetzliche Grundlage für die Anwendung von ionisierender Strahlung ohne Vorliegen eines Krankheitsverdachts.

Große Hoffnungen richten sich auf die Identifizierung von biologischen Markern im Blut (Liquid biopsy) und auf Atemgasanalysen zum Nachweis spezifischer RNA-Moleküle. Beide Methoden könnten zukünftig eine Ergänzung zur herkömmlichen Ct-Diagnostik darstellen und die hohe Rate falsch positiver Befunde senken.

Nierenkrebs

Tabakkonsum, Bluthochdruck und Übergewicht zählen zu den wichtigsten Risikofaktoren. Je höher der Tabakkonsum und je früher man mit dem Rauchen beginnt, desto größer ist die Erkrankungsgefahr.

Ob erworbene Nierenzysten die Entwicklung von Nierenkrebs fördern - wie gelegentlich behauptet wird - ist nicht nachgewiesen. Die regelmäßige Einnahme bestimmter Schmerzmittel – vor allem phenacetinhaltiger Schmerzmittel – scheint die Entstehung eines Nierenkarzinoms zu fördern. Schadstoffe wie Asbest, Blei oder Kadmium werden als Risikofaktoren verdächtigt.

Eine familiäre Häufung von Nierenzellkarzinomen ist wiederholt beschrieben worden. Das Erkrankungsrisiko eines erst- oder zweitgradigen Verwandten mit einem Nierenzellkarzinom ist um den Faktor 2 bis 4fach erhöht. Bei ein bis maximal 4 vier Prozent aller Nierenkarzinome lassen sich ursächliche Keimbahnmutationen als Hinweis auf ein vererbliches Tumorleiden nachweisen

In den wenigen Untersuchungen und Studien, die sich mit Zusammenhängen von körperlicher Aktivität und Nierenkrebs befasst haben, geht man von einem relativ hohen

Risiko bei Übergewicht und Bewegungsarmut aus (Cannioto et al 2017, Colli et al 2009, Behrens et al 2013, Lindberg et al 2019). Unklar ist, ob körperliche Inaktivität und Übergewicht unabhängige Risikofaktoren sind oder, ob eine Kombination beider Lifestyle- Faktoren schuld am relativ hohen Erkrankungsrisiko ist.

Kommentar und Empfehlungen zur Vorbeugung: Analysen von Tauglichkeitsuntersuchungen bei 238.788 schwedischen Rekruten zwischen 1952 und 1960 ergaben einen signifikanten Einfluss von Übergewicht auf das Erkrankungsrisiko (Landberg 2019). Nach dieser Untersuchung sollen sich in späteren Jahren 6 % mehr Nierenkrebserkrankungen bei denjenigen Wehrpflichtigen entwickelt haben, die bei der Tauglichkeitsuntersuchung übergewichtig waren.

Es heißt, dass heute wesentlich mehr junge Menschen an einem Nierenkrebs erkranken, wobei allerdings unklar bleibt, ob hier eine nur scheinbare Häufigkeitszunahme vorliegt oder es sich um eine Folge der heute häufigeren routinemäßigen Ultraschalluntersuchungen handelt. Sicher ist, dass Nierenkrebs schon viele Jahre vor Beschwerdebeginn entsteht und der Krebs zumeist relativ langsam wächst.

Kommentar zur Relevanz der Krebsvorsorge-Früherkennung: Gesetzliche Krebsvorsorge – Früherkennungsmaßnahmen gibt es nicht. Die wichtigste Screening-Maßnahme ist die Ultraschalluntersuchung, wobei es schwierig sein kann, zwischen gutartigen Zysten und einem Nierenkrebs zu unterscheiden. Eine höhere Treffsicherheit erreicht man mit der Computertomographie.

Viele der zufällig und frühzeitig entdeckten Nierentumore wachsen langsam und sind wenig aggressiv. Um eine Überbehandlung zu vermeiden, wird bei ihnen häufig eine aktive Überwachung (avtive surveillance) empfohlen. Vor der aktiven Überwachung wird eine bioptische Abklärung mit Gewebeuntersuchung empfohlen.

Harnblasenkrebs

Risiken für Blasenkrebs (im Vergleich zur Normalbevölkerung) (x) = vermutet, x = wahrscheinlich erhöht, xx = doppelt so hoch, xxx = mehr als doppelt so hoch, xxxx = sehr hohes Risiko).

• Tabakkonsum	XXXX
• Passivrauchen	X
• Genträger von BRCA2, MSH2, BRCA1, CHEK2	XXX
• Aromatische Amine, wasserlösliche Azofarbstoffe, Benzidin	XXX
• Medikamente (Cyclophosphamid, Phenazetin)	XX
• Strahlenexposition im kleinen Becken	XXX
• Chronische Blasenentzündung	XX
• Bilharziose (Risiko für Plattenepithelkarzinom)	XX
• Risiken am Arbeitsplatz, (Farben- und Lackherstellung und Verarbeitung, Textilfärbung) (früher XXXX), heute	(X)
• Chemikalien (z. B. Trihalogenmethane) im Trinkwasser	XX
• Verbrennungsprodukte in Gaswerken, Großfeuerungsanlagen, im Straßenbau, früher XXX, heute	(X)

Die bisherigen Studien und auch die klinischen Erfahrungen sprechen gegen einen signifikanten Einfluss von körperlicher Aktivität.

Männer sind wesentlich häufiger als Frauen betroffen, was sehr wahrscheinlich eine Folge des unterschiedlich starken Zigarettenkonsums ist, denn der bedeutendste Risikofaktor ist das Rauchen. Experten schätzen, dass etwa die Hälfte aller Blasenkrebserkrankungen auf Rauchen zurückgeht. Das Erkrankungsrisiko steigt mit der Dauer des Rauchens und der Anzahl der gerauchten Zigaretten. Im Tabakrauch befinden sich viele Kanzerogene, die über die Lunge in das Blut gelangen und über die Niere in die Blase ausgeschieden werden, wo sie Schleimhautreizungen verursachen, die in Krebs übergehen können. Auf den insgesamt geringeren Tabakkonsum wird die Abnahme der Neuerkrankungen zurückgeführt.

Eine häufige Ursache in der Vergangenheit war die berufliche Exposition. Als besonders gefährlich gelten die sogenannten aromatischen Amine, die von der IACC (International agency contre le cancer) in die höchste Gefahrenstufe K1 „eindeutig krebserregend" eingeordnet wurden. Zwar sind sie inzwischen aus der verarbeitenden Industrie (Gummi-, Leder-, Textil- und Farbstoffverarbeitung) weitgehend verbannt, doch werden immer noch auffallend häufig Blasenkarzinome in Regionen festgestellt, in denen einst

Farbstoffe und andere krebsfördernde Chemikalien hergestellt wurden. Möglicherweise befinden sich die Schadstoffe dort noch im Boden und im Grundwasser. Trihalogenmethane (THMs) zählen zu den häufigsten Desinfektionsnebenprodukten (DBP), die nach der Chlorierung im Trinkwasser vorkommen. Durch Optimierung der Wasseraufbereitungs-, Desinfektions- und Verteilungspraktiken sowie anderer Maßnahmen kann die Exposition verhindert werden, sagen Experten.

Eine potentielle Gefahrenquelle in Afrika sowie in Asien ist eine dort relativ häufig vorkommende Wurminfektion, die Bilharziose. Die Parasiten (Trematoden der Gattung Schistosoma) kommen im stehenden Gewässer vor und begünstigen die Entstehung eines Plattenepithelkarzinoms in der Harnblase.

Kommentar und Empfehlungen zur Vorbeugung: Ebenso wie beim Lungenkrebs reduziert ein Rauchstopp das Erkrankungsrisiko. Blasenpolypen wachsen langsamer; das Wiedererkrankungsrisiko nach einer Operation sinkt.

Kommentar zur Relevanz der Krebsvorsorge-Früherkennung: Für Harnblasenkrebs gibt es kein gesetzliches Krebs-Früherkennungs-Programm, bei dem die Sensitivität und Spezifität von Urintests ermittelt worden ist.

Prostatakrebs

Risiken für Prostatakrebs (im Vergleich zur Normalbevölkerung): (x) = vermutet, x = wahrscheinlich erhöht, xx = doppelt so hoch, xxx = mehr als doppelt so hoch, xxxx = sehr hohes Risiko (Delbrück 2019, 2015)

• ein Angehöriger mit Prostatakrebs < 50 Jahre	XXX
• zwei oder mehr Angehörige ersten Grades < 55 Jahre, die an Prostata- oder Brustkrebs erkrankt sind/waren	XXXX
• Genveränderungen auf den Chromosomen 8q24 und 17q12	XXXX
• angeborene Genveränderungen, z. B. HPC1, MSR1, ELAC2	XXXX
• Träger einer BRCA1-Mutation	XX
• Träger einer BRCA2-Mutation	XXX
• Fusionsgen TMPRSS2/ERG	XX
• eineiig erkrankter Zwillingsbruder	XXXX

- zweieiig erkrankter Zwillingsbruder XX
- Afroamerikaner XX
- Hochgradige „Prostatische Intraepitheliale Neoplasie (HGPIN)" XXXX
- PSA-Spiegel > 2,5 ng/ml bei 40 bis 49jährigen Männern, XXX
- PSA-Spiegel > 3,5 ng/ml bei 50 bis 59jährigen Männern, der ansteigt XX
- PSA-Spiegel > 4,5 bei > 60jährigen Männern, der ansteigt XXXX
- zufällige Entdeckung eines (latenten) Prostatakarzinoms XX
- chronische Prostatitis XX
- Adipositas: BMI > 30 XX
- Übergewicht: BMI > 27 und gleichzeitige Insulinresistenz X?
- Ausgeprägtes Bauchfett XX
- fleisch- und fettreiche Ernährung XX
- scharf gewürzte Speisen (?) (X)
- Nahrungsergänzungsmittel mit hoch dosiertem Vitamin E XXX
- starker Alkoholkonsum X
- hoher Konsum an Milchprodukten X
- androgenhaltige Stärkungsmittel im fortgeschrittenen Lebensalter XX
- körperliche Inaktivität und Bewegungsarmut XX
- frühere Bestrahlung des Enddarms XX
- Tabakabusus X
- niedriger sozioökonomischer Status x
- Zeugungsunfähigkeit x
- Erhöhter PSA-Wert in der 5. Lebensdekade X

Das Prostatakarzinom ist eine heterogene Erkrankung, bei der verschiedene Einflüsse über die Gefährlichkeit von Krebsgenen und -zellen entscheiden (Torti et al 2004, Orsini et al 2009, Steindorf 2012).

Typ-2-Diabetiker erkranken seltener an Prostatakrebs, was möglicherweise daran liegt, dass Männer mit Diabetes weniger männliche Geschlechtshormone haben (Khan et al 2017, Baradaran et al 2009, Hemminki et al 2010).

Körperliche Inaktivität soll die Invasion von Krebszellen im Gewebe zu fördern (Torti et al 2004, Orsini et al 2009, Steindorf 2012). Dafür spricht u. a. die Beobachtung, dass der PSA-Spiegel nach einer Krebsoperation bei körperlich inaktiven Männern schneller ansteigt (Richman et al 2011). Hormonelle Interaktionen der Grund sein. Möglicherweise wird auch das sexualbindende Globulin in seiner Aktivität beeinflusst. Parathormon (PTH), Vitamin D$_3$ und der Kalziumspiegel im Blut könnten einen Einfluss haben (Schwartz 2008).

Einen eindeutig ungünstigen Einfluss hat ausgeprägtes Bauchfett (Richter 2008). Erhöhte Entzündungsparameter und der bei Fettleibigkeit niedrigere Androgenspiegel sind wahrscheinlich die Ursache.

Der stärkste Risikofaktor für ein Prostatakarzinom ist – so die Meinung vieler Experten – eine familiäre Prädisposition. Je häufiger Prostatakrebserkrankungen in der Familie vorkommen, desto höher ist das Erkrankungsrisiko. Hierbei sind Vorstufen von Prostatakrebs genauso relevant wie invasive Formen – und zwar sowohl was das Vorkommen als auch die Aggressivität und den Verlauf der Erkrankung anbetrifft -. Eindeutige, auf eine Erbanlage hinweisende, molekulargenetische Abweichungen gibt es allerdings nur für das mutierte BRCA$_2$-Gen. Träger dieses Gens erkranken häufiger an einem aggressiven Prostatakrebs (Chakraborty et al 2019). Normalerweise reparieren gesunde BRCA-Gene eine geschädigte DNA und verhindern so die Krebsentstehung. Sind sie aber mutiert, so unterbleibt die Schutzfunktion.

In einigen prospektiven Kohortenstudien wurde - ähnlich wie bei Brustkrebserkrankungen - auf einen Zusammenhang zwischen dem Konsum von Milchprodukten und Prostatakarzinomen hingewiesen. Die Risikoerhöhung könnte an dem hohen Insulin-like-Growth-Factor-1-Spiegel in der Milch und/oder dem Fettgehalt liegen.

Der Anteil jugendlicher Prostatakrebspatienten (< 40 Jahre) hat in den letzten Jahren signifikant zugenommen. Angeborene „Krebsgene" und zusätzliche Einflüsse (etwa genitale Infektionen, aber auch Bewegungsarmut) werden als Ursache angeschuldigt. Sie aktivieren latente Krebsgene und Krebszellen. Sie können sowohl krebsauslösend als auch krebsfördernd sein.

Afroamerikanische Männer sollen besonders gefährdet sein. Molekulargenetische Vergleichsuntersuchungen des Prostatakarzinomgewebes von afroamerikanischen Männern und Amerikanern europäischen Ursprungs ergaben Unterschiede. Der Verlust eines DNA-Abschnitts (Deletion) in PTEN und Rearrangements in TMPRSS2-ERG kommt in den Tumoren afroamerikanischer Männer seltener vor, KMT2D-Verkürzungen und CCND1-Amplifikationen sind hingegen häufiger (Koga, Y et al 2020).

Allgemein befürchtet man, dass ein Krebs bei einer Testosterontherapie ausgelöst werden könnte. Die Pharmaindustrie bestreitet dies vehement, viele erfahrene Kliniker sprechen sich dennoch nach wie vor gegen eine Testosteronbehandlung bei älteren Männern aus. Sie akzeptieren als Indikation für eine Androgen-Ersatztherapie nur eine eindeutige fehlende oder verminderte hormonelle Aktivität des Hodens (Hypogonadismus), die für entsprechende Beschwerden verantwortlich sind.

Eine Hemmung der Testosteronproduktion, sei es durch eine operative Entfernung des Hodens (Orchiektomie) oder auch eine gegengeschlechtliche Behandlung oder eine Blockade mit Androgenrezeptor- Antagonisten mögen zur Behandlung eines bestehenden Karzinomleidens geeignet sein, sind es jedoch nicht zur Prophylaxe. Das Risiko körperlicher und psychischer Nebenwirkungen wäre bei weitem größer als der fragliche Nutzen.

Ob die regelmäßige präventive Einnahme von Acetylsalizylsäure (Aspirin[R]) die Entstehung von Prostatakrebs einschränkt, ist umstritten. Einige Studien berichten von einer geringeren Sterblichkeit, wobei allerdings unklar bleibt, ob dies nicht andere Gründe hat, so z. B. Schutzwirkungen auf den Herz-Kreislauf.

Mäßiger Alkoholkonsum hat scheinbar eher einen schützenden als krebsfördernden Einfluss (Downer et al 2019). Starker Alkoholkonsum gilt als Risikofaktor.

In der Health Professionals Follow-Up-Studie war das Risiko für ein fortgeschrittenes (aggressives) Prostatakarzinom bei körperlich aktiven Männern um 67 % niedriger als bei gleichaltrigen, körperlich inaktiven Geschlechtsgenossen. Die Beobachtung, dass starkes Übergewicht dann nicht krebsfördernd ist, wenn man sich gleichzeitig körperlich aktiv verhält, bestätigt die Hypothese, dass „körperliche Aktivität" ein Schutzfaktor ist, der sogar dominanter ist als der krebsfördernde Einfluss von Übergewicht (Richman et al 2011, Orsini et al 2009).

Allgemein wird ein individueller Trainingsplan empfohlen, der Ausdauersport (60 bis 75 % der maximalen Herzfrequenz) mit Krafttraining (40 bis 70 % der Maximalkraft) kombiniert. Rudern und Schwimmsport sind ideale Sportarten. Sie kombinieren Kraft- und Ausdauertraining gut miteinander. Da es Jahre, wenn nicht gar Jahrzehnte, bis zur

Invasion und Manifestation von Krebszellen dauert - und noch später bis Beschwerden auftreten, sollte frühzeitig auf ausreichende Bewegung geachtet werden.

In den ersten Wochen nach der Akuttherapie trägt ein wenig belastendes minimales Sportprogramm, z. B. Walking und/oder ein Ergometer-Intervalltraining, zur Linderung der Nach- und Nebenwirkungen bei. Wenn man den Urin halten kann, sind auch Wassergymnastik und Schwimmen erlaubt. Eine korrekt durchgeführte Beckenbodengymnastik lindert die häufig nach Operationen auftretende Urinkontinenz (Delbrück 2008).

Bei einer Antiandrogen-Therapie kommt es häufiger zu einer Unsicherheit beim Gehen. Eine Sturzprophylaxe mit Bewegung und Sport kann das Risiko reduzieren.

Kommentar zur Relevanz der Krebsvorsorge-Früherkennung: Ab dem 45. Lebensjahr haben Männer Anspruch auf eine jährliche Tastuntersuchung der Prostata. Die Aussagekraft dieser Untersuchung ist umstritten. Selbst Experten können nämlich häufig nicht unterscheiden, ob es sich bei getasteten Veränderungen um gutartige oder bösartige Befunde handelt. Kleine Tumoren entgehen dem tastenden Finge, während tastbare Tumore zumeist schon eine Größe erreicht haben, die eine radikale Tumorbeseitigung und Heilung in Frage stellen.

Die laborchemische Bestimmung des PSA-Wertes ist empfindlicher (sensitiver) und auch genauer (spezifischer) als die Tastuntersuchung. Ihre Aussagekraft als Vorsorge-Früherkennungsmaßnahme ist allerdings gleichfalls umstritten. In großen Studien ergaben sich hinsichtlich der Gesamt-Sterblichkeit keine Unterschiede bei den Studienteilnehmern mit oder ohne PSA-Bestimmung. Überdiagnosen sind beim PSA-Screening sehr häufig, weswegen in der Vergangenheit viele Männer sich aufgrund eines verdächtigen PSA-Wertes unnötig einer invasiven Diagnostik (Prostatabiopsie) unterzogen oder sogar einer Operation und/oder Bestrahlung) ausgesetzt wurden. Dem PSA-Wert wird eine zu große Bedeutung beigemessen, heißt es. Es würden sich weder ein Einfluss auf die Lebenszeit noch auf die Gesamt Sterblichkeit nachweisen lassen, sagen Kritiker. Im Idealfall würden lediglich „Low risk" Karzinome nachgewiesen, die keine sofortige eingreifende Therapie benötigen. Der Schaden der PSA-basierten Vorsorge-Untersuchungen ist größer als ihr Nutzen", fasst IQWIG die Bewertung des PSA- Tests zusammen.

Ob das Probase-Programm, - d. h. die Erkennung von Hochrisikopatienten durch die Basisbestimmung des PSA-Wertes in der 5. Lebensdekade – tatsächlich zu einer erhofften Lebensverlängerung und geringeren Lebensqualitätseinbußen führt, wird erst in einigen Jahren erkennbar sein. Wenn ja, dann wäre dies ein Fortschritt im risikoadaptierten Screening. Genauer - aber auch nicht spezifisch - sind Kernspin-

Untersuchungen. Die Fusion der MRT-Bilder mit den Echtzeit-Ultraschallbildern soll nach Auffassung der urologischen und radiologischen Fachgesellschaften eine gezieltere Biopsie verdächtiger Areale ermöglichen. Die Anwendung der Fusionsbiopsie verspricht nach Meinung vom IQWIG (gegenüber der transrektalen Ultraschallbiopsie) allerdings keinen höheren Nutzen.

Mit Ultraschalluntersuchungen (Sonografie, Transrektaler Ultraschall =TRUS) kann man relativ gut Gewebeveränderungen in der Drüse feststellen, die aber nicht unbedingt im Zusammenhang mit Krebs stehen müssen. Eine Feinnadelbiopsie bzw. Gewebeuntersuchung ist dann notwendig. Sie verspricht dann Gewissheit, wenn bei der Untersuchung auch tatsächlich repräsentatives Gewebe entnommen wurde.

Ein Keimbahn-Test sollte vorgenommen werden, wenn in der Familie gehäuft Prostatakrebs in jungem Alter (< 50 Jahre) vorkommt.

Hodenkrebs

Gesicherte und vermutete Risiken (im Vergleich zur Normalbevölkerung) (x) = vermutet, x = wahrscheinlich erhöht, xx = doppelt so hoch, xxx = mehr als doppelt so hoch, xxxx = sehr hohes Risiko).

• Angeborene Genmutationen, z. B. CHEK2 Mutationen?	XXX
• Hodenhochstand (Kryptorchismus) in einem einzelnen oder in beiden Hoden, (gesichert)	XXXX
• Häufigere Hodenkrebserkrankungen in der Familie, (gesichert)	XXXX
• Angeborene Chromosomen-Anomalien (Klinefelter Syndrom)	XXXX
• Vater hatte Hodenkrebs	XXX
• Ein Bruder hatte Hodenkrebs	XXXX
• Europäische Abstammung	X
• Vorläuferzellen in einer Gewebeprobe (testikuläre intraepitheliale Neoplasie = TIN-Zellen)	XXXX
• Verschiebung des Hormongleichgewichts in der Schwangerschaft, z. B. durch Einnahme hormonhaltiger Substanzen (z. B. Pille)	(X)

- Angeborene Fruchtbarkeitsstörung (z. B. wenig Spermien
  in der Samenflüssigkeit = Azoo- oder Oligospermie) XXX

- Mikroverkalkung XXXX

- Unterentwicklung des Hodens (Hodenatrophie) XX

- Hodenhochstand, Gleithoden XXXX

- Orchidopexie bei Hodenhochstand XXX

- Tumor im gegenseitigen Hoden
  (z. B. nach Entfernung eines Hodens wegen Hodenkrebs) XXXX

- Hypospadie (X)

- Starkes Übergewicht der Mutter in der Schwangerschaft (X)

- Männer, die über 1,90 Meter groß sind XX

- Körperliche Inaktivität (x)

- DDT-Exposition in der Embryonalphase, (X)

- Entzündungen, X

- Cannabis-Konsum, (X)

- Verletzungen, (X)

- Handystrahlung, (X)

Hodenkrebs ist relativ selten; etwa 4.200 Männer erkranken in Deutschland jährlich an diesem Krebs. Meist tritt er zwischen dem 20. und 45. Jahr auf. Aus noch ungeklärten Ursachen hat seine Häufigkeit in den letzten Jahrzehnten in den Wohlstandsländern signifikant zugenommen. U. a. werden die kalorienreichere Ernährung sowie die Zunahme von Übergewicht und Bewegungsarmut als mögliche Ursache diskutiert. Eine interessante Hypothese ist, dass eine hormonelle Antikonzeption in der Schwangerschaft der Mutter zu einem hormonellen Ungleichgewicht im Hoden des männlichen Föten führte.

Bei der Behandlung von Hodenkrebs sind in den letzten Jahrzehnten große Heilerfolge erzielt worden. Dank bestimmter Medikamente können selbst Patienten mit ausgedehnten Metastasen geheilt werden; allerdings oft nur unter Inkaufnahme medikamentös bedingter Nervenstörungen (Polyneuropathien). Gezielte Bewegungstherapien, Stimulationstherapien, Vibrations- und sensomotorisches Funktionstraining sowie Koordinationsübungen wirken lindernd. Tröstlich ist, dass mit der Zeit eine gewisse Anpassung an die Schmerzempfindung eintritt.

Kommentar zur Relevanz der Krebsvorsorge-Früherkennung: Für Hodenkrebs gibt es kein gesetzliches Krebs-Früherkennungs-Programm. Ein solches wird von den meisten Experten auch nicht für sinnvoll gehalten. Der potenzielle Schaden sei größer als der Nutzen, sagt das IQWiG. Allerdings werden von der urologischen Fachgesellschaft regelmäßige Selbstuntersuchungen im Hinblick auf die Entstehung von Knoten und Verhärtungen empfohlen. Bei Verdacht soll eine Sonographie des Hodens durchgeführt werden.

Peniskarzinom

Das Peniskarzinom ist eine seltene Krebskrankheit. In Deutschland erkranken jährlich etwa 950 Männer an diesem Krebs.

Zu den Risikofaktoren zählen: Vorhautverengungen, eine lange Vorhaut sowie eine mangelhafte Genitalhygiene, eine Phimose, Rauchen sowie HPV-Infektionen der Hochrisikogruppe 16 und 18, chronische Entzündungen (BXO).

Zusammenhänge mit körperlicher Inaktivität sind nicht bekannt.

Kommentar und Empfehlungen zur Vorbeugung: Zur Vorbeugung werden eine Zirkumzision im Kindesalter sowie die HPV-Impfung im Alter von 9 - 14 Jahren empfohlen. Letztere reduziert das individuelle Erkrankungsrisiko um mehr als 90 %.

Unwissenheit und Scham haben zur Folge, dass Männer oft erst spät einen Arzt aufsuchen. Je später aber die Behandlung eingeleitet wird, desto schlechter sind die Aussichten für einen günstigen Krankheitsverlauf. Der Organerhalt hat eine hohe Priorität bei der Therapie.

Hautkrebs

Risikofaktoren für den schwarzen Hautkrebs (malignes Melanom) (X) = vermutet, X = wahrscheinlich erhöht, XX = doppelt so hoch, XXX =Mehr als doppelt so hoch, XXXX = sehr hohes Risiko

• Wiederholter Sonnenbrand, speziell im Kleinkindesalter	XXX
• Hellhäutige Menschen mit blondem oder rotem Haar	XX
• Sehr viele Muttermale oder Pigmentmale am Körper (> 40)	XX
• Große Muttermale	XX
• Große (riesige) angeborene Nävi (> 20 cm Durchmesser)	XX
• Atypische Pigmentmale (unregelmäßige Form, unregelmäßige und unscharfe Ränder, verschiedenfarbig und fleckig)	XXXX
• Veränderung von Größe, Farbe, Form der Muttermale	XXX
• Familiäre Häufung	XX
• Älter als 50 Jahre	X
• Starkes Übergewicht	XX
• Keine oder nur langsame Bräunung der Haut	XX

Die Angaben zu den Risikofaktoren für **maligne Melanome** sind sehr unterschiedlich. Die Erbanlage, Hautveränderungen, heller Hautkolorit und die Einwirkung von UV-Strahlen werden am häufigsten als Erkrankungsrisiken angegeben. Der Lifestyle, Übergewicht, Urlaubs- und Bräunungsverhalten spielen sicherlich auch eine Rolle. Bereits bei zehnstündigen Besuchen im Sonnenstudio soll das Erkrankungsrisiko erhöht sein. Im Gegensatz zum weißen Hautkrebs treten maligne Melanome sehr häufig an den, dem Sonnenlicht nicht exponierten Körperstellen auf. Der Rücken, die Beine, die Analfalte, der Augenhintergrund sind wesentlich häufiger betroffen als beim weißen Hautkrebs.

Bezüglich der Lokalisation des malignen Melanoms bestehen Unterschiede bei beiden Geschlechtern: Bei Frauen kommt es bei fast 50 % der Patientinnen zu einem Befall an den Beinen. Zweithäufigste Lokalisation ist mit 23,6% der Rumpf. Bei den Männern spielt die Lokalisation an den Beinen eine untergeordnete Rolle. Fast 40% der Melanome werden im Bereich des Rumpfes diagnostiziert.

Risikofaktoren für den weißen Hautkrebs (Basaliom, Spinaliom) (X = wahrscheinlich erhöht, XX = doppelt so hoch, XXX =Mehr als doppelt so hoch, XXXX = sehr hohes Risiko

•	UV-Strahlen.	XXXX
•	Künstliche UV-Strahlung aus Solarien	XXX
•	Starker Alkoholkonsum	X?
•	Starkes Übergewicht	XXX
•	Häufige sportliche und berufliche Aktivitäten im Freien:	XXX

Der weiße Hautkrebs entsteht vorwiegend auf den sonnenexponierten Hautpartien. Menschen, die viel Zeit im Freien verbringen und deswegen der UV-Strahlung stark ausgesetzt sind, entwickeln im höheren Alter nahezu immer einen weißen Hautkrebs. Gerne entwickelt sich dieser auf den „Sonnenterrassen" (Ohren, Gesicht und Kopfhaut), seltener an den Beinen und am Oberkörper. Der weiße Hautkrebs wird gerne „Golferkrebs" genannt, da die überproportional häufig und lange den UV-Strahlen ausgesetzten Golfer häufig an diesem Krebs erkranken.

Verhornungen der Oberhaut (**Lichtkrusten, Aktinische Keratosen**) sind Krebsvorstufen. Sportler haben häufig solche „**Solare Keratosen**", auch „carcinoma in situ" genannt. Charakteristisch für sie sind schuppige Rötungen auf der Haut und weißliche Beläge, manchmal auch warzenartige Verdickungen an der Lippe.

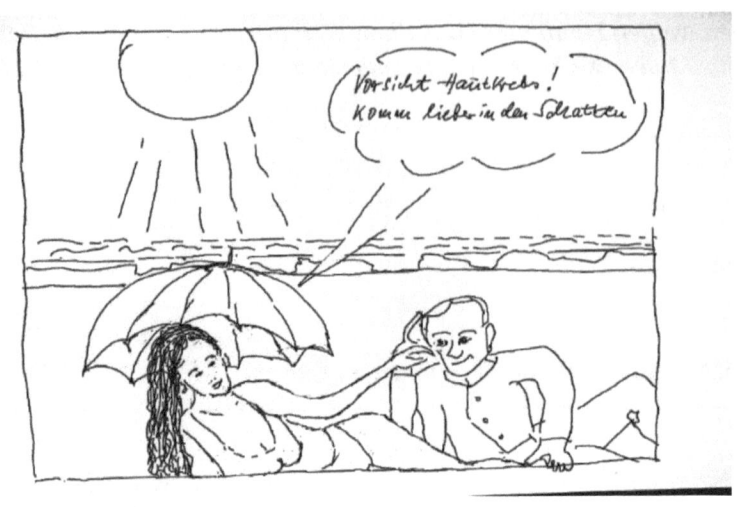

Empfehlungen zur Vorbeugung von Hautkrebs.

- Die wichtigste Schutzmaßnahme ist die Vermeidung einer UV-Strahlenexposition. Bestimmte Medikamente (z. B. Antibiotika wie Tetracycline, entzündungslindernde Wirkstoffe wie Diclofenac und Naproxen, Akne-Mittel, Antidepressiva wie Johanneskraut und Immunsuppressiva) erhöhen die Strahlenwirkung.

- Vor allem die „Sonnenterrassen" des Körpers sollten vor UV-Strahlen geschützt werden. Findet man kein schattiges Plätzchen, so sollte man sich zumindest entsprechend kleiden. Kopfbedeckung, lichtdichte Kleidung und Sonnenschutzmittel auf unbedeckten Körperstellen reduzieren das Hautkrebsrisiko. Hüte mit breiter Krempe sind eine gute Ergänzung. Dichtes Haupthaar reicht zum UV-Schutz nicht aus. Kleidung schützt gut, wenn sie dunkel, fest gewebt oder dicht und ungebleicht ist. Materialien wie Polyester, aber auch Jeans und Wolle, halten mehr UV-Licht ab als dünne Baumwollstoffe, Leinen, Seide oder Viskose. Manche Textilien verlieren einen Großteil ihres Schutzes, wenn sie nass sind oder gewaschen wurden. Es gibt Kleidung mit speziellem UV-Schutz.

- Zum Schutz gegen den weißen Hautkrebs eignen sich Sonnenschutzmittel mit einem Lichtschutzfaktor von 15 bis 25 im UVB- und UVA-Bereich. Sonnencremes mit einem Breitbandfilter für UV-A- und UV-B-Strahlen beugen einem Sonnenbrand vor. Im Gebirge ist ein noch höherer Sonnenschutz (LSF 50+) notwendig. Alle sonnenexponierten Körperstellen müssen eingecremt werden, besonders die „Sonnenterrasse". Je nach Hauttyp und verwendetem Lichtschutzfaktor muss unterschiedlich oft nachgecremt werden. Da die Schutzwirkung durch Schwitzen, Reibung oder Wasserkontakt reduziert wird, ist wiederholtes Auftragen erforderlich. Ein Faktor, der den Schutz von Sonnencremes schmälert, ist Flüssigkeit. Wer beispielsweise stark schwitzt, muss häufiger nachcremen. Viele Sonnencremes sind mittlerweile wasserfest. Das bedeutet allerdings nicht, dass man nach dem Baden noch ausreichend geschützt ist. Die Wasserfestigkeit soll lediglich verhindern, dass der Schutz beim Schwitzen zu schnell zu stark nachlässt.

- Die Schutzwirkung von Sonnencremes gegen Melanome wird sehr kontrovers diskutiert. Es gibt Pro's und Contra's. Es gibt sogar Studien, die negative Auswirkungen beschreiben (Hill 1999, Landow 2004). Das Deutsche Krebsforschungszentrum hält die UV-Strahlung nach wie vor für das wichtigste vermeidbare Risiko.

- Die Weltgesundheitsorganisation (WHO) und sämtliche onkologische Fachgremien raten von einer Solarienbenutzung zur Bräunung ab. Seit 2009 stuft die WHO Solarien als krebserregend ein. In Deutschland ist Minderjährigen die Nutzung eines Solariums gesetzlich verboten.

- Sonnenschutzmittel mit einem hohen Lichtschutzfaktor sind kein Freipass für einen unbeschränkten Aufenthalt in der Sonne. Kinder sollten am Strand daher Schwimmhemden tragen und nicht nur in Badehose oder Bikini herumlaufen. Die Cremes sollten auch auf die bedeckten Körperpartien aufgetragen werden.

- Sonnenbrillen müssen eng anliegen, um einen ausreichenden UV-Schutz zu gewährleisten (Standard „UV-400).

- Von nicht ärztlich kontrollierten UV-Bestrahlungen (Sonne oder Solarium) zum Zweck der Vitamin-D-Bildung, der Selbsttherapie eines Vitamin-D-Mangels oder der Bräunung wird dringend abgeraten.

- Zur Prävention von Hautkrebs gibt es die App „UV-Check". Sie bietet neben vielen Informationen auch die Möglichkeit, die Eigenschutzzeit der Haut zu berechnen.

Kommentar zur Relevanz der Krebsvorbeuge-Maßnahmen: Die Schutzwirkung von Sonnenschutzmitteln ist hinsichtlich der Entstehung des malignen Melanoms - im Gegensatz zum weißen Hautkrebs - noch weitgehend ungeklärt. Auf jeden Fall bieten sie keinen so sicheren Schutz wie beim weißen Hautkrebs. Dies bedeutet allerdings nicht, dass man sich unbesorgt der Sonne aussetzen kann. Im Gegenteil, die Primärprävention, also der Sonnenschutz, ist auch beim Melanom wesentlich wirksamer, risikoärmer und kostengünstiger als Vorsorge-Früherkennungs-Untersuchungen (Gordon et al 2020)

ABCDE-Regel zur Früherkennung des schwarzen Hautkrebses (Melanom)

A =**A**symmetrie der Veränderung
B =**B**egrenzung ist unregelmäßig
C =**C**olorit (uneinheitliche Pigmentierung)
D =**D**urchmesser über 5 mm
E =**E**rhabenheit (über das Hautniveau)

Kommentar zur Relevanz der Krebsvorsorge-Früherkennung: Die gesetzlichen Krankenkassen erstatten alle zwei Jahre ihren über 35 Jahre alten Versicherten eine standardisierte Krebs-Vorsorge-Früherkennungs-Untersuchung. Viele Krankenkassen ermöglichen eine solche Untersuchung (auf Antrag) auch schon vorher. Die Auflichtmikroskopie/Dermatoskopie ist kein Bestandteil dieser Untersuchung, da sie angeblich die Früherkennung nicht verbessert. Die Kosten hierfür sind „Igel-Leistungen".

Selbstkontrollen sind nach wie vor (trotz der gesetzlichen Früherkennungs-Maßnahmen) notwendig und erwünscht. Verdächtig im Hinblick auf die Entwicklung eines Melanoms sind Muttermale, deren Ausdehnung, Farbe und Form sich ändern. Die ABCDE-Regel liefert Verdachtsmomente, ob ein „Hautfleck" verdächtig ist und einer fachärztlichen Begutachtung bedarf.

Der Nutzen des Hautkrebsscreenings lässt sich beim weißen Hautkrebs nicht über die Senkung der Sterblichkeit beurteilen, da der Krebs nur sehr langsam wächst und extrem selten tödlich endet. Der einzige Vorteil der Früherkennung liegt darin, dass bei einer vorzeitigen Krebserkennung größere Operationen mit erhöhtem Verstümmelungsrisiko vermieden werden (Ziegler 2020).

Auch beim schwarzen Hautkrebs gibt es weltweit bislang keine einzige wissenschaftliche Studie, die eine signifikante Senkung der Melanom-Sterberate durch Screening-Untersuchungen nachgewiesen hat. Der Grund ist, dass dieser Krebs – auch unbehandelt – sehr unterschiedlich verläuft. Man bräuchte deswegen viele Jahre, ein sehr großes Patientenkollektiv, um signifikante Sterblichkeitsvorteile des Screenings zu untersuchen. Den Erfolg des Hautkrebsscreenings alleinig über die Senkung des Melanom-Mortalität zu messen, ist fragwürdig, geben selbst die Dermatologen zu (Ziegler 2020). Auf jeden Fall ist unbestreitbar, dass die Primärprävention (Sonnenschutzmaßnahmen) wesentlich effektiver ist als die Sekundärprävention (Früherkennungsprogramme) (Gordon et al 2020).

Melanom-Neuerkrankungen sind sechsmal so häufig wie vor 40 Jahren, wohingegen die Sterberaten in etwa gleichgeblieben sind. Da die Wirksamkeit der Therapie sich nicht wesentlich geändert hat, liegt der Verdacht möglicher Überdiagnosen als Folge der häufigeren Krebsvorsorge-Untersuchungen nahe.

Die Situation des Hautkrebs-Vorsorge ist symptomatisch ist für das Anliegen dieser Buchreihe, der Krebs-Vermeidung eine stärkere Bedeutung beizumessen als der Früherkennung.

Akute Leukämien

Über die Ursachen für die Entstehung von Leukämien herrscht bisher noch weitgehend Ungewissheit. Man kennt jedoch verschiedene Faktoren, die das Risiko, an einer Leukämie zu erkranken, erhöhen. Dazu gehören eine gewisse erbliche Veranlagung, radioaktive Strahlen und Röntgenstrahlen sowie bestimmte chemische Substanzen. Bei einigen seltenen Leukämiearten spielen auch Viren eine Rolle. Ein weiterer Risikofaktor ist vermutlich das Zigarettenrauchen. Für einen sehr großen Anteil der Leukämien kann jedoch kein auslösender Faktor nachgewiesen werden.

Fachleute schätzen, dass etwa 10 Prozent aller Leukämieerkrankungen durch das Zigarettenrauchen bedingt sind. Zum Beispiel ist das Risiko an einer akuten myeloischen Leukämie zu erkranken bei aktiven Rauchern um 40% und bei ehemaligen Rauchern um 25% erhöht. Bei der chronisch lymphatischen und myeloischen Leukämie (CLL und CML) sowie auch bei der akuten myeloischen Leukämie (AML) gilt zudem das Alter als ein wichtiger Risikofaktor: Mit steigendem Alter nimmt das Risiko zu, an diesen Leukämieformen zu erkranken.

Ein Zusammenhang von körperlicher Aktivität mit akuten und chronischen Leukämien ist nicht bekannt. Eine Bewegungstherapie wird allerdings gerne begleitend zur

Akuttherapie und danach in der Nachbetreuung eingesetzt, weil sie die Therapiekomplikationen reduziert.

Dass Leukämiepatienten in der Vergangenheit vor körperlichen Anstrengungen und Sport in der Therapiephase gewarnt wurden, lag an der Blutungsgefahr. Hinzu kam die Angst vor Infektionen. Dank besserer Begleittherapien (Supportivmaßnahmen) ist man diesbezüglich heute weniger restriktiv. Viele Zentren empfehlen heute bei einer Stammzelltransplantation ein moderates Kraft- und Ausdauertraining, da sich dieses positiv auf die körperliche Fitness, auf die Regeneration des Knochenmarks und nicht zuletzt auch auf die Psyche der Betroffenen auswirkt.

Aktives und passives Krafttraining wirkt während der stationären Anschlussheilbehandlung dem Muskelabbau entgegen. Später wird es ergänzt mit Ausdaueraktivitäten wie Radfahren, Wandern und Nordic Walking.

Leukämie- und Lymphom-Therapien erhalten häufig Substanzen, die Gefühlsstörungen (Polyneuropathien und Hand-Fuß-Syndrom) und Einschränkungen beim Gehen hervorrufen. Krafttrainingsübungen können die Beschwerden abmildern.

Mit einer Vielzahl von therapiebedingten Nebenwirkungen ist nach einer allogenen (Fremdspender)-Stammzelltransplantation (allo-HCT) zu rechnen. Körperliche Aktivität kann einige davon reduzieren und trägt so wesentlich zu einer Erholung der körperlichen Leistungsfähigkeit bei. Studien zeigen, dass ein körperliches Trainingsprogramm während und einige Zeit nach einer allogenen Transplantation sicher durchgeführt werden kann (Dimeo 2011). Auf Schwimmsport und Saunabesuche sowie sämtliche Sportarten mit Körperkontakt sollten die Patienten allerdings wegen der Infektionsgefahr noch lange nach der Behandlung verzichten. Das Immunsystem erholt sich nämlich erst lange nach der Blutbildung.

Lymphome, Myelome

Unter dem Begriff "Maligne Lymphome" wird eine Gruppe von bösartigen Erkrankungen zusammengefasst, bei denen es zu einer raschen und unkontrollierten Vermehrung von Zellen des lymphatischen Systems kommt. Das lymphatische System dient normalerweise der Abwehr von Krankheitserregern und findet sich in Lymphknoten, aber auch in der Milz, in den Mandeln, im Knochenmark und in vielen anderen Organen.

Die Ursachen für die Entstehung von Non-Hodgkin-Lymphomen sind bis heute nicht geklärt. Man kennt jedoch verschiedene Faktoren, welche die Erkrankungswahrscheinlichkeit erhöhen. So wurden bei einigen Non-Hodgkin-Lymphomen Veränderungen an den Chromosomen festgestellt, die auf spontane

Veränderungen des Erbguts zurückgehen. Diese nicht vererbbaren Chromosomenschäden können zur Entartung der Zellen und zum Tumorwachstum führen. Nach heutigen Erkenntnissen können Non-Hodgkin-Lymphome auch als Spätfolge bestimmter Virusinfektionen auftreten. Auch bestimmte chemische Substanzen, radioaktive Strahlen, Störungen in der Immunabwehr, das Alter sowie das Tabakrauchen spielen eine Rolle.

Körperlich aktive Menschen sollen laut einer umfassenden Metaanalyse in Kanada (Davies et al 2020) vor der Entstehung von bösartigen Non Hodgkin Lymphomen schützen. Überraschenderweise besteht der Schutz – laut dieser Studie - nur für Non Hodgkin-Patienten, nicht jedoch für Hodgkin-Patienten. Je intensiver die körperliche Aktivität, umso eindeutiger soll der Schutz sein.

Kommentar und Empfehlungen zur Vorbeugung: *Klinische Erfahrungen zeigen, dass sich die Überlebenszeit von Non Hodgkin-Lymphom- und Myelom-Patienten bei körperlicher Aktivität verlängert (Pophali, P. et al.: 2018, Davies et al 2020).*

Dass während und kurz nach der Krebstherapie Schonung angesagt ist, bedeutet nicht, körperlichen Belastungen völlig aus dem Wege zu gehen. Im Gegenteil, moderate körperliche Belastungen sind sinnvoll. Allerdings sind dabei Einschränkungen zu beachten. Hierzu gehören Vorsichtsmaßnahmen im Hinblick auf die häufig noch jahrelang eingeschränkte Immunabwehr. Gleiches gilt für Knochenmark-Transplantierte, die zur Vermeidung einer Abstoßungsreaktion Medikamente einnehmen müssen. Leukämie- und Lymphompatienten zählen zu den am stärksten gefährdeten Patienten für Virusinfekte wie z. B. Herpes Viren und COVID-19-Viren. Plötzliche Temperaturschwankungen, Massenveranstaltungen und Schwimmbäder sollten sie wegen der erhöhten Infektionsgefahr meiden. Auf die Sauna müssen sie verzichten. Grippe- und Pneumonie- Impfungen sind sinnvoll.

Immuntherapien mit Interferon-alpha oder Interleukin 2 können grippeähnliche Beschwerden verursachen. Bis zum Abklingen der Symptome ist Schonung angebracht.

Körperliches Training ist eine wichtige Säule der Rehabilitation von aggressiv behandelten Leukämie- und Lymphom-Patienten. Nach einer erfolgreichen Behandlung besteht allerdings noch sehr lange eine Immunabwehrschwäche. Dies erfordert Vorsichtsmaßnahmen.

Zur Bedeutung von Genanalysen in der Krebsprävention

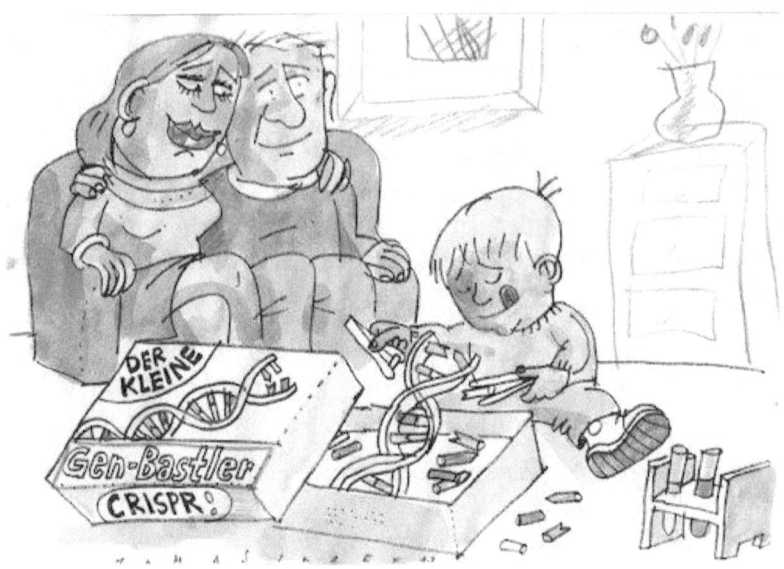

Tumoren entstehen durch Veränderungen im Erbgut. Diese Veränderungen (Genmutationen) können angeboren oder erworben, vom Körper selbst verursacht oder Folge zufälliger Fehler der DNA-Replikation sein. Es ist sehr unwahrscheinlich, dass sie eigenständig zu Krebs führen. Wahrscheinlicher ist es, dass es dazu zusätzlich der Interaktion mit anderen Genen und epigenetischer Faktoren bedarf. Sie alle tragen zum Krebsrisiko bei.

Die Entfernung einzelner, krebsfördernder Genabschnitte (GenCut bzw CRISPR/Cas-System) ist heute machbar, was aber - entgegen vieler Vorstellungen– nicht mit der gänzlichen Behebung der Krebsgefahr identisch ist. Dazu bedarf es in der Regel der zusätzlichen Beseitigung mehrerer Gene und epigenetischer Einflüsse. Ein Beispiel für die Bedeutung der Epigenetik ist die Körpergröße. Theoretisch wird sie von einem einzelnen Gen vererbt. Das bedeutet, dass große Eltern in der Regel große Kinder bekommen müssten. Die tatsächliche Größe der Kinder hängt aber noch von anderen (epigenetischen) Faktoren ab: dem Geschlecht, der Qualität der Ernährung, Umwelteinflüssen und solchen Lifestylefaktoren wie der körperlichen Aktivität. Dass Genmutationen nicht die einzige Voraussetzung für die Entstehung und Entwicklung von Krebs sind, bestätigen die Beobachtungen bei den in die USA ausgewanderten

Japanern. Die in Japan extrem hohe Magenkrebshäufigkeit ist bedingt durch ein bei Japanern extrem häufig vererbbares Gen, das zusammen mit dem japanischen Lifestyle die Ursache für die dort häufigen Magenkrebserkrankungen ist. Bei den in die USA ausgewanderten Japanern sinkt das Krebsrisiko binnen einer Generation und passt sich nach einigen Generationen nahezu dem Erkrankungsrisiko der Amerikaner an. Der Grund ist, dass das Krebsgen bei dem amerikanischen Lifestyle nicht aktiviert wird und an Aggressivität verliert.

Ein anderes Beispiel ist die Brustkrebsgefährdung bei Trägerinnen von mutierten BRCA1-und BRCA2-Genen. Nicht alle betroffene Frauen entwickeln Krebs. Dazu bedarf es zusätzlicher genetischer und epigenetischer Einflüsse. Beobachtungen legen die Vermutung nahe, dass die Aggressivität und die Aktivität mutierter BRCA1/2- Gene durch körperliche Aktivität gehemmt werden. Lange glaubte man, dass die geographisch sehr unterschiedliche Brustkrebshäufigkeit und Sterblichkeit von BRCA-Mutationsträgerinnen Folge unterschiedlicher Untersuchungsmethoden ist. Heute weiß man, dass ungleiche Lifestyle-Einflüsse der Grund sind.

Informationen zur bestmöglichen individuellen Therapie gewinnt man u. a. aus Genomanalysen von Tumorgewebe, also von **Erkrankten**. Sie haben mit zu den Heilerfolgen in der klinischen Onkologie beigetragen. Derartige Genanalysen haben bei **Gesunden** allerdings nur eine begrenzte Relevanz. Zu den wenigen Ausnahmen gehören (noch) gesunde Personen mit Adenopolyposis (FAP-Genen), dem Lynch-Syndrom (HNPCC-Genen) oder BRCA- Mutationen. Werden diese genetischen Veränderungen festgestellt, so sind große Vorsichtsmaßnahme geboten. Engmaschigere Vorsorge-Untersuchungen, ein gesünderer Lifestyle, möglicherweise sogar prophylaktische Operationen sind notwendig. Grundsätzlich erlaubt die Feststellung genetischer Mutationssyndrome allerdings keine hundertprozentige Krebsvorhersage.

Kommentar: Das Krebsgesamtrisiko ist die Summe aus vielen angeborenen und erworbenen Risikofaktoren. Ob es zu einer klinisch relevanten Krebserkrankung kommt, hängt nicht allein von Genmutationen, sondern von vielen zusätzlichen Einflüssen ab. Zu ihnen gehören auch Lifestyle Faktoren wie Rauchen, Alkohol und – nicht zuletzt – die körperliche (In)Aktivität.

Hypothesen zur Krebsförderung bei körperlicher Inaktivität

Der Wirkmechanismus von körperlicher Inaktivität auf das Krebs-Erkrankungsrisiko ist noch weitgehend unklar. Er ist Gegenstand vieler Hypothesen, bei denen Genmutationen eine zentrale Bedeutung haben

Täglich entstehen viele tausend Mutationen. Sie werden durch Substanzen verursacht, die unser Körper selbst produziert, aus der Umwelt stammen, teilweise ererbt sind oder zufällige Fehler der DNA-Replikation sind. Man geht davon aus, dass 99 % dieser strukturell veränderten Gene unwirksam bleiben bzw. eliminiert werden.

Strukturelle Veränderungen des Genoms - im Sinne einer Mutation – sind als alleiniger Wirkmechanismus von körperlicher Inaktivität und Ursache eines Tumors unwahrscheinlich. Zwar kann es, - speziell beim Ausdauertraining - zu strukturellen Veränderungen an den Telomeren kommen, doch diese haben, nach bisherigem Kenntnisstand, keine gesundheitlichen Auswirkungen. Eher haben Veränderungen der Genexpression einen Einfluss (Ligibel et al 2019, Behrens et al 2018, Heikenwälder et al 2019, Werner et al 2018, Werner et al 2018, Sjögren et al 2014). Die Genexpression kann sich auf direktem und auf indirektem Wege verändern. Eine direkte Beeinflussung ist möglich, aber schwer nachweisbar. Wahrscheinlicher und eher nachweisbar sind indirekte Effekte von körperlicher Aktivität auf epigenetisch wirkende Faktoren, wie die Geschlechtshormone, den Fettstoffwechsel, Entzündungsfaktoren, ja sogar die Psyche.

Mutagen wirkende Kanzerogene:

- UV-Strahlung

- Bildung von mutagenen Thymin-Dimeren

- Ionisierende Strahlung

- Ionisation von Molekülen

- Chemische Schadstoffe wie Zytostatika, Acetaldehyd, Anilin

- Fasern und Stäube in Alveolen, die die Bildung von Sauerstoffradikalen aktivieren

- Tumorviren (Onkoviren) wie HBV, HCV, HPV

Epigenetisch wirkende Tumorpromotoren, die die Aggressivität von Krebszellen erhöhen und eine Gewebeinfiltration begünstigen (Tumorpromotoren).

- körperliche Inaktivität   (wirkt epigenetisch)
- starkes Übergewicht   (wirkt epigenetisch)
- Alkoholkonsum   (wirkt sowohl mutagen als auch epigenetisch)
- Geschlechtshormone   (wirken epigenetisch)
- Medikamente   (können sowohl mutagen als auch epigenetisch wirken)
- Tabakkonsum   (wirkt sowohl mutagen als auch epigenetisch)
- Entzündungen   (wirken möglicherweise mutagen als auch epigenetisch)
- schlechte Ernährung   (wirkt epigenetisch)
- schlechte Immunabwehr   (wirkt epigenetisch)
- Stress   (wirkt epigenetisch)
- Zytostatika   (wirken mutagen)
- Insulinresistenz   (wirkt epigenetisch)
- Mechanische Faktoren   (wirken epigenetisch)
- Mikrobiom   (wirkt epigenetisch)
- Vitamine   (wirken epigenetisch?)
- Ballaststoffe   (wirkt epigenetisch)
- Leberverfettung   (wirkt epigenetisch)
- Psyche   (wirkt epigenetisch)

Kommentar: Voraussetzung für die Entstehung von Krebszellen sind Genmutationen. Sie wirken allerdings erst dann, wenn zusätzliche „Promotoren" auf sie einwirken. Durch sie kommt es entweder zu einer Aktivierung der Genmutationen oder zu einer Schwächung der Reparaturgene. Epigenetische Einflüsse können somit Prozesse (pathway events) wie jene der Signalübertragung und der DNA-Reparatur aktivieren oder inaktivieren, beschleunigen oder verlangsamen.

Der Einfluss mutagen wirkender Substanzen auf die Krebsentstehung ist somit geringer als allgemein angenommen. Das bedeutet aber nicht, dass sie belanglos wären. Im Gegenteil, Genmutationen sind eine Vorbedingung für die Krebsentstehung, bedürfen aber zusätzlicher Einflüsse wie z. B. der körperlichen Aktivität.

Körperliche Aktivität wirkt wie ein Schalter, der die Expression von Krebsgenen an- oder ausschaltet und somit darüber bestimmt, ob sich Krebszellen in ihrer Mikroumgebung einen Wachstumsvorteil verschaffen oder nicht. Inaktivität erhöht auch die Invasionsbereitschaft des Gewebes, so dass sich Karzinomzellen im Gewebe ausbreiten können.

Körperliche Inaktivität ist kein mutagen wirkendes Karzinogen, das Chromosomenbrüche und Genmutationen verursacht und somit zu einer Veränderung der Aminosäurensequenz führt. Sie ist ein epigenetisch wirkender Einflussfaktor, der die Aggressivität von „schlafenden Krebsgenen" aktiviert. Latente Krebsgene und Krebszellen werden aktiviert, Schutzmechanismen inaktiviert und die Mikroumgebung negativ im Sinne einer Begünstigung der Krebsausbreitung beeinflusst.

Die Bedeutung epigenetischer Einflüsse für die Krebsentwicklung ist längst nicht so weit erforscht wie die der klassischen, mutagen wirkenden, Karzinogene. Ihre Funktion als Bindeglied zwischen Erb- und Umwelteinflüssen wurde lange unterschätzt.

Hypothesen zum Krebsschutz bei körperlicher Aktivität

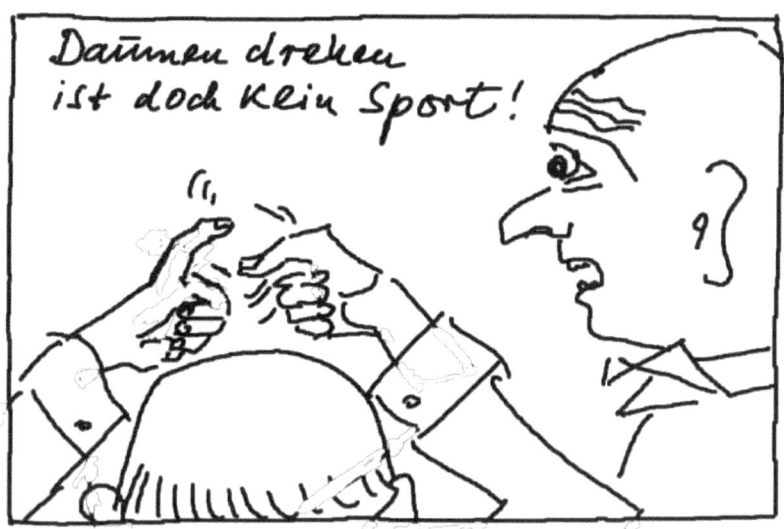

Körperliche Aktivität kann das Erkrankungsrisiko einiger Tumore um bis zu 25 Prozent verringern. Welche Mechanismen hierfür verantwortlich sind, ist Gegenstand vieler Hypothesen. Diskutiert werden sowohl direkte als auch indirekte Schutzmechanismen. Einige Beispiele werden im Folgenden kommentiert.

Hypothesen zur Krebsprävention durch körperliche Aktivität

- Inaktivierung von Krebsgenen (direkter Einfluss)?
- Aktivierung von Reparaturgenen (direkter Einfluss)?
- Hemmender Einfluss von Myokinen (Muskelenzymen) auf die Genaktivität und/oder die Vermehrung von Krebszellen (direkter Einfluss)?
- Verhinderung und Abbau von krebsförderndem Lifestyle-Verhalten, wie z. B. Reduzierung von Übergewicht (indirekter Einfluss)?
- Einflüsse auf die lokale und systemische Immunabwehr (indirekter Einfluss)?

- Einfluss auf die Insulinempfindlichkeit der Muskulatur (indirekter Einfluss)?
- Verringerung des Krebsrisikofaktors Insulinresistenz (indirekter Einfluss)?
- Verstärkung von Therapieeffekten (indirekter Einfluss)?
- Auswirkungen auf die Aufnahme von Vitamin-D3 (indirekter Einfluss)?
- Einfluss auf die Geschlechtshormone (indirekter Einfluss)?
- Reduzierung von Entzündungsfaktoren (indirekter Einfluss)?
- Abwehr von oxidativem Stress und DNA-Schäden (direkter Einfluss)?

Damit Genmutationen eine Krebskrankheit herbeiführen, bedarf es in der Regel zusätzlicher Einflüsse. Zu ihnen gehören Lifestyle-Einflüsse, wie z. B. Bewegungsarmut, Übergewicht, Alkohol, Stress und Psyche. Es gibt Vermutungen und inzwischen auch Beobachtungsstudien, dass sich das Erkrankungsrisiko von Mutationsträger(innen) durch körperliche Aktivität und Sport positiv beeinflussen lässt. Der Krankheitsverlauf ist dann weniger aggressiv. Vorläufige Ergebnisse der deutschlandweiten prospektiv randomisierten Lebensstil-Intervention-Studie (Libre-Studie) weisen auf ein geringeres Erkrankungsrisiko infolge körperlicher Aktivität bei einer genetischen Vorbelastung für Brustkrebs (BRCA-1/2- Mutationen) hin (Kiechle und Grimm 2016, 2020).

Während sich die Invasionsbereitschaft des Gewebes bei Inaktivität erhöht (ja sogar Tochtergeschwulste entstehen), verhindert körperliche Aktivität möglicherweise die Invasion von Karzinomzellen.

Kommentar: *Mehrere Beobachtungsstudien, so die Langzeitstudie „Motorik Modul 2019", bestätigen die Bedeutung von Bewegung und Sport als Schutzfaktor. Kommt es zu einer Erkrankung, so soll sie weniger aggressiv verlaufen, wenn man sich früher körperlich belastet hat (Zhou et al 2014).*

Schützender Einfluss auf den Krebsrisikofaktor: Muskuläre Inaktivität?

Eine direkte wachstumshemmende Wirkung kann von Muskeln über Enzyme (Myokine) ausgehen, die von diesen bei Aktivierung in die Blutbahn abgegeben werden. Studien in Zellkulturen, in Tierversuchen und neuerdings auch bei Krebspatienten bestätigen derartige direkte krebshemmenden Effekte durch Muskelenzyme. Bei

Prostatakrebskranken wurde eine von bewegungskonditioniertem Serum ausgehende Wachstumshemmung festgestellt (Schwappacher et al 2020, Leitzmann et al 2015).

Kommentar: *Verringern sich die Muskelmasse und die Muskelaktivität, dann nehmen auch diejenigen Hormone ab, die im Muskel gebildet werden und die die Krebszellvermehrung hemmen. Körperliche Aktivität erhöht das Muskelvolumen und damit auch die krebshemmenden Enzyme.*

Schützender Einfluss auf den „Krebsrisikofaktor": Übergewicht?

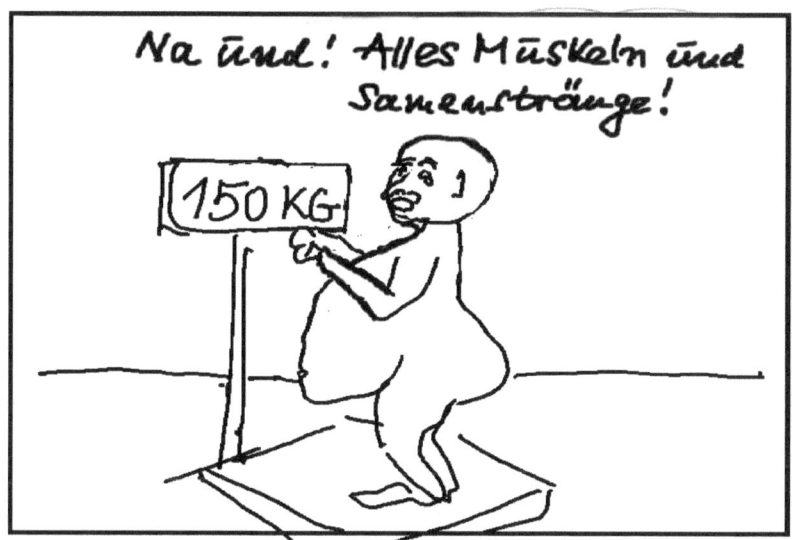

Experten behaupten, Übergewicht habe den Tabakkonsum inzwischen als wichtigste vermeidbare Krebsursache abgelöst. Tatsächlich gibt es zahllose Studien, die den negativen Einfluss von Übergewicht auf die Krebsentstehung und den Krankheitsverlauf bestätigen. Die Sterblichkeit ist bei adipösen Männern und Frauen zwischen 52 und 88 Prozent höher als bei Normalgewichtigen. Je höher der BMI-Wert, desto größer die Krebsgefährdung.

Übergewichtige können ihr Risiko durch körperliche Aktivität reduzieren. Erhöhen sie den Energieverbrauch, so steigt die Insulinempfindlichkeit der Muskelzellen. Die Insulinresistenz sinkt, das Krebsrisiko nimmt ab. Dies ist der Fall bei adipösen Frauen nach den Wechseljahren. Normalerweise sind sie stärker krebsgefährdet. Sind sie hingegen körperlich aktiv, normalisiert sich das Krebsrisiko.

Zur Gewichtsabnahme sollten bevorzugt Bewegungsformen eingesetzt werden, die viele Muskelgruppen beanspruchen; also Ausdauersportarten wie Laufen, Radfahren, Schwimmen, Ergometertraining. Gleichzeitiges Krafttraining ist günstig, zumal es die Leistungsfähigkeit der Muskulatur noch steigert. Bei sehr starkem Übergewicht werden ausschließlich Übungen ohne Gelenkbelastung – also Krafttraining – empfohlen.

Kommentar und Empfehlungen für die Praxis: Kormlos und Brabec, die 2010 das Eingangsgewicht amerikanischer Rekruten in den vergangenen 150 Jahren ermittelten, stellten bei ihnen einen durchschnittlichen BMI < 20 zwischen 1850 und 1879 fest. Dieser stieg von 1880 bis 1909 auf über 20, von 1920 bis 1939 auf 22,5 und 1980 auf 24 an. 2018 war der durchschnittliche BMI der Rekruten so hoch, dass das Pentagon Bedenken hinsichtlich zur Einsatzbereitschaft der Armee äußerte.

Übergewichtige Frauen haben nach der Menopause dann kein erhöhtes Krebsrisiko, wenn sie früher sportlich aktiv gewesen sind. Erkranken sie trotzdem, so verläuft bei ihnen die Krebserkrankung weniger aggressiv. Beobachtungen bei Sumo-Ringern sprechen ebenfalls für die Richtigkeit der Behauptung, dass der Schutzfaktor von körperlicher Aktivität größer ist als der Risikofaktor von Übergewicht: Sie sollen trotz ihres beeindruckenden Übergewichts kein erhöhtes Krebsrisiko haben, weil sich das Fett bei ihnen unter der Haut befindet und nicht zwischen den Bauchorganen. Es handelt sich um braunes, also „gutes Fett".

Schützender Einfluss auf den „Krebsrisikofaktor": Immunabwehrschwäche?

Die körpereigene Immunabwehr ist bei körperlicher Inaktivität herabgesetzt, was eine höhere Infektanfälligkeit zur Folge hat. Eine besondere Bedeutung kommt hierbei den Makrophagen zu, die bei moderater körperlicher Aktivität aktiviert werden. Laut einer Studie von Duggal et al (2018) haben Senioren, die in ihrem Leben regelmäßig Ausdauersport betrieben, deutlich aktivere B- und T-Zellen im Blut. Regelmäßiges Ausdauertraining stärkt die unspezifische Immunabwehr. Die natürlichen Killerzellen werden aktiviert und die Aktivität von Krebszellen gehemmt (Petersen et al 2016).

Kommentar und Empfehlungen für die Praxis: Tierstudien zeigen, dass Mäuse, die sich auf einem Laufrad austoben können, fünfmal mehr natürliche Immunabwehrzellen (Killerzellen) haben als ihre trägen Artgenossen.

Extreme körperliche Belastungen können sich allerdings nachteilig auswirken (Groh et al 2012). Studien belegen eine zeitweilig hohe Anfälligkeit nach einem Marathonlauf.

Nicht nur Organe wie Herz, Lunge und Hirn, sondern auch das Immunsystem entwickelt mit dem Alter physiologische Schwächen (Immunoseneszenz). Es kommt zu erhöhten entzündungsfördernden Aktivitäten, möglicherweise auch Krebs. Ein Grund umso mehr, um im höheren Alter etwas zur Schonung und Förderung der Immunabwehr zu tun. Moderate körperliche Aktivität kann dazu beitragen.

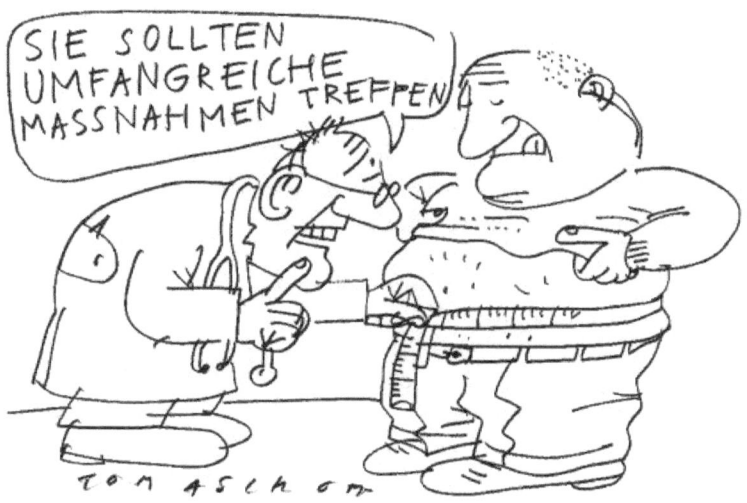

Schützender Einfluss auf den „Krebsrisikofaktor": Übermäßiges Körperfett?

Bewegungsmangel und eine zu hohe Energieaufnahme führen zu einer übermäßigen Fettablagerung. Sie zählen zu den Krebsrisikofaktoren. Wer sich ausreichend bewegt und ausgewogen ernährt, hält seinen Energiehaushalt im Gleichgewicht und verhindert eine „Verfettung".

Fettgewebe ist nicht nur ein Energiespeicher, sondern ist auch sekretorisch aktiv. Es bildet Hormone, die neben dem Appetit und Hunger auch Entzündungsreaktionen beeinflussen. Fettzellen wandeln Vorstufen der Sexualhormone - mithilfe eines Enzyms - in Östrogene um, die in der Brust und Gebärmutterschleimhaut das Zellwachstum stimulieren. Diese können - besonders nach den Wechseljahren –Tumore hervorrufen.

Neben Östrogenen schüttet das Fettgewebe auch Leptin und Adiponektin sowie einige Zytokine wie Interleukin 6 im Überschuss aus. Menschen mit extremem Übergewicht haben daher mehr Leptin und weniger Adiponektin im Blut als ihre normalgewichtigen Zeitgenossen. Dieses veränderte Verhältnis der Fetthormone bedingt, dass wachstumsfördernde Signalwege in den Zellen über die Maße aktiviert oder Kontrollmechanismen abgeschaltet werden. Leptin fördert nachweislich in Zellkultur- und Tierversuchen das Wachstum von Darmkrebs-, Brustkrebs, Prostatakrebs und Eierstockkrebszellen.

Mit zunehmendem Alter kommt es selektiv zu Fettablagerungen im Bauchraum. Bauchfett produziert Wachstumshormone und Entzündungsfaktoren, die wiederum das Krebsrisiko erhöhen (Imayama, I et al 2011). Je weniger Bauchfett man hat, umso geringer ist das Krebsrisiko

Kommentar und Empfehlungen für die Praxis: Muskeln wiegen mehr als Fett. Wer abnehmen will und dabei auf die Waage schaut, wird bei Beginn seines Kraft- oder Ausdauertrainings möglicherweise enttäuscht sein, denn die Muskulatur schwillt bei Aktivität an und der Körper nimmt an Gewicht zu. Die Waage wird – wenn überhaupt – nur einen minimalen Gewichtsverlust anzeigen. Besser ist es, den Hüftumfang im Blick zu haben. Wer den Gürtel zwei bis drei Löcher enger schnallen kann, hat schon einiges erreicht - über die schmalere Taille hinaus.

Ob man mit isoliertem Muskeltraining gezielt an bestimmten Körperstellen – z. B. Bauchfett – abnehmen kann, ist umstritten (Kesztyüs, D et al 2018, Vissers, D et al 2013, Kay, S et al 2006). Allgemein heißt es, Bauchfett wird nur im Zuge eines allgemeinen systemischen Fettverlustes abgebaut. Die genetische Disposition bestimmt, wo und zu welcher Zeit der Körper Fett verstoffwechselt.

Einige Protagonisten meinen, man könne die Fettverteilung durch Krafttraining stärker beeinflussen als mit Ausdauertraining. Befürworter des Ausdauertrainings behaupten das Gegenteil. Sicher ist: Sowohl mit Kraft- als auch mit Ausdauertraining nehmen die Bauchmuskeln an Volumen eher zu, das Bauchfett aber wird nicht selektiv verbrannt.

Schützender Einfluss auf den „Krebsrisikofaktor": Metabolisches Syndrom?

Von einem metabolischen Syndrom spricht man dann, wenn drei von fünf folgenden Faktoren zutreffen: 1.) Taillenumfang > 88 cm bei Frauen und >102 cm bei Männern (Europäer), 2.) Bluthochdruck > 130 mm Hg systolisch und > 85 mm Hg diastolisch, 3.) Nüchtern-Blutzucker > 100 mg/dl, 4.) Triglyceride > 150 mg/dl, 5.) HDL-Cholesterol < 50 mg/dl bei Frauen und < 40 mg/dl bei Männern. Menschen mit einem metabolischen

Syndrom haben nicht nur ein erhöhtes Risiko für Diabetes, Gefäßerkrankungen und Herzinfarkt, sondern auch für Krebs.

Kommentar und Empfehlungen für die Praxis: *Körperliche Aktivität erhöht im Blut das HDL-Cholesterin und reduziert die LDL-Fettwerte, verringert die Triglyceride und den Taillenumfang.*

Schützender Einfluss auf den „Krebsrisikofaktor": weibliche Geschlechtshormone

Je größer der Körperfettanteil ist, desto höher ist bei Frauen der Östrogenspiegel, denn im Fettgewebe werden Östrogene produziert. Je länger östrogenempfindliches Gewebe dem Einfluss von Östrogenen ausgesetzt ist, desto höher ist das Risiko einer bösartigen Entartung Der hohe Östrogenspiegel bei übergewichtigen und bewegungsarmen Frauen erklärt deren Krebsrisiko. Östrogene sind ein Wachstumsreiz für Zellen, auch für Krebszellen. Bei sportlicher Betätigung sinkt der Östrogenspiegel; einer der Gründe, weswegen Sportlerinnen ein geringeres Krebsrisiko haben sollen.

Kommentar und Empfehlungen für die Praxis: *Körperliche Aktivität reduziert in ähnlicher Weise auch die Produktion von Androgenen bei Männern. Athleten sollen häufig einen niedrigeren Testosteronspiegel haben als Nichtsportler. Ob sie deswegen auch seltener an einem Prostatakarzinom erkranken, ist zwar nicht nachgewiesen, aber wird vermutet*

Schützender Einfluss von körperlicher Aktivität auf den „Krebsrisikofaktor" hoher Cholesterinspiegel?

Ein hoher Cholesterinwert galt lange als Krebsrisiko, weswegen früher nicht nur Herz-Kreislauf-Kranken, sondern auch Krebsgefährdeten gerne Fettblocker (Statine) verschrieben wurden. Die Einnahme von Statinen wurde mit einer Risikominderung für Krebsarten wie Leberkarzinom, Brust-, Magen-, Bauchspeicheldrüsen- und Gallengangskrebs in Verbindung gebracht. Heute hat diesbezüglich ein Umdenken stattgefunden. Zum einen unterscheidet man heute zwischen gutem Cholesterin (HDL) und schlechtem Cholesterin (LDL), und zum anderen scheint nicht der Cholesterinwert im Blut, sondern die fettreiche Ernährung und das Übergewicht der Grund für das erhöhte Krebsrisiko zu sein. Ein hoher HDL-Spiegel wirkt sich eher positiv auf das Erkrankungsrisiko (für manche Krebsarten) aus. Ein hoher LDL-Spiegel („negatives

Cholesterin") gilt als ungünstig, weswegen es im Volksmund auch das schlechte Cholesterin genannt.

Kommentar und Empfehlungen für die Praxis: Zwar sinkt bei einer cholesterinarmen Diät der Cholesterinspiegel, allerdings sinken nicht nur die schädlichen, sondern auch die „schützenden" HDL-Werte. Dies ist im Falle von Sport und Bewegung nicht der Fall. Hier sinken die LDL- und Triglyceridwerte, während das HDL-Cholesterin ansteigt.

Bei hohen Cholesterinwerten stellt körperliche Aktivität die Basis jeder cholesterinsenkenden Therapie dar. Erst, wenn sie nicht ausreichend wirkt, sollten Medikamente eingesetzt werden.

Schützender Einfluss von körperlicher Aktivität auf den „Krebsrisikofaktor": Insulin?

Insulin hat mehrere Funktionen. Unter anderen fördert Insulin das Zellwachstum, leider auch das von Krebszellen. Es steigert die Zellproliferation und hemmt die Apoptose von Krebszellen. Ein hoher Insulinspiegel - wie er für den Typ-2-Diabetes typisch ist – gilt daher als Krebsrisikofaktor.

Kommentar und Empfehlungen für die Praxis: Da körperliche Aktivität die Insulinempfindlichkeit der Muskulatur verbessert, sinkt der Insulinspiegel. Dies und der verbesserte Fettabbau vermindern auch das Krebserkrankungsrisiko.

Schützender Einfluss von körperlicher Aktivität auf den „Krebsrisikofaktor": Typ-2-Diabetes?

Der Typ-2-Diabetes, auch der Prädiabetes, erhöht das Risiko für viele Krebserkrankungen (Huang Y et al 2016). Die Krebsgefahr ist um 20 % höher als bei Nicht-Diabetikern. Entwickeln Patienten mit Diabetes ein Karzinom, ist auch deren Sterberisiko erhöht. Besonders auffällig ist dies bei Patienten mit Karzinomen des Magen-Darm-Trakts.

Kommentar und Empfehlungen für die Praxis: Eine gesunde Lebensführung mit ausgewogener Ernährung, einem angemessenen Körpergewicht sowie körperlicher Aktivität schützt nicht nur vor einem Typ-2-Diabetes, sondern vermindert auch das Krebsrisiko.

Wer Diabetes (Typ-2) gefährdet ist, kann durch eine Umstellung der Ernährung und mehr Bewegung den Diabetes zumindest für einige Jahre hinauszögern. Eventuell bleibt er sogar ganz davon verschont. Erst wenn Bewegung und Ernährungsumstellung sowie Tabletten nicht wirken, sollte man eine Insulintherapie in Betracht ziehen.

Schützender Einfluss von körperlicher Aktivität auf den „Krebsrisikofaktor": Insulinresistenz?

Das in der Bauchspeicheldrüse produzierte Insulin sorgt dafür, dass Glukose von der Muskulatur verbraucht oder bei fehlender Belastung als Glukose in Form vom Fett gespeichert wird. Nimmt die Aufnahmefähigkeit (Sensibilität) der Muskelzellen für Insulin ab (Insulinresistenz), produziert der Organismus mehr Insulin, um den Regelkreislauf aufrecht zu erhalten. Ein hoher Insulin-Spiegel verhindert aber den Fettabbau und stimuliert das Wachstum von Krebszellen

Kommentar und Empfehlungen für die Praxis: *Die positiven Effekte körperlicher Aktivität auf die Krebsentwicklung zeigen sich u. a. in einer Verbesserung des Insulinstoffwechsels (nämlich der Sensitivität der Muskulatur, der Glukosetoleranz, dem geringeren Fettgewebe im Körperstamm und einer Gewichtsabnahme bei Übergewicht und - nicht zuletzt - einem geringeren Krebsrisiko.*

Schützender Einfluss von körperlicher Aktivität auf den „Krebsrisikofaktor": Vitamin- D_3-Mangel?

Der zunehmend urbane Lebensstil - mit Aktivitäten in geschlossenen Räumen - geht mit einer geringeren Sonnenexposition und einer drohenden Vitamin-D-Unterversorgung einher. Ein Vitamin-D-Mangel wird mit einer Vielzahl chronischer Erkrankungen, so auch mit Krebs, in Zusammenhang gebracht. Tatsächlich fördert Vitamin D_3 die Apoptose, hemmt die Zellproliferation und unterdrückt den wachstumsfördernden Einfluss von IGF-1.

Die höhere Darmkrebs- und Prostatakrebsrate in Nordeuropa erklärt man u. a. mit der dort niedrigeren Sonneneinwirkung. Vitamin D_3 wird nämlich im Wesentlichen in der Haut unter der Einwirkung ultravioletter B-Strahlung (UV-B), synthetisiert und nur zu 10 % über den Darm aufgenommen. Der Vitamin D-Status hängt somit auch von den Aktivitäten im Freien ab. Körperlich inaktive und korpulente Menschen haben oft auch einen erniedrigten Vitamin-D-Blutspiegel. Das Vitamin D wird bei ihnen im Fettgewebe nutzlos gespeichert.

Kommentar und Empfehlungen für die Praxis: *Die natürliche Vitamin-D-Aufnahme über das Sonnenlicht (bei Aktivitäten im Freien) führt zu einem sicheren – und ungefährlicheren – Anstieg des Vitamin-D-Spiegels als die Einnahme von synthetischen Vitamin-D-Präparaten.*

Schützender Einfluss von körperlicher Aktivität auf den „Krebsrisikofaktor": chronische Entzündungen?

Bei Krebserkrankungen sind die Entzündungsparameter häufig erhöht. Deshalb halten einige Wissenschaftler chronische Entzündungen für eine (Mit)Ursache einiger Krebserkrankungen (Heikenwälder et al 2019). Einige Experten gehen sogar soweit, Krebs (Lungenkrebs) als Entzündungskrankheit zu bezeichnen (Ruwanpura et al 2016).

Bei körperlicher Inaktivität kommt es zu einem Anstieg entzündungsfördernder Eiweiße im Blut. Daher liegt die Vermutung nahe, dass bei körperlicher Aktivität Entzündungen gehemmt werden und somit das Krebsrisiko sinkt. Tatsächlich wirkt körperliche Aktivität entzündungshemmend, ähnlich wie Aspirin. Laborchemisch ist das messbar; etwa durch Bestimmungen des C-reaktiven Proteins („CRP"). Bei Sportlern ist der CRP-Spiegel niedriger als bei bewegungsarmen Menschen (Imayama, I et al 2011).

Kommentar und Empfehlungen für die Praxis: *Für eine Schutzwirkung entzündungshemmender Einflüsse spricht die Erfahrung, dass sportlich aktive Darmkrebspatienten mit COX-2-exprimierenden Tumoren hinsichtlich Rezidivfreiheit und Überlebenszeit stärker profitieren als Krebserkrankte mit COX-2-negativen Karzinomen (Yanauchi et al 2013).*

Schützender Einfluss von körperlicher Aktivität auf den „Krebsrisikofaktor": chronisch obstruktive Atemwegserkrankungen?

Körperliche Aktivität ist ein wichtiger Bestandteil der Behandlung chronisch obstruktiver Lungenerkrankungen (COPD). Diese gehen bekanntlich mit einem hohen Lungenkrebsrisiko einher. Körperliche Aktivität verbessert die Atemarbeit und führt so zu einer Reinigung und kürzeren Kontaktzeit von Schadstoffen in den Bronchien und Alveolen.

120

Auch wenn die pathophysiologischen und funktionellen Störungen dadurch nicht rückgängig gemacht werden, so wird doch eine Verschlimmerung und der Übergang zu Krebs verhindert. Man versetzt den Körper in die Lage, besser mit Auswirkungen der Erkrankung fertig zu werden.

Kommentar und Empfehlungen für die Praxis: Günstig bei einer COPD und bei Asthma bronchiale sind Sportarten wie Schwimmen, Wassergymnastik, Aquajogging. Die feuchtwarme Luftschicht über der Wasseroberfläche - und die in Hallenbädern mit Wasserdampf gesättigte Luft - wirken sich positiv auf die Beschwerden aus. Positiv ist auch die Kräftigung der Atemhilfsmuskulatur.

Schützender Einfluss von körperlicher Aktivität auf den „Krebsrisikofaktor": Tabak- und Alkoholkonsum?

Sportler wissen, dass Nikotin- und Alkoholabusus ihre körperliche Fitness beeinflusst, weswegen sie in der Regel tabak- und alkoholabstinent leben. Möglicherweise ist dies einer der Gründe, weswegen Sportler – wenn überhaupt - erst im höheren Alter an einem Krebs erkranken.

Kommentar und Empfehlungen für die Praxis: Es gibt Berichte, dass regelmäßige wöchentliche körperliche Aktivität das Sterblichkeitsrisiko alkoholbedingter Krebserkrankungen vermindert (Feng et al 2020).

Schützender Einfluss auf die Komplikationsrate bei Krebsoperationen

Mehrere Studien berichten von einer niedrigeren Komplikationsrate und schnelleren Erholung bei Lungenkrebsoperationen, wenn diese vor der Operation an einem Fitnesstraining teilnahmen (Praerehabilitation) (Steffens et al 2018). Angeblich soll sich bei operierten Prostatakrebspatienten die Urinkontinenz eher verbessern, wenn der Operation eine Beckenbodengymnastik vorausging.

Kommentar: Die Prärehabilitation mit Bewegung und Sport vor einer komplikationsreichen Behandlung gewinnt zunehmend an Bedeutung.

Schützender Einfluss von körperlicher Aktivität auf den „Krebsrisikofaktor": Dysbiose?

Störungen der Darmflora (Dysbiose) sollen die Entstehung, den Verlauf und die Therapie chronischer Erkrankungen beeinflussen. Die Darmflora kann die Krebsabwehr sowohl fördern als auch hemmen. Bekannt sind Einflüsse auf die Wirkung von Immuntherapien bei Krebserkrankungen. Sicher ist, dass sich das Mikrobiom und seine Zusammensetzung bei sportlicher Aktivität positiv verändern (Liu, Y et al 2019

Kommentar und Empfehlungen zum Krebsschutz: Dass Mikrobiota einen Einfluss auf die Tumorentstehung haben können, ist spätestens seit der Entdeckung des Zusammenhangs von Helicobacter-pylori-Bakterien und der Magenkarzinomentstehung bekannt.).

Schützender Einfluss von körperlicher Aktivität auf den „Krebsrisikofaktor": chronischer Dysstress?

Psycho-Onkologen behaupten, dass Stresshormone bei negativem Stress (Dysstress) zu einer Verminderung von Immunabwehrzellen führen und das Wachstum von Krebszellen begünstigen.

Freizeitsport ist ein guter Stress-Regulator und gleicht Belastungen im Alltag aus. Mentale Stresssituationen werden besser verkraftet, Depressionen abgeschwächt und Spannungen abgebaut. Insofern müssten von Sport und Bewegung positive Einflüsse auf die Krebsvermeidung ausgehen.

Kommentar und Empfehlungen für die Praxis: Positiv empfundener Stress (Eustress) spornt an. Er steigert die Vitalität, verbessert die persönliche Belastbarkeit und vermindert stressbedingte Abwehrschwächen.

Schützender Einfluss auf den „Krebsrisikofaktor“: Sesshafter Lebensstil?

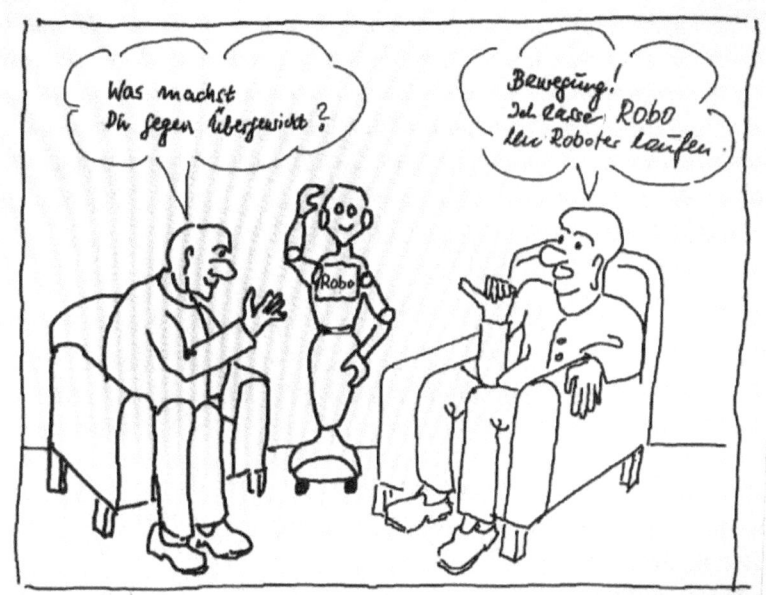

Anders als gemeinhin vermutet, verursacht beständiges Sitzen nicht nur Rückenbeschwerden. Es beeinflusst auch die Entstehung vieler Erkrankungen. "Sitzen ist das neue Rauchen" schreibt die F.A.Z. (13. 09. 2017) und weist damit indirekt auf mögliche Zusammenhänge mit einer erhöhten Krebsgefährdung hin. Bei Akademikern ist die Gefahr besonders hoch, da sie ihrer beruflichen Tätigkeit vornehmlich im Sitzen nachgehen.

Wie nachhaltig ein sesshafter Lebensstil der Gesundheit schadet, hängt nicht nur davon ab, wie viele Stunden man am Tag sitzend verbringt, sondern auch, ob man sich zwischendurch bewegt. Hierfür spricht u. a. eine Studie (Diaz et al 2017), in der ein enger Zusammenhang zwischen der Dauer der einzelnen Sitzperioden und dem Zuckerhaushalt sowie einer - Krebs fördernden - Insulinresistenz festgestellt wurde. Je länger die Probanden in dieser Untersuchung am Stück saßen, desto schlechter reagierte ihr Organismus auf Insulin. Versuchspersonen, die trotz vieler Sitzstunden noch körperlich aktiv waren, schnitten zwar besser ab, jedoch schlechter als Personen, die ihre sitzende Tätigkeit mehrfach kurz unterbrachen.

Kommentar und Empfehlungen für die Praxis: Wichtig ist, schon in der Jugend, ja sogar im Säuglingsalter auf genügend Bewegung zu achten. Die WHO hat erstmals Bewegungsrichtlinien für Kinder unter 5 Jahren veröffentlicht. Ab einem Jahr sind danach täglich drei Stunden Bewegung wie Krabbeln, Laufen oder Toben Minimum. Babys dürfen nie länger als eine Stunde am Stück irgendwo festgeschnallt verbringen, weder im Auto, Buggy noch auf dem Rücken der Eltern. Nach einer Stunde brauche das Kind eine Pause zum möglichst freien Strampeln, Krabbeln oder Herumlaufen, heißt es. Außerdem sollten Babys im wachen Zustand mindestens eine halbe Stunde in Bauchlage verbringen, da dies die motorische Entwicklung positiv beeinflusst und Kopfverformungen entgegenwirkt. Auch bei den Zeiten, die Kleinkinder vor dem Bildschirm verbringen, setzt die WHO klare Limits. Sie sagt, Fernseher, Smartphone oder Computer sollten für unter 2-Jährige tabu sein, ab dem Alter von zwei Jahre sei höchstens eine „Bildschirmstunde" pro Tag erlaubt. Das Sitzen vor dem Bildschirm halte Kinder davon ab, ihrem natürlichen Bewegungsdrang zu folgen. Über einjährige Kinder sollten nach den WHO-Richtlinien mindestens drei Stunden am Tag krabbeln, laufen, klettern oder toben.

Kardiologen behaupten, dass 5 Stunden körperliche Bewegung pro Woche erforderlich sind, um ein tägliches Sitzen von 8 und mehr Stunden zu kompensieren. Wer vornehmlich Bürotätigkeiten verrichtet, sollte alle dreißig Minuten kurz aufstehen, um sich kurz zu strecken und zu bewegen (dynamisches Sitzen). Während der Arbeitszeit sollte er versuchen, die Wirbelsäule in Bewegung zu halten, d. h. möglichst oft aufstehen – eventuell sogar ein Stehpult integrieren. Gut ist, gelegentlich im Stehen zu telefonieren oder Kollegen persönlich in ihren Büros aufzusuchen, anstatt ihnen eine E-Mail zu schreiben oder sie anzurufen.

Um mehr Bewegung in den Büroalltag zu bringen, gibt es spezielle Aktiv- Bürostühle, die eine maximale Dynamik am Arbeitsplatz erlauben (www.agr-ev.de/sitzen-buero). In einem gemeinsamen Projekt des Instituts für Arbeitsschutz und der gesetzlichen Unfallversicherung wurden zusammen mit der Deutschen Telekom verschiedene Konzepte für „dynamische Büroarbeitsplätzen" entwickelt, die leichte physische Aktivität mit der Ausführung von Bürotätigkeiten verbinden wie Schreibtischergometer und Untertischgeräte (Ellegast et al 2018).

Schützender Einfluss auf Fatigue-Beschwerden

Viele Krebspatienten leiden noch lange nach Abschluss der Krebstherapie unter einer unspezifischen starken Müdigkeit, Abgeschlagenheit, Erschöpfung und Schlaflosigkeit, die man unter dem Begriff Fatigue zusammenfasst. Die Ursache können der Tumor selber, aber auch die Therapie sein. Überlebende einer Krebserkrankung berichten, dass Fatigue-Symptome die für sie schlimmsten Beschwerden während und nach der Krebsbehandlung gewesen sind (Eyl et al 2020, Ryan et al 2007).

Angehörige und Freunde raten Betroffenen oft zur Ruhe und Schonung in der Annahme, körperliche Anstrengung schade dem „geschwächten Organismus". Hierdurch kann aber ein Teufelskreis entstehen, denn die Folgen sind Bewegungsmangel und ein Muskelabbau. Die Leistungsfähigkeit nimmt ab und alles wird noch anstrengender. Man traut sich dann nichts mehr zu und die Stimmung sinkt noch weiter.

Sport und Bewegung können die Entstehung einer Fatigue im Keim ersticken, zumindest aber ihren Verlauf abmildern. Angst und Depressionen nehmen ab, die Schlafqualität verbessert sich, das Selbstwertgefühl verbessert sich und die soziale Integration wird gefördert, sagen Psychoonkologen. Studien mit Brustkrebspatientinnen deuten darauf hin, dass zu den Auslösern von Fatigue-Beschwerden auch Entzündungsreaktionen im Körper zählen. Mit Laboruntersuchungen kann man nachweisen, dass nach Bewegung und Sport die Entzündungsparameter abnehmen.

Wichtig ist, die Aktivitäten nicht zu übertreiben. Die Belastungen sollten im aeroben Bereich stattfinden und weniger als 80 Prozent der maximalen Herzfrequenz betragen. Zu intensive Belastungen können nämlich genau das Gegenteil des Gewünschten bewirken. Wer sich überfordert, wird nur die negativen Effekte der Belastung spüren. Dies sowohl in psychischer als auch in physischer Hinsicht.

Kommentar und Empfehlungen für die Praxis: *Sport und Bewegung sollen bei Fatigue-Beschwerden effektiver sein als Medikamente - und auch wirksamer als psychoonkologische Therapien.*

Schützender Einfluss auf Altersbeschwerden?

Mit dem Alter kommt es zu einer Abnahme der Kraft und der Muskulatur (Sarkopenie) und gegenläufig zu einer Zunahme des Körperfettanteils, der als Krebsrisikofaktor gilt. Bei gleichbleibender körperlicher Aktivität und gleicher Kalorienzufuhr nimmt der Ältere an Gewicht zu, während Muskelaktivität und Muskelmasse bei ihm abnehmen. Auch „altert" die Immunabwehr. Durch körperliche Aktivität lässt sich diese Entwicklung aufhalten.

Ein in Deutschland neugeborener Junge hat (2020) eine durchschnittliche Lebenserwartung von durchschnittlich 78,6 Jahren, ein neugeborenes Mädchen von etwa 83,4 Jahren. Statistisch gesehen liegt die Lebenserwartung noch höher, wenn man bereits ein gewisses Alter erreicht hat. Ein heute 60-jähriger Mann kann damit rechnen, älter als 82 Jahre alt zu werden, eine gleichaltrige Frau rund 85 Jahre. Bei einer lebenslang gesunden Lebensführung mit viel Bewegung und ausgewogener Ernährung bleibt die Fitness lange erhalten.

Kommentar und Empfehlungen für die Praxis: Die geringere körperliche Leistungsfähigkeit im Alter ist kein zwingender, biologisch unabdingbarer Alterseffekt. Grundsätzlich lassen sich Muskelabbau und abnehmende Leistungsfähigkeit durch körperliches Training aufhalten- zumindest eine Zeit bremsen.

Zusammenfassung möglicher Wirkmechanismen von körperlicher (In)Aktivität auf die Krebsentwicklung

Fettgewebe: Entgegen früheren Vorstellungen ist Fettgewebe ein hochaktives Organ. In ihm werden hormonähnliche Substanzen gebildet, die das Wachstum von Krebszellen stimulieren. Besonders aktiv ist das Bauchfettgewebe. *Körperliche Aktivität reduziert überflüssiges Fettgewebe und stärkt Muskelgewebe.*

Immunabwehr: Die körpereigene Immunabwehr ist bei körperlicher Inaktivität herabgesetzt. Im Alter vermindert sich die Immunkompetenz (Immunoseneszenz) und führt u. a. zu einer Reduktion der Immunantwort, weswegen die Entstehung diverser Erkrankungen wie Krebs gefördert wird. *Aktivität erhält die körperliche Fitness und erhöht die Abwehrkräfte gegen Krebs.*

Geschlechtshormone: Östrogene stimulieren nach den Wechseljahren das Wachstum Östrogenrezeptor positiver Zellen. *Bei sportlicher Betätigung sinkt der Östrogenspiegel bei Frauen und der Androgenspiegel bei Männern.*

Entzündungsfaktoren: Es besteht ein Zusammenhang von Entzündungen und der Entstehung von Krebserkrankungen. *Körperlich fitte Menschen weisen geringere Entzündungsmarker im Blut auf.*

Zirkulation: Bei körperlicher Inaktivität ist die Lunge nur zu zwei Dritteln belüftet und schlecht durchblutet. *Ist man körperlich aktiv, kommt es zu einer höheren Zirkulation von Sauerstoff. Schadstoffe werden dann vermehrt abgebaut. Wenn die Immunzellen nicht durch Bewegung und gesunde Ernährung unterstützt werden, kommt es öfter zu Entzündungsprozessen und zu einer Förderung von Tumorwachstum (Halle 2020).*

Insulinresistenz: Die mit Übergewicht häufig assoziierte Insulinresistenz führt zu einer Überproduktion von Insulin und somit zu einer Stimulation des Krebszellwachstums. Außerdem hemmt Insulin die Fettverbrennung. *Körperliche Aktivität sensibilisiert die Muskelzellen für Insulin, und verhindert so eine Erhöhung des Insulinspiegels*

Vitamin-D-Spiegel: Der zunehmend urbane Lebensstil in geschlossenen Räumen geht mit einer geringeren Sonnenexposition und einer Vitamin-D-Unterversorgung einher. *Körperliche Aktivität im Freien fördert die Aufnahme von Vitamin D.*

Darmflora (Mikrobiom): Das Mikrobiom des Darmes hat eine Bedeutung bei der Ausformung der systemischen Immunantwort. Bewegungsarmut und Übergewicht schränken die Bakterienvielfalt (Diversität) im Darm ein. *Körperliche Aktivität verhindert eine Dysbiose.*

Oxydativer Stress: Bei oxydativem Stress kommt es zu einer Funktionsbeeinträchtigung der normalen Stoffwechselvorgänge und zu Veränderungen an Zellen. *Körperliche Aktivität reduziert den oxydativen Stress und verhindert so eine mögliche Schwächung der Immunabwehr.*

Muskulatur: Eine ruhende Muskulatur produziert weniger Myokine. *Aktive Muskeln bilden Muskelenzyme, die das Wachstum von Polypen im Darm und so von Krebsvorstufen reduzieren.*

Sport und Bewegung in den verschiedenen Phasen der Krebsentwicklung

Pauschalrezepte, wie intensiv man sich in den verschiedenen Phasen der Krankheitsentwicklung körperlich betätigen sollte, gibt es zwar nicht, aber grundsätzlich ist die Behauptung richtig, dass Krebspatienten in fast jeder Krankheitsphase von körperlicher Aktivität profitieren.

Krebsgene können angeboren oder im Laufe des Lebens erworben sein. Mit der liquid biopsy lassen sich freie, zirkulierende Tumor-DNA und sogenannten micro RNA schon lange vor dem Krankheitsausbruch im Blut, in der Atemluft, im Stuhl und im Urin feststellen. Zum Glück sind sie in der Regel in dieser **ersten Phase** der Krebsentwicklung inaktiv.

Latente Krebsgene und Krebszellen werden erst dann gefährlich, wenn sie mit anderen Krebsgenen und Kokarzinogen interagieren und aktiv werden **(zweite Phase).** Kokarzinogen sind Faktoren, die die Wirkung eines Karzinogens erhöhen, ohne selbst mutagen zu sein (im Folgenden auch Krebspromotoren genannt). Zu ihnen gehören u. a. auch Lifestyle-Einflüsse wie Übergewicht und körperliche Inaktivität. Inaktivität schwächt auch die Widerstandskraft des Gewebes und macht es empfangsbereiter für die Invasion und Ausbreitung von Krebszellen (Gleeson 2007).

Der Übergang zur **dritten Phase** ist fließend. Frühestens in dieser Phase wird der Krebs entdeckt, weil er Symptome verursacht, möglicherweise Beschwerden und auch Funktionsausfälle verursacht.

In der **vierten Phase, der Akuttherapie,** empfahl man früher strikte Ruhe und Schonung. Heute begleiten leichte Kräftigungsmaßnahmen die Behandlung. Untersuchungen zeigen, dass sie die Nebenwirkungen einer Chemotherapie wie Übelkeit, Erbrechen und Entzündungen der Mundschleimhaut mildern können. Die Widerstandskraft des Patienten wird gestärkt.

In der **fünften Phase, der Anschlussheilbehandlung und der Rehabilitation,** soll der Patient sich von der Akuttherapie erholen. Die wegen der langen Immobilität geschwächte Muskulatur wird wiederaufgebaut. Gleichzeitig finden Maßnahmen statt, die eine Wiedererkrankung bzw. eine Krankheitsprogression verhindern. Dazu gehören - neben adjuvanten Medikamenten - auch Bewegung und Sport.

In der **letzten Phase, der Palliation**, hat der Erhalt der Lebensqualität Priorität vor lebensverlängernden Maßnahmen. Der palliative Effekt, weniger die lebensverlängernde Wirkung ist das Ziel der körperlichen Aktivität.

Wirkungen von Sport und Bewegung in der ersten Phase (Phase der Gesundheit)

In dieser Phase geht es vor allem in darum, gentoxische Einflüsse zu vermeiden, aber auch Schutzmechanismen und Reparaturmechanismen zu stärken. Der Einfluss gentoxischer Faktoren kann durch eine gesunde Lebensweise mit körperlicher Aktivität vermindert werden. Untersuchungsergebnisse aus Studien in Zellkulturen und bei Tieren, aber auch klinische Erfahrungsberichte, sprechen für einen krebspräventiven Effekt von Bewegung und Sport.

Kommentar und Empfehlungen: Zahlreiche Beobachtungsstudien zeigen: Wer seit seiner Jugend sportlich aktiv ist und/oder sich regelmäßig bewegt, erkrankt später seltener an Krebs.

Auch nach längerer Inaktivität profitiert man von Bewegung und Sport. Die WHO erachtet pro Woche mindestens 150 Minuten moderate Bewegung oder 75 Minuten intensive Aktivität als notwendig (WHO 2012 2020). Freizeitsportler, die über einen längeren Zeitraum nicht mehr sportlich aktiv gewesen sind, sollten sich zu Beginn nur mäßig belasten. Riskant ist es, wenn man sein Leben lang nicht sportlich aktiv ist und mit 50 Jahren plötzlich ein Marathon-Training beginnt. Das Bestreben, sportliche Höchstleistungen im Alter zu erringen, kann zu einer Überforderung des Bewegungsapparates und des Herz-Kreislaufs führen.

Die Richtlinien der WHO (2020) enthalten auch Richtlinien für Kinder sowie Empfehlungen zur körperlichen Aktivität für Schwangere und Frauen nach der Geburt.

Wirkungen von Sport und Bewegung in der zweiten Phase (Phase der Gesundheitsvorsorge)

Wissenschaftler, die das Serum von bewegungsaktiven Krebspatienten analysierten, zeigten, dass muskuläre Aktivität die Proliferation menschlicher Prostata- und Dickdarmkrebszellen hemmt. Darüber hinaus fördert es in vitro die Apoptose der Prostata- und Dickdarmkrebszellen.

Kommentar und Empfehlungen: Körperliche Aktivität scheint die Aggressivität von Krebsgenen zu reduzieren.

Wer sich körperlich im Sinne der Gesundheitsvorsorge betätigen will, sollte sich immer bewusst sein, dass es hierbei nicht um Leistung gehen darf. Es geht vielmehr um die Vorbeugung gesundheitlicher Einschränkungen. Auf anaerobe Belastungen sollte man daher verzichten und ein aerobes Training bevorzugen. „Der Sport sollte zum Menschen passen und nicht umgekehrt", sagen die Sportmediziner (Löllgen 2011).

Wirkungen von Sport und Bewegung in der dritten Phase (prähabilitative Phase):

Der Begriff Prähabilitation steht – analog zur Rehabilitation – für den Aufbau von Kraft, Beweglichkeit und Ausdauer vor einem therapeutischen Eingriff.

Der physische und psychische Zustand des Patienten im Vorfeld verbessert den Therapieerfolg. Er beeinflusst den Erfolg und reduziert das Risiko unerwünschter Therapiefolgestörungen. Einige Kliniker empfehlen daher zwischen der Diagnosestellung und großen therapeutischen Eingriffen körperlich aktivierende Maßnahmen (Prähabilitation).

Einige prähabilitative Maßnahmen und Ziele vor Krebsbehandlungen

- Aktivierung von Muskulatur und Herzkreislauf, um den Kreislauf, den Bewegungsapparat, den Stoffwechsel und das Immunsystem auf die Operationsbelastung vorzubereiten.

- Formula- Diäten zur präoperativen Gewichtsabnahme bei starkem Übergewicht

- Präoperative Ernährungstherapie als Vorbereitung auf die funktionellen Auswirkungen nach einer Speiseröhren- oder Magenentfernung /Oesophagektomie/Gastrektomie.

- Atemgymnastik vor der Lungenkrebsoperation zur Verbesserung der Vitalkapazität

- Beckenbodengymnastik vor einer Prostatakrebsoperation zur Reduzierung der postoperativen Urininkontinenz

Kommentar und Empfehlungen: *Vorteile prähabilitativer Maßnahmen wurden in mehreren prospektiv randomisierten Studien nachgewiesen (so z. B. bei Lungenkrebsoperationen (Steffens et al.: 2017, 2018, Valkenet, K et al 2011).*

Bauchchirurgen berichten von einem geringeren perioperativen Sterberisiko und einem signifikant kürzeren Krankenhausaufenthalt nach Magen-Darmoperationen. In einzelnen Arbeiten wurde über signifikante Verbesserungsraten bei der Inkontinenzrate bei Prostatakrebspatienten berichtet.

Wirkungen von Sport und Bewegung in der vierten Phase (Therapiephase)

Noch vor wenigen Jahren riet man Patienten, sich während einer Krebsbehandlung körperlich zu schonen. Aus Sorge vor einer Überbelastung empfahl man ihnen Ruhe und Schonung. Sie sollten ihre Kraftreserven für die krankheits- und therapiebedingten Belastungen aufsparen. Es herrschte die Vorstellung vor, körperliche Belastungen würden die Körperabwehr schwächen, möglicherweise die Metastasierung fördern und so einen ungünstigen Einfluss auf den Krankheitsverlauf haben. Dabei fühlte man sich durch die Erfahrung bestätigt, dass viele Patienten in der Krankheitsphase über deutliche Einschränkungen der körperlichen Leistungsfähigkeit und Beschwerden wie Kurzatmigkeit, rasche Ermüdbarkeit, Konzentrationsstörungen klagen.

Dieses „Dogma" der Ruhigstellung führte zu einem paradoxen Resultat. Bei den „ruhiggestellten" Patienten kam es zu einem Abbau der Muskulatur, einer Schwächung der Immunabwehr, einer Abnahme der körperlichen Leistungsfähigkeit und Verschlechterung des Wohlbefindens. Zusätzliche gesundheitliche Probleme traten auf, die die Erfolgsprognose der Behandlung beeinträchtigten. Inzwischen bestätigen Zellkultur-Studien und Tierversuche, dass eine mäßig intensive Aktivität nicht nur nicht schadet, sondern positive Auswirkungen auf den Krankheitsverlauf und das Wohlbefinden zur Folge hat. Einige Untersuchungen ergaben sogar direkte anti-tumorale Wirkungen (Schwappacher et al 2020, Lee et al 2018, Jung et al 2019, Hayashi, N et al 2014).

Die ersten Empfehlungen für eine begleitende Bewegungstherapie kamen überraschenderweise aus Institutionen, die sehr aggressive, nebenwirkungsreiche und körperlich belastende Chemotherapien durchführten, nämlich aus Transplantationseinheiten für Leukämiepatienten (Dimeo 1997). In ihnen absolvierten stammzelltransplantierte Leukämiepatienten trotz absoluten Blutzellmangels und hoher Blutungs- sowie Infektionsgefahr ein moderates Ergometertraining. Zur Überraschung der Kliniker kam es bei den bewegungsaktiven Patienten früher als bei den ruhig gestellten Patienten zu einer Regeneration der Blutbildung - und nicht zu einer Verschlimmerung der Beschwerden. Die Bewegungstherapie hatte bei den Patienten auch einen geringeren Schmerzmittelverbrauch und weniger Fatiguebeschwerden zur Folge. Zahlreiche Studien belegen inzwischen die positiven Effekte eines milden Kraft-

und Ausdauertrainings in der Therapiephase (Steindorf et al 2014, Courneya et al 2014, Schmitz et al 2009, Jensen et al 2011). Krafttraining wird bevorzugt, weil es leichter dosierbar ist und notfalls auch im Bett in kleinen Räumen mit einfachen Mitteln praktiziert werden kann. Als besonders effektiv hat sich das Training mit Therabändern und kleinen Hanteln erwiesen.

Kommentar und Empfehlungen: *Krebspatienten dürfen sich in der Krankheits- und Therapiephase nicht nur belasten, sondern werden dazu sogar ermutigt. Körperliche Aktivität ist allerdings eine Ergänzung, kein Ersatz für die Krebstherapie. Im Optimalfall erhöht sie die Wirksamkeit der Krebstherapie und verringert Nebenwirkungen. Mit großer Wahrscheinlichkeit verbessert sie das subjektive Wohlbefinden.*

Umfassende Überblicksarbeiten zur Bedeutung aktivierender körperlicher Maßnahmen in der Phase der Akuttherapie finden sich bei McTiernan 2006, Dimeo 1997, 2011 Adamietz 2010, Lee 2018.

Effekte von körperlicher Aktivität, gleichzeitig mit der Akuttherapie

- Verringerung tumor- und therapiebedingter Leistungseinbußen (Courneya et al 2003)

- Schnellere Regeneration der Blutbildung, speziell der Blutplättchen (Thrombozyten) (Dimeo 1997, 2011)

- Beschleunigter Muskelaufbau

- Bessere subjektive und objektive Verträglichkeit der Tumortherapie

- Stärkung der Immunabwehr

- Stärkung des Selbstwertgefühls und Selbstvertrauens, Angst lösend (Jensen et al 2011)

- Linderung einer Fatigue (Mock et al 1997, Jensen et al 2011)

- Höhere Belastbarkeit des Herz-Kreislaufs (Dimeo 1997, 2011)

- Verbesserung der Vitalkapazität (Bobbio et al 2008)

- Stärkere Tolerierung von Schmerzen

- Reduzierung von Schlafstörungen und Depressionen (Steindorf et al 2017).

- Höhere Wirksamkeit der Chemotherapie (?), geringeres Wiedererkrankungsrisiko (?)

Wirkungen von Sport und Bewegung in der fünften Phase (Kurative Nachsorge Phase)

Zwei Ziele werden in der Nachsorge angestrebt, nämlich **a)** die Verhinderung einer Wiedererkrankung (*kurative Nachsorge*) und **b)** die Erholung und die Partizipation (*rehabilitative Nachsorge.*

Die kurative Nachsorge zielt darauf ab, ein Fortschreiten der Erkrankung bzw. eine Wiedererkrankung zu verhindern. Wenn die Behauptung der Präventionsonkologen stimmt, dass körperliche Aktivität die Aggressivität von Krebszellen hemmt und Inaktivität ein Krebsrisikofaktor ist, dann müsste körperliche Aktivität auch das Wiedererkrankungsrisiko in der Nachsorge verringern.

Tatsächlich gibt es zu der Frage der Vermeidung einer Krankheitsprogression neben Untersuchungsergebnissen in Tierversuchen auch Beobachtungen bei Menschen, die auf ein geringeres Wiedererkrankungs- und Sterberisiko durch Bewegung und Sport hinweisen. In der Nurses' Health Study wurden 2 987 Frauen mit Brustkrebs bis zu 18 Jahre lang nachbeobachtet. Circa eine Stunde schnelles Gehen pro Woche reduzierte bei ihnen – verglichen mit weniger bewegungsaktiven Frauen - das Rezidivrisiko um 20 Prozent. Bei zwei bis drei Stunden wöchentlicher Aktivität betrug die Risikoreduktion 40 Prozent und bei mehr als drei Stunden 50 Prozent. Dies allerdings nur bei Frauen mit hormonrezeptorpositiven Tumoren. Auffallend waren laborchemisch niedrigere Entzündungswerte, ein niedrigerer Insulinspiegel und bessere Immunwerte (Goh et al 2014 ; Dieli-Conwright et al. 2018 , Schwartz et al. 2017), Schwappacher et al. 2020, Jung et al. 2019), (Holmes et al. 2005, Schmid und Leitzmann 2014, Li et al. 2016, Jung et al. 2019), (Kenfiled et al. 2011, Holick et al. 2008, Holmes et al. 2005 und 2011, Steindorf et al. 2011, Ballard-Barbach et al 2012, Bradshaw et al. 2014, Courneya et al 2014, Meyerhard et al. 2006, Jung et al. 2019, Winters-Stone et al. 2018, Brown & Gilmore 2020).

Kommentar und Empfehlungen: *Mehrere Untersuchungen wiesen nach, dass eine aktivierte Skelettmuskulatur malignes Zellwachstum hemmt (Schwappacher et al. 2020,*

Ngo et al 2002 ; Aoi et al . 2013 ; Rundqvist et al . 2013), Dethlefsen et al . (2017), Hojman et al. 2011).

Wirkungen von Sport und Bewegung in der fünften Phase (Rehabilitative Nachsorge)

Drohende körperliche, geistige, soziale und berufliche Einbußen sollen in dieser Phase reduziert werden. Ziel ist die Partizipation.

Viele Krebspatienten leiden nach abgeschlossener Akuttherapie unter Einschränkungen ihrer Mobilität. Einfache, alltägliche körperliche Tätigkeiten fallen ihnen schwer und/oder sind nur mit Fremdhilfe möglich. Selbst für die einfachsten Verrichtungen reichen die Kräfte oft nicht aus. Physiotherapeuten und Sporttherapeuten können mit ihren Erfahrungen und ihrem Können wesentlich zur Verbesserung der Mobilität beitragen. Sie gehören zur personellen Stammbesatzung ambulanter und stationärer Rehabilitationsteams (Delbrück 2003).

Nervenschmerzen (Paraesthesien und periphere Polyneuropathien) können nach Chemo- und/oder Strahlentherapien sehr belastend sein und lange anhalten. Sie machen sich durch Symptome wie Kribbeln, Taubheitsgefühle oder Schmerzen den Füßen und Händen bemerkbar. Bewegungstherapeutischer Interventionen lindern die Beschwerden. Inhaltlich werden sensomotorische Bewegungsinterventionen wie Balancetraining, Gleichgewichtsübungen, Übungen der Feinmotorik, Pilates, Tai-Chi empfohlen. Zur Verbesserung der Symptomatik sind insbesondere das Sensomotorik-Training (eine Art Gleichgewichts-Training) und das Vibrationstraining geeignet. Sowohl koordinative Surrogatparameter als auch neurologische Parameter (Vibrationsempfinden/Tiefensensibilität) verbessern sich. Positive Wirkungen zeigten sich auch in Studien, in denen ein videoassistiertes Kraft-/Gleichgewichtstraining durchgeführt wurde (Schwenk, M et al 2016, Streckmann et al 2014).

Bis vor wenigen Jahren wurde Brustkrebspatienten eine strikte Schonung der betroffenen Armseite nach Lymphknotenausräumung in der Achselhöhle empfohlen. Man befürchtete die Entstehung eines Lymphödems. Zu Unrecht, denn körperliche Aktivität fördert eher den Lymphabfluss.

Viele an Krebs erkrankte Kinder und Jugendliche überleben heute dank neuer Therapiemodalitäten, aber leiden unter späten Nebenwirkungen. Ein gesunder Lebensstil mit regelmäßigem Sport und Bewegung kann einen Teil dieser späten Nebenwirkungen reduzieren (Schindera et al 2021).

Ähnlich ist die Situation bei von Krebs geheilten Erwachsenen, deren Erwerbstätigkeit nicht selten aufgrund der Therapie- Spätwirkungen vorzeitig eingeschränkt ist. Die Deutsche Rentenversicherung hat die Notwendigkeit der „Gesundheitserziehung" in der Rehabilitation erkannt. Sie verlangt, dass in der Rehabilitation auch späteren körperlichen, geistigen, sozialen und beruflichen Einbußen vorgebeugt wird. Sie erweiterte deswegen ihren ehemaligen Leitsatz: „Rehabilitation vor Rente" zu „Prävention vor Reha und vor Rente". Die Verhinderung verhaltensbedingter Faktoren wie z. B. ungesundes Ernährungsverhalten, mangelnde Stressresistenz, Nikotin- und übermäßiger Alkoholkonsum und nicht zuletzt die Motivation ist für sie ein zwingender Bestandteil der der Rehabilitationsmaßnahmen.

Kommentar und Empfehlungen für die Praxis: Körperlich aktivierende Maßnahmen können Folgeerscheinungen des Krebsleidens und der Therapie ausmerzen, zumindest jedoch abschwächen. Tumorpatienten, die in der Nachsorge an Bewegungsprogrammen teilnehmen, weisen eine Verbesserung ihrer Lebensqualität auf, die signifikant über der von Kontrollgruppen liegt (Buffart, L et al 2017).

Stark geschwächte Patienten sollten in der Rehabilitation mit Krafttraining beginnen. Erst wenn sie sich fitter fühlen, sollten sie zu Ausdauersportarten ohne Gelenkbelastung (z. B. Aqua Jogging) und danach zu bewegungsreicherem Ausdauertraining (Walken, Laufen, Schwimmen, Radfahren und Ergometertraining) übergehen.

Nach der Krankenhausentlassung kann ambulanter Reha-Sport für sechs Monate verordnet werden. Eine Verlängerung um sechs weitere Monate ist möglich. Die Kosten werden bei Verordnung von der gesetzlichen Rentenversicherung bzw. der gesetzlichen Krankenversicherung übernommen. Die Rentenversicherungen gewähren übrigens nicht nur im und außerhalb des Erwerbslebens stehenden Mitgliedern, sondern auch übergewichtigen und bewegungsarmen Kindern und Jugendlichen Rehabilitationsmaßnahmen.

Wirkungen von Sport und Bewegung in der sechsten Phase (Palliative Nachsorge)

Körperliche Schwäche, Schmerzen, Müdigkeit, Depressionen und Angst sind charakteristische Beschwerden in dieser Phase. Die Einschränkungen der Aktivitäten des täglichen Lebens sind beträchtlich. Die Schmerzlinderung ist vornehmes Ziel der Krebsrehabilitation und –palliation (Delbrück 2007). Bewegungstherapeuten haben hier eine dankbare Aufgabe.

Von einer Fatigue-Symptomatik, dem Erschöpfungssyndrom, ist ein großer Anteil der Patienten betroffen. Sie kann die Lebensqualität stark mindern. Sowohl auf der körperlichen als auch auf psychischer Ebene bewirkt körperliche Aktivität eine Besserung. Neben der Leistungsfähigkeit werden auch die Stimmung und das Stressempfinden positiv beeinflusst.

Der Muskelschwund trägt zur Müdigkeit und Schwäche bei. Noch bevor der Körper das Fettgewebe verbrennt, baut er Muskelgewebe ab – und das in erstaunlicher Geschwindigkeit. Schwierigkeiten beim Treppensteigen sowie beim Gehen und Stehen sind die Folge. Schließlich ist die Schwäche so stark, dass sogar das Abhusten von Schleim große Anstrengungen bereitet. Palliativmediziner empfehlen in dieser Phase moderates Krafttraining, um dem Verlust an Muskelmasse und Kraft entgegenzuwirken (Schwartz et al . 2017). Passive und aktive Bewegungsübungen sind notwendig - auch wenn der Patient am liebsten in Ruhe gelassen werden möchte (Booth, S et al 2001, Wiskemann et al 2011, Steindorf et al 2011, van Waart 2015, Baumann et al 2014, Steindorf et al 2018). Psychopharmaka können dazu führen, dass Betroffene jegliche Anstrengung vermeiden, was zu einem weiteren Muskelabbau und körperlicher Schwäche führt.

Kommentar und Empfehlungen: *In der Palliativsituation sollten Betroffene dabei unterstützt werden, so lange wie möglich aktiv zu bleiben. Es kann sich ungünstig auswirken, wenn gut meinende Angehörige und Helfer dem Patienten jeden Handgriff abnehmen, ihn über Gebühr entlasten und schonen. Erfahrungsgemäß vermindern sich Ängste, Sorgen und Niedergeschlagenheit bei moderater Aktivität.*

Messmethoden zur Bestimmung der körperlichen Leistungsfähigkeit

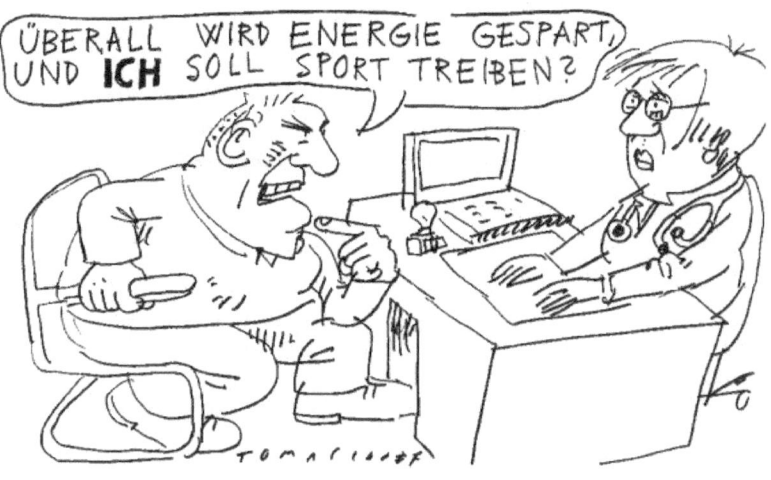

Bestimmung des Energieverbrauchs (Energie- und Ruheumsatz)

Der **Energieverbrauch** setzt sich aus dem Leistungsumsatz und Grundumsatz zusammen. Die Energie, die man zusätzlich (z. B. durch Sport) verbraucht, nennt man **Leistungsumsatz.** Dieser variiert je nach Bewegungslevel. Leistungsumsatz und Grundumsatz zusammen ergeben den tatsächlichen Kalorienbedarf.

Während der Leistungsumsatz den Kalorienverbrauch aller Aktivitäten pro Tag angibt, bezeichnet der **Grundumsatz** die Energiemenge, die der Körper im Ruhezustand benötigt, um seine Organfunktionen aufrecht zu erhalten. Er ist abhängig von Größe, Gewicht, Geschlecht, Alter und Muskelmasse des Betreffenden. Er macht 50 bis 70 % des gesamten Energiebedarfs aus. Bei Fieber oder beim Frieren ist er größer. Bei völliger Ruhe und im Liegen beträgt er 1 kcal/kg Körpergewicht pro Stunde. Bei Frauen ist er wegen der geringeren Muskelmasse etwa 10 % niedriger. Im Alter verringert sich der Energieverbrauch um ca. 10 %.

Selbst ohne jegliche Bewegung verbrennt der Körper etwa 1.700 Kalorien bei Männern, bei Frauen ungefähr 1.100 pro Tag. Bei Menschen, die wenig Muskelmasse haben, ist der Energieverbrauch niedriger als bei Sportlern, die über viel Muskelmasse verfügen. Bei zusätzlichen vier kg Muskelmasse, verbrennt man pro Tag etwa 200 bis 250 kcal mehr (und das auch an trainingsfreien Tagen). Im Jahr macht das ca. 81.000 kcal aus – und entsprechend etwa 12 Kilogramm Fettgewebe.

Grundumsatz = Grundumsatz = 1 kcal pro kg Körpergewicht pro Stunde

Kommentar: Die Bezeichnung kalorie (cal) ist zwar eine veraltete Maßeinheit für die Energie, sie wird aber im Sprachgebrauch und in der populärwissenschaftlichen Literatur immer noch am häufigsten verwendet. Im wissenschaftlichen Bereich wurde sie durch joule ersetzt. Dabei entspricht eine kalorie etwa 4,2 joules. Eine Kilokalorie (Kcal = 1000 kalorien) entspricht dementsprechend etwa 4200 joules.

> Leistungsumsatz = (PAL – 1) × Grundumsatz
>
> Täglicher Energiebedarf: Gesamtumsatz = Grundumsatz + Leistungsumsatz
>
> Gesamtumsatz = PAL × Grundumsatz
>
> Tages-Energieverbrauch = Grundumsatz x PAL-Wert

Bestimmung des Energiebedarfs und des Leistungsumsatzes bei körperlicher Aktivität

Die Kalorien, die man bei körperlicher Aktivität verbraucht, machen den Leistungsumsatz (Energieverbrauch) aus. Dieser wird mit dem sogenannten **PAL-Faktor** (Physical Activity Level) oder dem **MET** (Metabolic Equivalent = MET) angegeben.

Die Maßeinheit MET benutzt man vornehmlich bei wissenschaftlichen Untersuchungen. Sie ist die Größe, die das Verhältnis aus metabolischem Energieverbrauch bei Arbeit zu dem bei Ruhe. Ein MET wird definiert als 1 Kcal/kg/h und entspricht ungefähr dem Energieverbrauch im ruhigen Sitzen (Ainsworth et al 2000). Das metabolische Äquivalent ergibt den Leistungs- bzw. den Kalorienverbrauch unterschiedlicher körperlicher Aktivitäten als ein Vielfaches des Ruheumsatzes (Grundumsatzes). Er entspricht ungefähr dem Grundumsatz des Körpers in Ruhe bzw. dem Umsatz von 3,5 ml Sauerstoff pro kg Körpergewicht pro Minute bei Männern. Bei Frauen sind es 3,15 ml/kg/min (Grundumsatz). Die Angabe „MET-Stunde" (MET-h) gibt den Energieverbrauch pro Stunde als ein Vielfaches des Grundumsatzes wieder. So entsprechen 2,5 Stunden Walken mit 4 MET insgesamt (2,5 x 4) 10 MET-h.

138

Ein MET entspricht dem Energieumsatz von 1 kcal pro kg Körpergewicht pro Stunde. Moderate sportliche Betätigung wird definiert als eine Intensität von drei oder mehr „metabolic equivalents" (MET), hohe sportliche Betätigung von sechs oder mehr MET.

Kommentar: Besonders viele MET pro Stunde verbraucht man beim Schwimmen (8 MET), Fußballspielen, Skifahren oder Joggen (je 7 MET); aber auch bei häuslichen Tätigkeiten wie Holzhacken (6 MET), Gartenarbeit (5 MET) und Rasenmähen (5,5 MET).

Bisher lässt sich die Frage nicht beantworten, ob spezielle Krankheiten je nach Schweregrad spezielle Intensitätsstärken brauchen. Sport lässt sich noch nicht wie ein Medikament dosieren.

Die Intensität verschiedener körperlicher Aktivitäten

Ruheumsatz = 1 MET
Hausarbeit = 3.5 MET
Schwimmen (langsam) = 4,5 MET
Laufen (10 km/Stunde) = 10 MET
Laufen (11 km/Stunde) = 11 MET

Der Leistungszuschlag **PAL-Faktor** (Physical Activity Level), (auch Leistungs- oder Arbeitsumsatz genannt) drückt den täglichen Aktivitätslevel einer Person als Zahl aus. Er variiert je nach Alter, ist abhängig vom Geschlecht und natürlich der muskulären Aktivität. Meistens wird von einem PAL-Faktor 1,2 bis 1,5 ausgegangen. Bei einem körperlich schwer arbeitenden Mann ist er entsprechend höher und liegt bei etwa 2. Liegt der Grundumsatz bei 1500 kcal, beträgt der Gesamtenergiebedarf 3000 kcal.

Der Leistungsumsatz umfasst den Energieverbrauch aller Aktivitäten an einem durchschnittlichen Tag. Zur Bestimmung multipliziert man den sogenannten Physical Activity Level (PAL) mit dem Grundumsatz. Der individuelle Energiebedarf kann annähernd berechnet werden, indem man den Leistungsumsatz berechnet. Dieser wird mit dem sogenannten PAL-Faktor (Physical Activity Level) oder dem MET (Metabolic Equivalent = MET) angegeben

PAL-Faktoren bei verschiedenen Tätigkeiten

0,95 bei Nachtruhe

1,2 bei einer überwiegend sitzenden oder liegenden Lebensweise

1,3 bis 1,5 für Rollstuhlfahrer

1,6 bis 1,7 bei einer sitzenden Arbeit mit einigen stehenden und gehenden Tätigkeiten (z. B. Studenten, Laboranten, Fließbandarbeiter, Kraftfahrer)

1,8 bis 1,9 bei hauptsächlich stehenden und gehenden Tätigkeiten (z. B. Einzelhandel, Verkäufer, Handwerker, Mechaniker, Kellner, Hausfrauen)

2,0 bis 2,4 bei harten und anstrengenden körperlichen Berufstätigkeiten (z. B. Leistungssportler, Bauarbeiter, Waldarbeiter, Landwirte, Bergarbeiter)

Subjektive Messmethoden zur Bestimmung der Intensität und Leistung (Leistungsdiagnostik)

Die Einschätzung der Intensität von körperlicher Aktivität in **moderat (mäßig), mittelgradig und stark** unterliegt zwar subjektiven Einflüssen, was aber in der täglichen Praxis durchaus brauchbar für allgemeingültige Empfehlungen ist. Das menschliche Empfindungssystem erkennt nämlich im Allgemeinen sehr gut, ob eine Belastung mehr oder minder stark ist und ob diese förderlich oder schädlich ist. Zwischen den geschätzten Skalenwerten auf der Borg-Skala und den physiologischen Parametern (wie Herzfrequenz, der Sauerstoffaufnahme oder der Atemfrequenz bei einer Belastung) besteht eine erstaunlich enge Korrelation.

Mit **mäßig** bezeichnet man eine Intensität, bei welcher der Betreffende während des Trainings „noch sprechen, aber nicht mehr singen kann". Unter einer **mittelgradigen körperlichen Belastung** versteht man eine Anstrengung, wie sie bei schnellem Gehen entsteht. Sie erlaubt noch eine Unterhaltung. Joggen oder Laufen, Aerobic, Schwimmen, schnelles Radfahren, Fußballspielen, Squash, Langlauf und Umgraben zählt man zu den **starken körperlichen Belastungen**. Die Pulsfrequenz ist dann hoch, die Atmung beschleunigt. Man schwitzt. Bei starker körperlicher Aktivität, z. B. beim Squash beträgt der Energieverbrauch 421 kcal bzw. 12 MET.

Zur subjektiven Einschätzung der Intensität wird auch gerne die **Borg-Skala** benutzt. Sie wird vom Betroffenen ebenfalls selbst vorgenommen. Die Belastungsintensitäten werden unterteilt in die Kategorien „sehr leicht" (Skala 7 – 10), „leicht" (10 – 12), „etwas anstrengend" (13 - 14), „anstrengend" (15 -16), „sehr anstrengend" (17 - 18) und „extrem anstrengend" (18 -20) (Dickhut 2007). Joggen, schnelles Radfahren, Schwimmen, Aerobic, Skilanglauf und Fußball rechnet man zu den anstrengenden Sportarten. Als „sehr anstrengend" gilt, wenn man während des Lauftrainings nur noch in der Lage ist, ein paar zusammenhängende Wörter hervorzubringen, ohne das Atmen zu unterbrechen.

Subjektive Gradmesser der körperlichen Belastung

Eine leichte (wenig intensive) körperliche Aktivität liegt dann vor, wenn man sich gleichzeitig noch ohne Probleme unterhalten kann (Laufen ohne zu schnaufen!). Der Atemrhythmus verändert sich nicht! Spazierengehen gilt als leichte Aktivität.

Eine moderate körperliche Aktivität liegt dann vor, wenn man sich während der Belastung noch einigermaßen unterhalten kann. Sie umfasst Sport mit 50 bis 70 % maximaler Herzfrequenz. Zu den gemäßigten Aktivitäten zählen schnelles Gehen, Tanzen, Fahrradfahren, Golfspielen und Volleyballspielen.

Von einer anstrengenden (hoch intensiven) körperlicher Aktivität spricht man, wenn man sich dabei nicht mehr unterhalten kann. Die Belastung wird als anstrengend empfunden. Man schwitzt. Sie umfasst Sportarten mit 70 bis 85 % der maximalen Herzfrequenz. Zu den anstrengenden Sportarten rechnet man Laufen, schnelles Radfahren, Brustschwimmen, Aerobic, Skilanglauf und Fußball.

Kommentar: Die international unterschiedliche Einteilung und die subjektive Bewertung der Intensität sind verwirrend. Sie erschweren eine Vergleichbarkeit. Die Einen verbinden mit „moderat" einen durchschnittlichen Kalorienverbrauch von knapp 100 kcal/30 Minuten bzw. 2 bis 3 MET, der also nur unwesentlich die Belastung im Sitzen übersteigt (1 bis 2 MET). Die Anderen - so die Amerikanische Krebsgesellschaft – halten hingegen langsames Spazierengehen, Radfahren, Golf schon für eine moderate Intensität.

Erschwerend für die Vergleichbarkeit erscheint auch die Tatsache, dass manche Menschen aus Angst zu Untertreibungen oder aus übertriebenen Leistungsbewusstsein zu Übertreibungen neigen.

Äquivalenzwerte von subjektiv empfundenen und objektiven Messparametern

leichte Intensität	< 3 MET
moderate Intensität	3 bis 5,9 MET
hohe Intensität	≥ 6 MET

Objektive Belastungsuntersuchungen zur Bestimmung von Intensität und Leistung (Leistungsdiagnostik)

Gerade ältere Wiedereinsteiger beim Sport überschätzen gerne ihre Belastbarkeit, weil sie ihre Leistungsfähigkeit aus jungen Jahren als Maßstab nehmen. Gut wäre, wenn sie sich sportärztlich beraten lassen, bevor sie mit körperlichem Training beginnen. Auch sollten sie ihren Leistungszustand in regelmäßigen Abständen überprüfen.

Der erwünschte Trainingseffekt hängt in hohem Maße vom Anteil der eingesetzten Muskelmasse ab. Zu den wichtigsten Mess- und Überwachungsparametern zählen die erreichte Leistung (Watt beziehungsweise km/h), die Herzfrequenz (HF), der Stromkurvenverlauf im EKG und der Blutdruck (RR). Für den Freizeitsportler reichen diese Messungen aus. Im Leistungssport werden darüber hinaus die Laktatkonzentration (Lak) und die spiroergometrischen Messgrößen bestimmt.

Im Allgemeinen unterscheidet man **Stufentests** (Verfahren der stufenweise steigenden Belastung) und **Dauertests** (Verfahren mit konstanter physikalischer Leistung). Das Prinzip der stufenförmigen Belastungsuntersuchung besteht darin, die Belastungsintensität langsam und kontinuierlich zu steigern und zu untersuchen, wie der Organismus auf Belastungen reagiert. Je besser die Person trainiert ist, umso langsamer steigt die Herzfrequenz bei zunehmender Belastungsintensität an. Im Gegensatz zum Stufentest muss beim Dauertest eine definierte Belastung (z. B. 2 km, wie beim **Walking-Test**) über einen längeren Belastungszeitraum aufrechterhalten werden, so dass annähernd ein Steady-State (Gleichgewichtszustand) erreicht werden kann.

Das Beste am **Laufband** ist dessen Ähnlichkeit mit der natürlichen Bewegungsform. Es bietet auch unterschiedliche Steigerungsmöglichkeiten oder eine gleichbleibende Geschwindigkeit oder „Hügelläufe". Je nach Einstellung kommt es zu einem unterschiedlich hohen Kalorienverbrauch, weswegen es sich vorzüglich auch zum Abnehmen eignet. Nachteil ist, dass Laufbänder bei älteren Personen, bei ungeübten Läufern, Übergewichtigen sowie bei orthopädischen Handicaps wenig geeignet sind. Im Gegensatz zur Fahrrad Ergometrie hängt beim Laufen der Energieverbrauch auch vom

Körpergewicht ab. Für die gleiche Wattzahl auf dem Standardfahrrad wird für die gleiche Laufgeschwindigkeit der schwerere Proband nämlich mehr Energie verbrauchen als der leichtere. Nachteilig ist auch, dass Blutdruckmessungen im Gegensatz zur Fahrrad Ergometrie nicht möglich sind. Aus diesen Gründen hat sich in Deutschland für Leistungsbeurteilungen eher die Untersuchung im Sitzen, also die Fahrrad Ergometrie, in der Praxis durchgesetzt.

Die **Ergometrie** zählt zu den wichtigsten sportärztlichen Bestimmungen der Belastungsfähigkeit. Sie kann im Sitzen (Fahrradergometer) oder im Liegen durchgeführt werden und erfolgt mit definierten Belastungen, die reproduzierbar, dosierbar und vergleichbar sind (Löllgen 2009). Bei der sportmedizinischen Ergometrie steht die Bestimmung der Fitness (physical capacity) im Vordergrund. Sie wird absolut in Watt und relativ in Prozent zur alters-, geschlechts- und gewichtsbezogenen Soll-Leistung oder Soll-Arbeitskapazität ermittelt.

Die Ergometrie erlaubt eine Risikoabschätzung, welche sportlichen Aktivitäten aus Gründen des Herz-Kreislaufs unterlassen werden sollten (Löllgen und Leyk 2018). Sie liefert wichtige Anhaltspunkte für die Trainingsplanung und Überwachung. Auf dem Belastungs-EKG sind beginnende krankhafte Veränderungen und überschießende Blutdruckwerte bereits bei moderaten Belastungsintensitäten erkennbar. Im deutschsprachigen Raum werden überwiegend Fahrradergometer zur Beurteilung der Herz-Kreislauf-Leistung bzw. der Ausdauerleistungsfähigkeit eingesetzt, in den angloamerikanischen Ländern hingegen Laufbandergometer und standardisierte Kletterstufen („exercise treadmill test (ETT)", „Graded Exercise Stress test (GXT)". Beim Fahrradergometer bestehen gute Ableitungsmöglichkeiten der Herzfrequenz.

Fahrradergometer sind in Deutschland zum Ausdauertraining sehr beliebt. Viele Fitnessanhänger - und Gesundheitsorientierte bevorzugen Fahrradergometer wegen des unkomplizierten Bewegungsablaufs. Die Belastung auf dem Fahrradergometer ist exakt dosierbar. Sie stellt sehr geringe koordinative Anforderungen an die Testperson. Die Gefahr orthopädischer Fehlbelastungen ist gering, da das Körpergewicht vom Sattel getragen wird. So manche bevorzugen das Ergometertraining zum Erhalt der Fitness, weil man während dem Training lesen oder Fernsehen schauen kann. Nachteilig ist die Ermüdung der Beinmuskulatur, die der Erschöpfung des Herz-Kreislauf-Systems vorausgeht.

Ruderergometer eignen sich sowohl zur Messung der Fitness als auch zum Ganzkörper- Ausdauertraining. Sie erlauben wegen der geringen lokalen Ermüdung eine gute Ausbelastung von Herz und Lunge. Rund 85 % der großen Muskeln werden aktiviert und sorgen damit für einen hohen Energieverbrauch. Insbesondere werden die Muskeln des Rückens und des Schultergelenks gestärkt. Kraft und Ausdauer werden verbessert. Da im Sitzen nur ein sehr geringer Druck auf die Gelenke ausgeübt wird, ist Rudern besonders gelenkschonend. Ruderergometer sind allerdings wenig geeignet für ältere und koordinativ ungeschickte Personen sowie bei orthopädischen Beschwerden.

Wegen des ganzheitlichen Trainingsansatzes haben sich **Crosstrainer** zum beliebtesten Ausdauergerät entwickelt. Sie simulieren den Bewegungsablauf von Joggen und Walken, ohne dabei die Gelenke zu belasten. Der aktive Einsatz der Arme sorgt zudem für eine Mitbeanspruchung des Oberkörpers. Gegenüber dem Fahrradtrainer, der hauptsächlich die Beinmuskeln fördert, werden beim Crosstrainer mehr Hauptmuskelgruppen trainiert. Die Ausdauer und die Muskulatur können kombiniert trainiert und kontrolliert werden. Nachteilig ist, dass die Bewegungsausführung nur schwer standardisierbar ist und keine Normwerte zum interindividuellen Leistungsvergleich existieren.

Stepper erlauben eine gute Ausbelastung vom Herz-Kreislauf wegen der geringen lokalen Muskelermüdung. Das Training auf dem Stepper mit aktivem Armeinsatz erreicht einen etwa ähnlichen hohen Kalorienverbrauch wie das Training auf dem Ruderergometer. Nachteilig sind die koordinativen Anforderungen, die größer als beim Fahrrad sind sowie die ungewohnte Bewegung. Die Bewegung ist schwerer standardisierbar. Ältere Personen sowie Untrainierte haben häufig Probleme.

In der täglichen Praxis wird die körperliche Belastungsfähigkeit durch Messungen mit der **Pulsuhr** ermittelt. Parameter sind die Herzfrequenz, der Anstieg der Pulsfrequenz, die maximale Herzfrequenz und mögliche Rhythmusstörungen unter Belastung in Abhängigkeit von Laufstrecke und Laufgeschwindigkeit. Die Herzschlagfrequenz lässt Rückschlüsse auf die „Fitness" des Herz-Kreislaufs zu. Je besser die Person trainiert ist, umso langsamer steigt die Herzfrequenz. Je schlechter die Belastungsfähigkeit ist, umso eher wird die maximale Herzfrequenz erreicht, es sei denn, Medikamente wie Betablocker interferieren.

Bestimmungen des **Blutlaktatspiegels** haben beim leistungssportlich und wettkampfsportlich orientierten Ausdauertraining eine Bedeutung, nicht aber beim Freizeitsport. Die Höhe des Laktatspiegels gibt Hinweise auf die Belastungsintensität und die optimale Trainingsbelastung.

Ein ähnliches Ziel verfolgt man mit der **Spiroergometrie,** die eine Ergometrie (mit Leistungsmessung in Watt) mit der Ventilation (Atmung) und der Sauerstoffaufnahme und Kohlendioxidabgabe verbindet. Dabei werden die Atemgase vor, während und nach der körperlichen Belastung gemessen - und so die Leistungsfähigkeit von Herz und Lunge qualitativ und quantitativ überprüft. Die bei der Spiroergometrie gewonnenen Informationen gelten als beste Messparameter für die Intensität der Bewegung.

Zur Feststellung der Auswirkung körperlicher Belastungen auf die Lungenfunktion ist die Messung der **Atemfrequenz** eine - verglichen mit der Spiroergometrie - wenig aufwendige Methode. In der wissenschaftlichen Sportmedizin/Sportkardiologie wird die Ergometrie mit Mess-Systemen der Lungenfunktion und der Atemgasanalyse verbunden (Spiroergometrie/ Ergospirometrie).

Kommentar: Die erreichte Wattzahl in der Fahrrad Ergometrie erlaubt eine Aussage über die Leistungsfähigkeit. Ein normaler, untrainierter Mann zwischen 20 und 30 Jahren erreicht im Mittel 3,0 Watt/kg Körpergewicht, eine normale, untrainierte Frau 2,5 Watt/kg Körpergewicht. Durch den Alterungsprozess reduziert sich dieser Wert beim Mann um 10 % pro Lebensdekade, bei der Frau um 8 %.

Die erwähnten Messmethoden erfassen nur die ergometrische Leistungsfähigkeit unter den jeweiligen Testbedingungen. Die reale Berufs- oder sportbezogene Leistungsfähigkeit lässt sich so nicht feststellen. Die wirkliche körperliche Leistungsfähigkeit beruht auf einem komplexen Zusammenwirken vieler leistungsspezifischer Persönlichkeitsmerkmale. Fitnessbänder können realere Belastungswerte darstellen. Sie sind eine gute Ergänzung zur Ergometrie.

Ergometriebefunde, die auf mögliche gesundheitliche Probleme hinweisen

- Atemnot
- Herzschmerzen (Angina pectoris)
- Schwindel
- Herzrhytmusstörungen
- Rückbildungsstörungen
- Durchblutungsstörungen
- Überhöhter oder erniedrigter Blutdruckanstieg

Wesentliche Einflussgrößen auf die Bestimmung der Herz-Kreislauf-Leistungsfähigkeit durch die Ergometrie

Alter: Die Belastbarkeit nimmt mit dem Alter ab. Ab dem 30. Lebensjahr sinkt die Ausdauerleistungsfähigkeit (z. B. VO_{2max}) ohne regelmäßiges Training um ca. 1 % pro Lebensjahr.

Geschlecht: Es müssen sowohl bei den Zielvorgaben als auch beim Training geschlechtsspezifische Unterschiede berücksichtigt werden. Frauen erreichen (aufgrund ihres kleineren Herzvolumens und des geringeren Muskelanteils) durchschnittlich 10 - 20 % niedrigere Testwerte als Männer.

Körpergewicht: Mit zunehmendem Körpergewicht muss, relativ gesehen, eine höhere Leistung erbracht werden. Wichtiger als der BMI ist aber die Bestimmung des Körperfettgehalts für die Beurteilung der Körperzusammensetzung. Je höher der BMI, desto größer ist in der Regel auch der Körperfettanteil (Ausnahme: z. B. Kraftsportler).

Körperfettanteil: Um den angestrebten Trainingserfolg zuverlässig zu dokumentieren und zu kontrollieren, sollte der Körperfettgehalt regelmäßig durch Fettmessungen kontrolliert werden.

Taille-Hüft-Quotient: Neben der Bestimmung des Gesamtkörperfettgehaltes ist auch das Fettverteilungsmuster (Apfel- vs. Birnentyp) von Bedeutung. Männer mit einem androiden Fettverteilungsmuster (Apfeltyp) sollen ein höheres Gesundheits- und auch Krebsrisiko haben.

Leistungsfähigkeit: Gesundheitliche Basisdaten sind sowohl für die Art geeigneter Trainingsmaßnahmen als auch für die Belastungsdosierung wichtig.

Vorerkrankungen: Erkrankungen und Behinderungen wirken sich negativ auf die Belastbarkeit, das Trainingsziel und die Trainingsgestaltung aus.

Blutdruck: Bei hohem Blutdruck ist die Senkung des Blutdruckes durch ein entsprechendes Ausdauertrainingsprogramm ein wichtiges Trainingsziel. Ein hoher Blutdruck wirkt sich auf die Auswahl der Ausdauergeräte und auf die Belastungsdosierung bzw. Trainingsmethode aus.

Trainingszustand und Trainingsziele: Mit zunehmendem Trainingszustand sind höhere Wattleistungen möglich. Die Trainingsziele können sehr unterschiedlich sein. Sie reichen von der Fettverbrennung und dem Abbau von Übergewicht, der Verbesserung von körperlicher Fitness, einem leistungsorientierten Ausdauertraining (Leistungssteigerung), einem präventiven Kreislauftraining, dem Stressabbau und der Entspannung bis hin zur Krebsvorbeugung, zur Verhinderung von Nebenwirkungen und zur Verbesserung der Lebensqualität.

Ruhepuls: Grundsätzlich ist der Ruhepuls umso höher, je schlechter der körperliche Leistungszustand bzw. der Ausdauerleistungszustand einer Person ist. Normal sind zwischen 60 und 80 Schläge pro Minute. Frauen haben meistens einen etwas höheren Ruhepuls (>70 S/min) als Männer. Mit zunehmendem Ausdauerleistungsniveau sinkt der Ruhepuls.

Stress sowie Koffeingenuss: Sie erhöhen die Herzfrequenz

Medikamente: Manche Medikamente wirken sich auf die körperliche Leistungsfähigkeit aus.

Tageszeit: Je nach Tageszeit herrscht ein unterschiedliches Leistungsniveau

Außentemperatur: Mit steigender Außentemperatur erhöht sich die Ruhe- bzw. Belastungsherzfrequenz

Ernährung: Die Art der Ernährung kurz vor der Belastung beeinflusst das Testergebnis

Vorherige Trainingsbelastung: intensivere vorherige Belastungen reduzieren die maximale Leistungsfähigkeit

Fitnessbänder und Apps

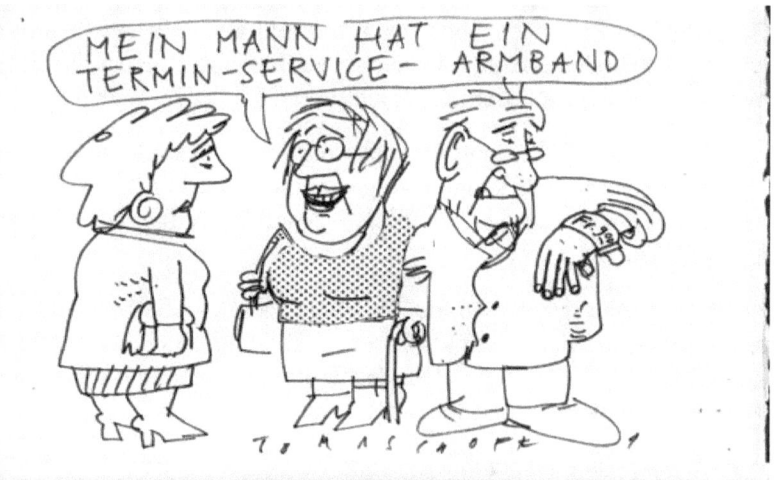

Die meisten Fitnessarmbänder gehören eher in den Bereich Wellness, sind aber auch für die Gesundheit sinnvoll. Sie können zu gesundheitsbewusstem Verhalten anregen und zu mehr Bewegung motivieren.

Es gibt eine Vielzahl von Schrittzählern, Apps, Fitness-Trackern und Puls-Armbändern, die zur Erfassung, Überwachung und Erfolgsmessung geleisteter Aktivitäten geeignet sind. Sie dokumentieren das Lifestyle-Verhalten, die Ernährung, den Gewichtsverlauf sowie Art und Ausmaß der geleisteten Aktivität. In manchen Fitness-Bändern ist sogar ein Inaktivitäts-Sensor integriert, der den Träger nach längerem Nichtstun darauf hinweist, sich mal wieder zu bewegen.

Schrittzähler zeigen, wie viele Meter (Schritte) man gegangen ist, wie viele Kalorien man dabei verbrauchte und wie der Gewichtsverlauf pro Tag in der vergangenen Woche und im Monat war. Manche Geräte erfassen auch das verbrannte Körperfett. Wenn man beim Jogging oder Walking seine Aktivitäten erfassen möchte, benötigt man einen Schrittzähler, der die Form der Bewegung, die Länge sowie die Höhenunterschiede der zurückgelegten Strecke unterscheidet, denn Schrittlängen und Kalorienverbrauch sind beim Jogging, Walking oder Laufen unterschiedlich. Woher und auf welcher Basis von Untersuchungen die Behauptung stammt, dass man zum Erhalt seiner Gesundheit mindestens 10.000 Schritte pro Tag machen sollte, ist unbekannt.

Neben bequemer Kleidung und einem Paar Laufschuhe sollte auch eine Pulsuhr zur Laufausstattung gehören. **Pulsuhren** messen die Herzfrequenz und können so das Training unterstützen. Sie helfen, die Trainingsintensität zu überwachen und Leistungssteigerungen festzuhalten. Eine gute Lauf Uhr sollte neben Standardfunktionen wie Pulsmessung, Stoppuhr und Zwischenzeiten auch über ein einstellbares Pulslimit verfügen. Uhren der Apple-Watch-Serie 6, die auch den Sauerstoffgehalt im Blut ermitteln, sind für spezielle Leistungssportler, aber nicht Freizeitsportler, gedacht.

Einige **Fitnessbänder (Wearables)** dokumentieren nicht nur die zurückgelegte Strecke, die Herzfrequenz, den Kalorienverbrauch, sondern zeigen auch an, wenn man sich lange nicht mehr bewegt hat. Einige leiten aus den nächtlichen Armbewegungen ab, ob man gut oder weniger gut geschlafen hat.

Bewegungs-Apps sind Anwendungsprogramme für Smartphones. Sie stellen ein spezielles Programm für unterschiedliche Tätigkeiten zur Verfügung, das individuell auf die Bedürfnisse zugeschnitten ist. Sie helfen dabei, das Training besser und effizienter auszuführen. Sie bieten auch die Möglichkeit für statistische Aufzeichnungen.

Kommentar: Fitnessarmbänder und Gesundheits-Apps tragen zur Vermeidung und Reduzierung ungesunder Verhaltensweisen bei. Sie motivieren zu mehr Bewegung (Finkelstein et al 2016). Die gespeicherten Daten können zu eigenen, aber auch zu fremdem Vergleichen herangezogen werden. Ärzte können so Krankheitssymptome und Auswirkungen von Empfehlungen über Tage und Wochen erfassen und kontrollieren (was bei einer einmaligen Untersuchung in der Arztpraxis nicht oder nur unzuverlässig möglich ist).

Fitness-Activity-Armbänder und Apps mit Bewegungsprogrammen sind ein gewinnträchtiger Wirtschaftsfaktor. Das Geschäft mit Empfehlungen und Angeboten zur

Verbesserung der körperlichen Fitness boomt. Leider sind viele Behauptungen, Versprechungen, Empfehlungen und Angebote nicht evaluiert. Der Einsatz von Fitness-Trackern, Apps für Smartphones und Gesundheitsbänder findet nicht uneingeschränkte Zustimmung. Datenschützer warnen davor, unbedacht mit sensiblen Gesundheitsdaten umzugehen. Sie raten dazu, die kurzfristigen finanziellen Vorteile gegen die langfristigen Gefahren abzuwägen.

Allgemeine Empfehlungen zur Krebsvorbeugung durch Bewegung und Sport

Allgemeines

Der Nutzen von Bewegung und Sport geht über die körperliche Fitness hinaus. Zusätzlich finden Einflüsse auf die seelische Gesundheit und das körperliche sowie geistige Wohlbefinden statt.

Zellstudien, tierexperimentelle Untersuchungen und klinische Beobachtungen sprechen für krebshemmende Effekte von körperlicher Aktivität. Welche Formen der Bewegung zur Krebsvorbeugung besonders geeignet sind, ist noch unklar und Gegenstand so mancher Hypothesen. In den derzeitigen Empfehlungen wird kein Unterschied zwischen Sport im engeren Sinn und Bewegung im Alltag gemacht. Übereinstimmend vertreten nahezu alle Experten die Auffassung, dass sämtliche sportliche Betätigungen – mit Ausnahme von Extremsport – zur Krebsprävention geeignet sind (Cumminghams et al 2009, Monninkhof et al 2007). Dass Sport oft im Vordergrund der wissenschaftlichen Diskussion steht, hat einen einfachen Grund: Sportliches Training ist unter wissenschaftlichen Bedingungen leichter zu erfassen als körperliche Aktivität in Beruf oder Haushalt.

Empfehlungen bei Aufnahme sportlicher Aktivitäten.

Wer noch nie viel Sport getrieben hat oder sich seit langem nicht mehr sportlich betätigt hat (bzw. sich insgesamt unsicher fühlt), der sollte vorher mit seinem Hausarzt über einen geeigneten Einstieg sprechen. Gibt es aus medizinischer Sicht keine Bedenken, so sind die meisten Sportarten ohne Einschränkung möglich. Bei gesundheitlichen Beschwerden sollte der Arzt beurteilen, welche Bewegungen man besser vermeiden bzw. bevorzugen sollte und wie groß die Belastung sein darf. Für einen Senior (möglicherweise mit körperlichem Handicap) gelten andere Empfehlungen als für einen Jugendlichen.

Wer lange inaktiv war, sollte sich nicht zu viel vornehmen und sein Trainingsprogramm lieber langsam steigern. Dies auch, weil sonst Misserfolge drohen, die demotivieren.

Einen Einstieg bieten Sportvereine und professionelle Sportstudios. Zum Ausprobieren eignen sich Kurse der Volkshochschulen, Krankenkassen und des Betriebssports.

Es ist günstig, sich feste Termine für den Sport zu setzen. Mehr Motivation bekommt man durch Verabredungen mit Freunden und Bekannten zu sportlichen Aktivitäten. Ein milder „Gruppenzwang" vermag häufig die eigene Trägheit zu überwinden. Sport in der Gruppe ist vorteilhaft, liegt aber nicht Jedem.

Körperliche Bewegung ist dann optimal, wenn sie etwas anstrengt und man dabei leicht ins Schwitzen kommt. Ideal sei, sich täglich über 30 bis 45 Minuten körperlich zu betätigen, heißt es allgemein für Erwachsene. Mindestens eine Stunde täglich sollten sich Kinder und Jugendliche bewegen, wobei die Fahrradfahrt zur Schule und das Fangenspielen in der Zeit eingeschlossen sind. Mittelgradige körperliche Belastungen sollen besser sein als Aktivitäten mit hoher Intensität. Das richtige Maß der Belastung sollte sich u. a. danach richten, was man leisten kann und will. Ältere Personen sollten eher Belastungen im moderaten Bereich wählen, die keinen hohen Kraftaufwand erfordern. Leistungsorientierter Sport ist kontraproduktiv. Anaerobe körperliche Aktivitäten sind ungünstig. Anaerobes Training mag für Spitzenleistungen geeignet sein, aber nicht für Senioren – und erst recht nicht zur Krebsvorbeugung. Im Gegenteil! Es drohen eine Überforderung vom Herz-Kreislauf und Einschränkungen der Immunabwehr.

Regelmäßigkeit ist wichtig. Regelmäßige tägliche Aktivität mit mittlerer Intensität ist besser als eine intensive Aktivität an nur ein oder zwei Tagen in der Woche. Regelmäßigkeit erreicht man am besten, wenn Verhaltensweisen automatisch stattfinden, also zur Gewohnheit gehören. Etwa 40 Prozent des täglichen Verhaltens sind Gewohnheiten, sagen die Gewohnheitsforscher. Gewohnheiten kann man sich antrainieren. Man ist dann körperlich aktiv, ohne groß darüber nachzudenken, ohne abzuwägen oder bewusst zu entscheiden.

Sport sollte Spaß machen, da sonst die Trainingsmotivation nachlässt. Die Gefahr, sportliche Aktivitäten abzubrechen, ist umso größer, je schlechter die Bedingungen sind, je größer der organisatorische Aufwand ist und je weniger einem die sportlichen Aktivitäten liegen. Sport, der nur weitab vom Wohnort durchführbar ist, mit hohen Kosten und komplizierten Ausrüstungen verbunden ist und nur zu ungünstigen Tages- und Jahreszeiten stattfindet, wird häufig abgebrochen.

Erwachsenen wird geraten, nicht nur auf Ausdauersport zu setzen, sondern auch die Kräftigung von Muskeln und Knochen, d. h. Kraftsport mit einzubeziehen. Dies erhöht nicht nur die Leistung, sondern dient auch der Gesundheit. Körperliche Fitness ist eine Kombination von Ausdauer, Kraft, Dehnbarkeit, Geschwindigkeit und Koordination (Dimeo).

Kommentar und Empfehlungen: Einige Kurse werden von den Krankenkassen mit einem Bonus belohnt oder anderweitig finanziell gefördert. Voraussetzung für die Förderung ist die regelmäßige Teilnahme an den Kursen. Außerdem muss sich das Sportangebot einem Qualitätscheck unterzogen haben. Informationen dazu geben die Veranstalter oder die Krankenkassen. Möchte man flexibel bleiben und sich nicht an Kurse binden, kann man einen Einstieg über Fitness-Apps ausprobieren. Weitere Informationen im Internet gibt es über das Gesundheitsangebot des Deutschen Sportbundes unter https://www.dosb.de/ sowie bei den Landessportbünden unter https://www.dosb.de/. Auch die vom Bund geförderte Initiative IN FORM informiert auf https://www.in-form.de über Bewegung und Ernährung.

Empfehlungen verschiedener, internationaler Krebs-Institutionen zur Krebsvorbeugung durch körperliche Aktivität

- Der **Europäische Kodex zur Krebsbekämpfung** von 2014 (http://cancer-code-europe.iarc.fr/ index.php/de/), die Weltgesundheitsorganisation (WHO 2019, 2020) und die Fachleute des „World Cancer Research Fund 2018" empfehlen pro Woche mindestens 150 Minuten moderate Bewegung oder 75 Minuten intensiven Sport.

- Der **World Cancer Research Fund (WCRF)** empfiehlt, sich mindestens eine halbe Stunde jeden Tag mäßig aktiv zu bewegen. Er befürwortet eine regelmäßige, körperliche moderate bis intensive Aktivität > 150 Min/Woche.

- Das Nationale Krebsforschungsinstitut der USA **(National Cancer Institute, NCI)** hält 30 Minuten an fünf oder mehr Tagen in der Woche für sinnvoll. 20 Minuten anstrengende Übungen an mindestens drei Tagen pro Woche sollen gleich wirksam sein.

- In den Leitlinien zur körperlichen Aktivität **(WHO 2010, 2020)** wird ein 30-minütiges Training mittlerer Aktivität an den meisten Tagen in der Woche empfohlen (insgesamt 150 Minuten - oder ein intensives (sehr anstrengendes) aerobes Training 75 Minuten), verteilt über drei oder mehr Einheiten in der Woche. Schon 10.000 Schritte würden als Alltagsbewegung ausreichen, um das Risiko vieler chronischer Erkrankungen zu vermindern, heißt es. An anderer Stelle heißt es, man solle mindestens 2, 5 Stunden pro Woche Sport treiben.

- Die Empfehlungen der WHO finden sich auch in sehr vielen anderen Leitlinien und nationalen Empfehlungen (zum Beispiel im Programm "Bewegung gegen Krebs", den Verlautbarungen der Deutscher Krebshilfe, den Empfehlungen des Deutschen Olympischen Sportbundes, den Empfehlungen des Europäischen Kodex zur Krebsbekämpfung, dem aktuellen Bericht des "World Cancer Research Fund" (WCRF) und in den Empfehlungen der U.S.-amerikanischen Krebsgesellschaft).

- **Das U.S.-amerikanische Gesundheitsministerium** rät zu 150 bis 300 Minuten gemäßigter oder 75 bis 150 Minuten intensiver körperlicher Bewegung, wobei diese Zeiten nicht als Obergrenze zu verstehen sein sollen. Auch dieses Expertengremium weist darauf hin: Am besten absolviert man sein Bewegungspensum nicht auf einmal, sondern verteilt es über die gesamte Woche.

- Die „**Norwegian School of Sport Sciences**": empfiehlt eine moderate körperliche Aktivität, die die gesundheitlichen Nachteile von 8 Stunden sitzender Tätigkeit kompensiert. („Sitting is the New smoking", sagt sie).

- Das **American College of Sports Medicine** empfiehlt 150 bis 250 Minuten pro Woche mäßig intensive körperliche Aktivität, um sich gesund und fit zu halten.

- Die **Clinical Oncology Society of Australia (COSA)** empfiehlt wöchentlich moderat intensives, aerobes Ausdauertraining über 75 Minuten (Walking, Schwimmen, Jogging, Fahrradfahrern). Zusätzlich soll ein moderates Krafttraining absolviert werden.

- In Anlehnung an Empfehlungen der medizinischen Fachorganisationen zur Senkung von Herz-Kreislauf-Erkrankungen wird von amerikanischen Fachgremien an mindestens fünf Tagen in der Woche eine körperliche Aktivität, über 30 bis 60 Minuten empfohlen.

- Erwachsene sollen sich wöchentlich mindestens 150 Minuten moderat betätigen (z. B. Nordica walking) oder sich 75 Minuten lang intensiv belasten (z. B. Joggen), sagt die **Deutsche Krankenversicherung.**

- Die **Krebsliga Schweiz** empfiehlt, sich mindestens 2 ½ Stunden wöchentlich mit mittlerer Intensität (oder 1 ¼ Stunden mit hoher Intensität) körperlich zu betätigen. Kinder und Jugendliche sollten (zusätzlich zu ihren täglichen

Aktivitäten) mindestens eine Stunde am Tag eine moderate bis hochintensiver körperliche Tätigkeit ausüben.

- Die **Deutsche Krebshilfe** rät zu 60 Minuten Bewegung mindestens dreimal in der Woche. Wahlweise kommt auch ein kürzeres, aber häufigeres Ausdauertraining fünf- bis sechsmal 30 Minuten in Frage. Für die optimale Wirkung spielt die Intensität eine große Rolle: 18 bis 25 MET (Metabolic Equivalent of Task) wird empfohlen.

Spezielle Empfehlungen zur Krebsvorbeugung durch Bewegung und Sport

Dynamisches Sitzen zur Reduzierung des „Krebsrisikofaktors: sesshafter Lebensstil"

"Sitzen ist das neue Rauchen" schreibt die F.A.Z. (13. 09. 2017) und weist damit indirekt auf mögliche Zusammenhänge von Bewegungsarmut mit einer erhöhten Krebsgefährdung hin. Anders als gemeinhin vermutet, verursacht beständiges Sitzen nicht nur Rückenbeschwerden, sondern beeinflusst auch die Entstehung vieler anderer chronischer Erkrankungen, wahrscheinlich auch Krebs. Bei Akademikern ist die Gefahr besonders hoch, da sie ihrer beruflichen Tätigkeit vornehmlich im Sitzen nachgehen. Husemann war in Deutschland einer der Ersten, der auf die körperliche Inaktivität und sitzende Tätigkeit als mögliche Ursache für die häufigeren Dickdarmkrebserkrankungen bei Büroangestellten (blue collar workers) hinwies (Husemann et al 1980).

Wie nachhaltig ein sesshafter Lebensstil der Gesundheit schadet, hängt nicht nur davon ab, wie viele Stunden am Tag man sitzend verbringt, sondern auch, ob man sich zwischendurch bewegt. Hierfür spricht u. a. auch eine Studie (Diaz et al 2017), in der ein enger Zusammenhang zwischen der Dauer der einzelnen Sitzperioden und dem Zuckerhaushalt sowie einer - Krebs fördernden - Insulinresistenz festgestellt wurde. Je länger die Probanden in dieser Untersuchung am Stück saßen, ohne zwischendurch aufzustehen und herumzugehen, umso schlechter reagierte ihr Organismus auf Insulin. Versuchspersonen, die neben vielen Sitzstunden noch körperlich aktiv waren, schnitten zwar besser ab als die bloßen Bewegungsmuffel, jedoch immer noch schlechter als Personen, die ihre sitzende Tätigkeit mehrfach kurz unterbrachen.

Kommentar und Empfehlungen für die Praxis: *Kardiologen behaupten, dass fünf Stunden körperliche Bewegung pro Woche erforderlich sind, um ein tägliches Sitzen von acht und mehr Stunden zu kompensieren.*

Wer vornehmlich Bürotätigkeiten verrichtet, sollte alle halbe Stunde kurz aufstehen, um sich kurz zu strecken und zu bewegen (dynamisches Sitzen). Während der Arbeitszeit sollte man versuchen, die Wirbelsäule in Bewegung zu halten (d. h. möglichst oft aufzustehen). Eventuell sollte man ein Stehpult integrieren. Dies geschieht nicht nur zum Wohlbefinden, nicht bloß für den Herz-Kreislauf, nicht bloß zur Vermeidung von Übergewicht und für die Wirbelsäule, sondern auch zur Krebsprophylaxe. Gut ist auch, gelegentlich im Stehen zu telefonieren oder Kollegen persönlich in deren Büros aufzusuchen, statt ihnen eine E-Mail zu schreiben oder sie anzurufen. Nacken- und Schulterübungen lassen sich auch am Schreibtisch ausführen.

Zur Rückenschonung kommt es auf richtiges Sitzen an. Ein guter und richtig eingestellter Bürostuhl kann viel bewirken. Spezielle Aktiv- Bürostühle erlauben eine maximale Dynamik am Arbeitsplatz. Informationen findet man unter www.agr-ev.de/sitzen-buero. Nacken- und Schulterübungen lassen sich auch am Schreibtisch ausführen.

Sport zur Gewichtabnahme

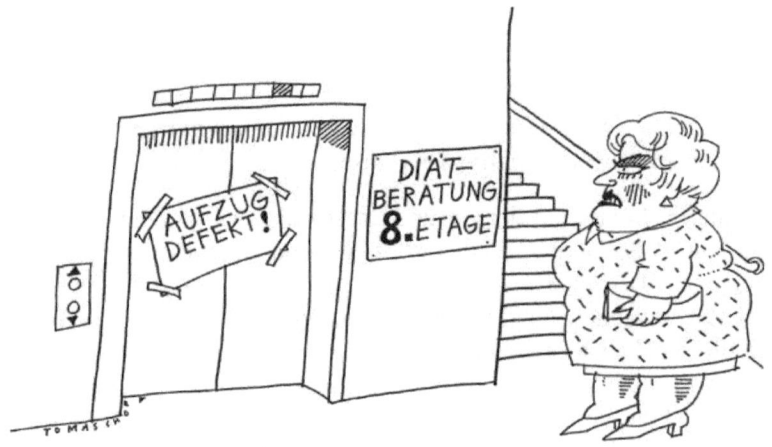

Die bei Sport und Bewegung verbrauchte Energie ist wesentlich geringer als gemeinhin angenommen. Sie allein reicht nicht zu einer deutlichen Gewichtsabnahme aus, weswegen nur bei einer zusätzlichen Ernährungsumstellung eine signifikante und andauernde Senkung des Körpergewichts zu erwarten ist. Bei einer aeroben Betätigung mit niedriger Intensität ist mit einem Kalorienverbrauch von ca. 3 – 4 kcal/kg Körpergewicht /Stunde zu rechnen, bei hoher Intensität ca. 20 kcal/kg Körpergewicht/Stunde. Bedenkt man, dass ein Kilogramm Fettgewebe beim Abbau ca. 7000 kcal liefert, so wird schnell klar, dass der Energieverbrauch bei körperlicher Aktivität (bei den im Freizeitsport üblichen Trainingsumfang) für einen signifikanten Körperfettverlust und eine Gewichtsabnahme kaum ausreicht. Wie wenige Kalorien man bei körperlicher Aktivität verbrennt, verdeutlichen folgende Beispiele. Bei 30-minütigem Joggen mit mittlerem Tempo verbraucht man etwa 350 Kilokalorien. Das entspricht etwa einer halben Pizza. Der Abbau von einem halben Kilo Fett erfordert einen Marathonlauf von 69 km, 16 Stunden Foxtrott-Tanzen oder 30 Stunden Klavierspiel. Soll durch körperliche Aktivität Gewicht reduziert werden, so müssen an fünf Tagen pro Woche jeweils in einer Stunde 500 kcal verbraucht werden. Dies erfordert eine Stunde Radfahren über 20 km oder intensives Tanzen (Rabast 2018).

Es sollten bevorzugt Bewegungsformen eingesetzt werden, die - bei der nur geringem Krafteinsatz - viele Muskelgruppen dynamisch beanspruchen, eben Ausdauersportarten wie Laufen, Radfahren, Training auf dem Ergometer.

Durchschnittliche Richtwerte für den täglichen Kalorienverbrauch zum Gewichtserhalt

Männer		**Frauen**	
19 – 25 Jahre	3000 kcal	19 – 25 Jahre	2400 kcal
25 – 50 Jahre	2900 kcal	25 – 50 Jahre	2300 kcal
51 – 65 Jahre	2500 kcal	51 – 65 Jahre	2000 kcal
65 – 75 Jahre	2400 kcal	65 – 75 Jahre	1800 kcal

Ernährung und Sport

Energiebedarf bei sportlicher Aktivität

Zur Ermittlung des täglichen Energiebedarfs (Kalorienbedarfs) bedarf es der Kenntnis des Alters, des Geschlechts, des Körpergewichts und der Art von körperlicher Aktivität. Bei letzterer wird zwischen sehr leichter Aktivität pro Tag (wenig Sport), leichter Aktivität (etwas Sport), moderater Aktivität (viel Sport) und schwerer Aktivität (Leistungssport) unterschieden. Natürlich ist auch die Dauer der Aktivität von Bedeutung.

Je muskulöser man ist, desto höher sind Grundumsatz und Energiebedarf. Wer mehr wiegt, hat bei körperlichen Belastungen auch einen höheren Energiebedarf. So verbrennt ein 100 kg wiegender Bodybuilder im Ruhezustand mehr Kalorien als ein ebenso schwerer Mann, bei dem der Fettanteil sehr hoch ist. Bei Sportarten, bei denen die großen Muskeln sowohl des Ober- als auch des Unterkörpers aktiviert werden (z. B. rudern), verbrennt man mehr Kalorien als bei Beanspruchung einzelner, isolierter Muskelgruppen.

Kommentar und Empfehlungen für die Praxis: Wer wissen will, wie hoch sein eigener Energieeinsatz bei einer Sportart ist, der kann dies mit Hilfe eines Kalorienrechners oder einer der vielen Tabellen im Internet herausfinden. Die Angaben sind allerdings ungenau, denn Energiebedarf und -verbrauch hängen von vielen individuellen Einflüssen ab.

Die Empfehlung, pro Tag mindestens 10.000 Schritte zu tun, basiert zwar nicht auf Ergebnissen wissenschaftlicher Untersuchungen, ist aber dennoch ein nützlicher Gradmesser für das tägliche Minimum an körperlicher Aktivität. Will man abnehmen, so reicht es nicht aus, wenn die Schritte im Spaziergang-Modus erfolgen. Sie müssen als körperlich belastend empfunden werden. „Etwas außer Atem zu kommen und/oder leicht zu schwitzen", ist zur Gewichtsabnahme und den Krebsschutz unabdingbar.

Durchschnittlicher Kalorienverbrauch eines 80 kg schweren Mannes bei 30 Minuten Aktivität

•	Schwimmen	400kcal (entspricht 2 Handvoll Erdnüsse)
•	Laufen (langsam)	320 kcal (entspricht einem Eisbecher)
•	Laufen (schnell)	500 kcal (entspricht einer Grillwurst mit Brot)

- Wandern 240 kcal 240 kcal (entspricht zwei Kugeln Eiscreme)
- Golf 125 – 160 kcal entspricht 50 g Fleischwurst
- Radeln (12 km/h) 240 kcal (entspricht einem Hamburger 100 gr)
- Fußball 400 kcal (entspricht 2 Handvoll Erdnüsse)

Energieverbrauch je nach Intensität von Laufen (Schick et al 2002, Friedrich 2008)

Laufen 7 – 14 km/h	7 - 12 kcal/h pro kg Körpergewicht
Laufen 15 – 17 km/h	14 - 15 kcal/h pro kg Körpergewicht
Marathon 16,8 km/h (2,5 h)	15 - 20 kcal/h pro kg Körpergewicht

Ernährung bei Freizeitsport

Körperliche Aktivität bedingt einen erhöhten Flüssigkeits- und Energiebedarf (Raschka und Ruf) (2016). Die Ernährung sollte kohlenhydratbetont (mindestens 50%), fettkontrolliert (maximal 30 %) und abwechslungsreich sein. Die notwendigen Kohlenhydrate, Fette und Proteine sowie Mikronähstoffe (Vitamine und Mineralstoffe) werden bei einer Mischkost ausreichend aufgenommen. Freizeitsportler benötigen keine spezielle „Sportlerernährung".

Freizeitsportlern wird häufig suggeriert, bestimmte Lebensmittel zu meiden und sich möglichst eiweißreich zu ernähren. Tatsächlich benötigen sie aber - im Gegensatz zu den Leistungssportlern - keine besondere Ernährung! Supplemente sind nicht notwendig. Für die tägliche Energiezufuhr reichen 0,8 g Protein und 3 bis 5 g Kohlenhydrate pro kg Körpergewicht. Das entspricht 64 g Protein und im Mittel 320 g Kohlenhydrate für einen 80 kg schweren Menschen.

Kommentar: Bei Ausdauersportarten sollte der Kohlenhydratanteil nur geringfügig höher sein als bei Kraftsportarten. Bei Letzteren ist der Fett- und Proteinbedarf dafür etwas höher.

Fett ist sehr energiehaltig. Es liefert etwa 2,5-mal mehr Energie als Kohlenhydrate. Kohlenhydrate stellen dem Körper die Energie allerdings schneller zur Verfügung und benötigen zur Oxidation weniger Sauerstoff. Ihre Energieausbeute pro Liter Sauerstoff ist um 7 % ökonomischer als bei Fett

Ernährung bei Leistungssport

Bei Leistungssportlern besteht ein anderer quantitativer und qualitativer Ernährungsbedarf als bei Freizeitsportlern. Kohlenhydrate werden von ihnen in sportlichen Wettkämpfen in bis zu 3-mal höherer Menge benötigt als von Freizeitsportlern. Sie sind im Wettkampf der wichtigste Energielieferant, da zu ihrer Oxydation ca. 15 % weniger Sauerstoff benötigt wird und sie dreimal schneller Energie liefern als Fette. Eine zucker- oder stärkehaltige Ernährung ist also gefragt, die der Körper leicht verwerten kann. Kohlenhydrate mit hohem glykämischen Index (etwa in Form von Getränken) können bei längerer Belastung zugeführt werden.

Kommentar und Empfehlungen für die Praxis *Es ist ein weitverbreiterter Irrtum, dass sich Leistungssportler fleischreich ernähren müssen. Selbst eine vegetarische Kost kann ausreichen. Ihr energetischer Gehalt ist der gleiche. Es gibt sogar erfolgreiche Kraftsportler, die Anhänger einer veganen Ernährung sind (Baboumian 2017). Allerdings sind tierische Proteine (Fleisch und Fisch) - in Bezug auf Aufnahme und Wirkung - höherwertig als nicht tierische Eiweiße (z. B. Hülsenfrüchte).*

Ernährung bei Krafttraining

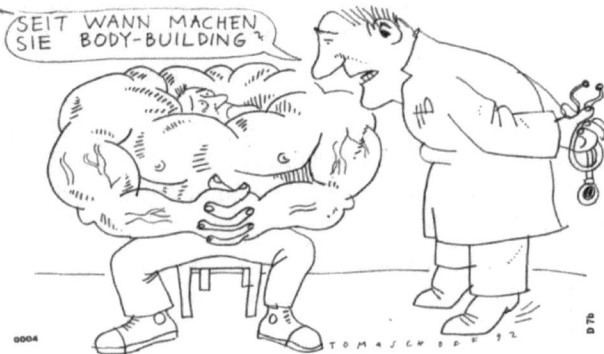

Im Zentrum der Ernährung stehen beim Krafttraining die Proteine (Eiweiße). Diese setzen sich aus den verschiedensten essentiellen und nicht essentiellen Aminosäuren zusammen. Nicht essentielle Aminosäuren kann der Körper selber herstellen, essentielle Aminosäuren müssen von außen - also mit der Ernährung - zugeführt werden. Die bekannteste essentielle Aminosäure ist Leucin. Sie hat einen stimulierenden Effekt beim Muskelaufbau.

In Bezug auf den Muskelaufbau divergiert die notwendige Proteinmenge je nach Muskelintensität, Alter und Geschlecht. Sie beträgt bei einem 80 kg schweren Senior etwa 1,4 g - 2,2 g/kg Muskelmasse pro Tag, d. h. pro Mahlzeit zwischen 30 und 40 Gramm. Bei höherem Trainingsumfang oder einem gewünschten Muskelaufbau nach längerer Immobilität kann eine zusätzliche Proteinzufuhr sinnvoll sein. Internationale Empfehlungen setzen den Proteinbedarf im Sport zwischen 1,2 und 2 g pro kg Körpergewicht an. Das ist nicht als fixe Größe zu verstehen, sondern muss an das Training angepasst werden. Sollen zurückgebildete Muskeln aufgebaut oder gezielt Fett abgebaut werden, kann der Proteinbedarf höher sein. Bei einer geplanten Gewichtsreduktion kann eine erhöhte Proteinzufuhr helfen, die Muskelmasse zu erhalten und primär Fett abzubauen.

Experten empfehlen Erwachsenen eine Proteinzufuhr von 0,8 g pro kg Körpergewicht. Diese Menge reicht allerdings nicht aus, wenn man mehr als 5 Stunden pro Woche sportlich aktiv ist, bzw. ein Muskelaufbau unterstützt oder gezielt Gewicht abgebaut werden soll. Nebenwirkungen Bei einer dauerhaft zu hohen Proteinzufuhr von mehr als 2 g/kg Körpergewicht kann es zu Nebenwirkungen kommen. Bei Nierenerkrankungen und bei Diabetikern z. B. kann die Zusatzbelastung für die Nieren problematisch sein.

Kommentar und Empfehlungen für die Praxis: *Shakes und Eiweißriegel sowie spezielle Eiweißsupplemente benötigen Freizeitsportler selten.*

Es gibt keine Hinweise dafür, dass ein bestimmtes Eiweiß, etwa aus Molke, Ei oder Soja, für den Muskelaufbau besonders günstig ist.

Die Ernährungsindustrie reichert Lebensmittel gerne mit Eiweiß an. Sie verspricht hiernach eine bessere Fitness, mehr Muskeln und ein attraktiveres Körperbild. Dabei liefern Fleisch, Milch, Quark, Eier, Nüsse und auch Getreideprodukte in der täglichen Ernährung ausreichend Protein. Proteinriegel oder spezielle Drinks sind überflüssig! Die zusätzliche Einnahme Eiweiß angereicherter Supplemente ist nur in Ausnahmefällen notwendig, so z. B., wenn Kampfsportler ihr Gewicht reduzieren müssen oder ein gezielter Muskelaufbau nach längerer Immobilisierung beabsichtigt ist. Es werden dann für Erwachsene ausnahmsweise 2 bis 2,2 g Protein pro kg Körpergewicht empfohlen.

Pflanzliches und tierisches Eiweiß ist gesund. Dass auch Hülsenfrüchte, Nüsse und Samen oder Getreide genügend Eiweiß liefern, um den täglichen Bedarf zu decken, ist kaum bekannt. Grundsätzlich lassen sich starke Muskeln auch mit pflanzlichen Proteinen aufbauen.

Nahrungsergänzungsmittel und Vitamine

Nahrungsergänzungsmittel sind nur dann indiziert, wenn die normale Nahrungszufuhr die Bedürfnisse nicht genügend deckt. Dies kann bei Hochleistungssportlern der Fall sein, nicht aber bei Freizeitsportlern. Für letztere reicht eine ausgewogene „Normalkost" aus. Vitamine und Nahrungsergänzungsmittel können die Leistung von Hochleistungssportlern verbessern, während ihre Einnahme bei Freizeitsportlern langfristig mehr schadet als nutzt.

Es gibt übrigens keine Hinweise dafür, dass Nahrungsergänzungsmittel das Krebsrisiko reduzieren. Im Gegenteil, einige hochdosierte Vitaminpräparate gehen mit gesundheitlichen Risiken einher. So soll das Lungenkrebsrisiko nach Supplementierung mit Vitamin A (Betakarotin) bei Rauchern und Menschen bei Asbestexposition steigen. Hohe Konzentrationen von B6 und B12 sollen das Risiko für Adenokarzinome und für kleinzellige Lungenkarzinome erhöhen (Fanidi A. et al 2018). Experten kommen hinsichtlich der Schutzwirkung von Vitamin D zu unterschiedlichen Ergebnissen. Einige behaupten, dass die Einnahme von Vitamin E das Risiko für Schlaganfall erhöhe. Sicher ist, dass die Einnahme von Vitamin H (Biotin) Laborergebnisse verfälschen kann. Experten sehen Antioxidantien oder „Radikalfänger" wie die ACE-Vitamine, Multivitamine, Selen und andere Supplemente sehr kritisch.

Jugendliche greifen gerne zu **Energydrinks.** Sie hoffen, hierdurch ihre Leistungsfähigkeit zu steigern. Die meisten Energydrinks enthalten, neben Taurin, Vitaminen, Zucker auch viel Koffein. Sie können bei Vorerkrankungen Nebenwirkungen verursachen. Krampfanfälle, Herzrhythmusstörungen und Nierenversagen sind gelegentlich aufgetreten. In einigen Ländern ist ihr Verkauf an Jugendliche unter 16 Jahren daher gesetzlich untersagt. In Deutschland wird vor dem häufigen Konsum von Energydrinks gewarnt.

Kommentar und Empfehlungen für die Praxis: Der Begriff „Nahrungsergänzungsmittel" ist nicht gesetzlich definiert. Es gibt keine einheitlichen Kriterien für die Dosierung und Zusammensetzung. Der Verbraucher ist weder vor Überdosierungen noch vor falschen oder gar gesundheitsschädlichen Zusammensetzungen geschützt. Jeder, der eine Gewerbeerlaubnis hat, kann Nahrungsergänzungsmittel herstellen. Qualitäts- oder Wirksamkeitsnachweise werden nicht verlangt.

Nicht nur ein Nährstoffmangel, sondern auch eine Überdosierung kann Folgen haben. Ein besonders unterschätzter Aspekt sind potenzielle Wechselwirkungen mit anderen Wirkstoffen. Therapieeffekte können verlangsamt oder sogar unterbunden werden.

Das Bundesinstitut für Risikobewertung (BfR) hält die Einnahme von Nahrungsergänzungsmitteln für gesunde Personen, die sich normal ernähren, für überflüssig.

Orientierende Messungen zur Risikoermittlung und zur Evaluation von körperlichen Aktivitätsmaßnahmen beim Risikofaktor Übergewicht

Leider wird bei allgemeinen Vorsorgeuntersuchungen nur das **Körpergewicht** gemessen. Dabei wäre es weit wichtiger, Messungen wie Waist to Hip and Waist to Height und - zumindest in Beobachtungsstudien - auch die Insulinresistenz zu bestimmen. Das in Kilogramm angegebene Körpergewicht sagt nämlich nur wenig über das Krebsrisiko aus. Es berücksichtigt nicht den Einfluss der Knochen, der Muskulatur, des Fettgewebes, der Körpergröße, des Körperumfangs, des Geschlechts und des Lebensalters.

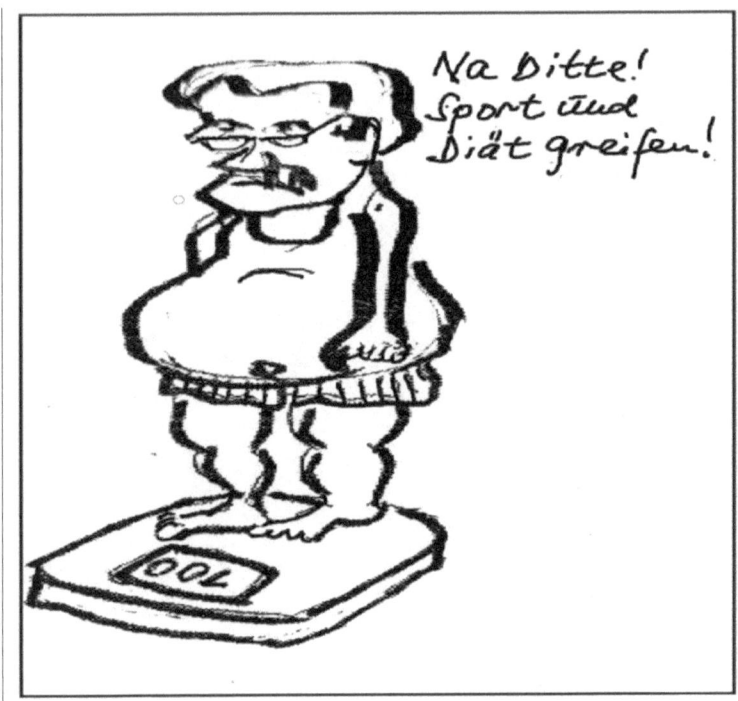

Der **Broca-Index** bezüglich der Einschätzung einer Krebsgefährdung nicht viel besser. Sein einziger Vorteil ist, dass er neben dem Körpergewicht auch die Körpergröße berücksichtigt. Man findet ihn zur Risikobestimmung nur noch in der älteren Literatur.

Genauer und aussagekräftiger ist die Bestimmung des **BMI (Body-Mass-Index),** der die derzeitig gängigste Kennzahl zur Einordnung des Körpergewichts ist. Er bezieht die Körpergröße mit ein und bildet eine Maßzahl, die das Verhältnis des Gewichts zur Körpergröße beschreibt.

Der BMI bei normalgewichtigen Männern liegt zwischen 20 und 24,9 kg/m^2, bei Frauen zwischen 19 und 23,9 kg/m^2. Von Übergewicht spricht man bei Männern bei einem BMI zwischen 25 und 29,9 kg/m^2 und bei Frauen bei einem BMI zwischen 24 und 29,9 kg/m^2. Starkes Übergewicht liegt vor, wenn der Body-Mass-Index über 30 kg/m^2 liegt. Man spricht dann von einer Adipositas oder Fettsucht.

Einteilung des Gesundheitsrisikos je nach dem Body-Mass-Index (BMI)

< 18,5 kg/m^2 = Untergewicht
18,5 bis 24,9 kg/m^2 = Normalgewicht
25 bis 29,9 kg/m^2 = Übergewicht
> 30,0 kg/m^2 = Adipositas (starkes Übergewicht, Fettsucht)
30 bis 35 kg/m^2 = Adipositas Grad I
35 bis 40 kg/m^2 = Adipositas Grad II
> 40,0 kg/m^2 = Adipositas Grad III (Adipositas permagna)

Betroffene haben nicht wegen des Übergewichts selber ein erhöhtes Krebsrisiko, sondern wegen der mit dem Übergewicht assoziierten Begleit- und Folgeerkrankungen. Dennoch sollte man zuerst das Übergewicht reduzieren und nicht die Begleit- und Folgeerkrankungen wie z. B. die Hyperglykämie, Hypertonie, Diabetes und Fettstoffwechselstörung, Schlafapnoe-Syndrom etc., da gleichzeitig mit der Gewichtsabnahme auch auch eine Besserung der Folgeerkrankungen zu erwarten ist.

Die Aussagekraft des BMI zur Bestimmung eines Gesundheitsrisikos – speziell des Krebsrisikos – ist gering. Würde man den BMI als alleinige Messgröße nehmen, so fielen Sportler mit viel Muskelmasse rechnerisch in die Kategorie „übergewichtig", obwohl sie insgesamt weniger krank sind als viele Normalgewichtige. Bei älteren Menschen ist der BMI insofern auch ein schlechter Indikator, da Muskelmasse, Knochenmasse und Körpergröße mit steigendem Alter abnehmen. Auch bestehen Genderunterschiede.

Männer haben in der Regel einen größeren Anteil an Muskeln (und somit einen höheren BMI als Frauen). Der BMI berücksichtigt auch nicht die Fettverteilung, die bei der Bestimmung des Krebsrisikos eine Bedeutung hat. Bei Kindern und Jugendlichen sind die Bestimmungen des BMI nahezu wertlos, da sich das Wachstum und die Körperzusammensetzung bei ihnen rasch ändern. Bei Erwachsenen beginnt die Abnahme der Körpergröße mit etwa 30 Jahren. Sie beträgt bei Männern bis zum 70. Lebensjahr etwa 3 cm, bei Frauen 5 cm. Die Bandscheiben schrumpfen dann und verlieren ihre Elastizität. Bei einem 80 Jahre alten Mann beträgt die Größenabnahme sogar 5 cm, bei einer gleichaltrigen Frau 8 cm. Der Körpergrößenverlust führt bei ihnen zu einem Anstieg des BMI um etwa 0,7 kg/m² bei Männern und 1,6 kg/m² bei Frauen im Alter von 70 Jahren bzw. einem Anstieg um 1,4 kg/m² bzw. 2,6 kg/m² im Alter von 80 Jahren.

Kommentar und Empfehlungen für die Praxis: Für die Beurteilung des Krebsrisikos hat der BMI nur dann eine Bedeutung, wenn er mit Angaben zum Körperfettanteil, dem Taillen- oder dem Hüftumfang ergänzt wird (Zhang et al 2008).

Körperfett

Fettgewebe wurde bezüglich seiner Stoffwechselaktivität lange als träge angesehen. Heute weiß man, dass Fettgewebe ein aktives Organ ist, das hormonähnliche Substanzen produziert und einen Einfluss auf die Entstehung chronischer Erkrankungen hat. Ein erhöhtes Krebsrisiko besteht, wenn ein hoher BMI primär durch einen zu hohen Körperfettanteil bedingt ist.

Früher ermittelte man das Ausmaß des Körperfetts, indem man die Hautfaltendicke mit einem Caliper (z. B. Kaliperometrie, nach der 10-Punkt-Methode von Parischkova) bestimmte. Heute werden dafür **Körperfettanalysegeräte** benutzt, bei denen – in wenigen Sekunden – ein schwacher, elektrischer Strom durch den Körper fließt. Dieser misst die Zusammensetzung des Gewebes (Bio-Impedanzanalyse). Körperwasser, fettfreie Körpermasse, Fettkompartiment, Körperzellmasse und extrazelluläre Masse lassen sich auf diese Weise berechnen, denn Fett und Muskeln (wie auch Knochen) haben eine unterschiedliche Leitfähigkeit. Die Seca Analysewaage misst die Muskelmasse, das Bauchfett, die fettfreie Masse, den Flüssigkeitshaushalt, den Phasenwinkel und erlaubt so Rückschlüsse zum Ernährungszustand.

Genauer als die Körperfettanalysegeräte sind die Infrarot-Spektrophotometrie, Ultraschallmessungen (mit 2D-Ultraschallsonden) und speziell der (auch zum Nachweis einer Osteoporose benutzte) DEXA-Scan. Zunehmend werden auch die Kernspinuntersuchung und das CT eingesetzt.

Einmalige Bestimmungen mit der bioelektrischen Impedanzanalyse sind allerdings nur bedingt aussagekräftig, denn die Messung ist – bedingt durch den schwankenden Wassergehalt – anfällig für Schwankungen. Abweichungen von bis zu zehn Prozent sind möglich. Ein voller Magen und eine volle Blase können den Stromfluss durch den Körper auch verändern und zu Abweichungen führen.

Kommentar und Empfehlungen: *Ein Körperfettanteil von 18 bis 24 % bei Männern (und 25 bis 32 % bei Frauen) gilt noch als akzeptabel. Bei mehr als 45 % spricht man von extremem Übergewicht – und damit einer hohen Krebsgefährdung.*

Art, Ausmaß und Verteilung des Körperfetts haben bei der Bestimmung des Krebsrisikos große Bedeutung. Ein erhöhter BMI in Kombination mit einem niedrigen Körperfettanteil weist auf eine eher geringe Krebsgefahr hin.

Bauchumfang

Viele Experten schlagen vor, den BMI nur im Zusammenhang mit der Bestimmung des Bauchumfangs zu benutzen. Die Messung des Bauchumfangs ist ein einfaches und kostengünstiges Instrument zur Beurteilung der Körperfettverteilung. Der Bauchumfang wird knapp oberhalb des Bauchnabels, an der dicksten Stelle des Bauches, gemessen; nicht etwa unter oder über dem Bauch.

Die falsche Messung des Bauchumfangs (Copyright Kathrin Keller)

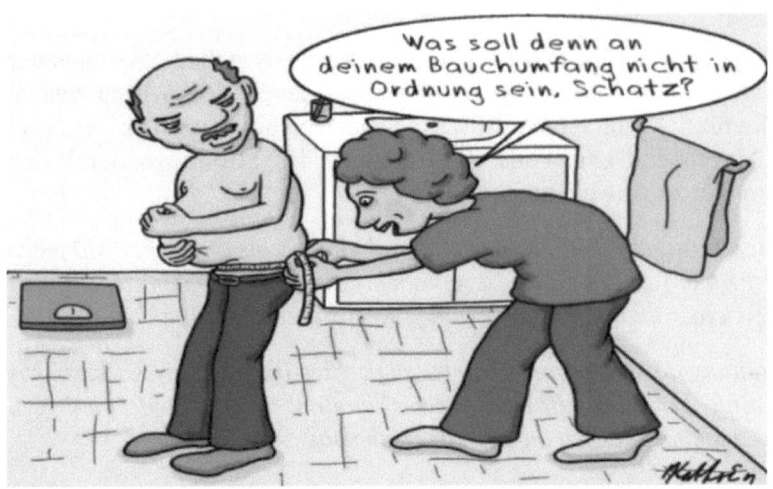

Kommentar und Empfehlungen: *Indirekt erlaubt die Messung des Bauchumfangs auch eine Aussage über das Ausmaß des Bauchfetts. Das Bauchfett (viszerale Bauchfett) befindet sich im Inneren der Bauchhöhle. Es umgibt die dort liegenden Organe und setzt zahlreiche Botenstoffe frei, die das Risiko für bestimmte Krebsarten erhöhen. Im Gegensatz zum Bauchfett ist das am Po und Hüften befindliche Unterhautfettgewebe (subkutanes Fett) hormonell weniger aktiv. Es soll vor allem, den Körper vor Kälte schützen.*

Bei Frauen sollte der Bauchumfang unter 80, bei Männern unter 94 cm liegen. Ist er bei Frauen ≥ 88 cm bzw. bei Männern ≥ 102 cm, so liegt gesundheitsgefährdendes Bauchfett vor (abdominale Adipositas). Das Krebsrisiko ist dann erhöht. Zu beachten ist, dass die Referenzwerte nach ethnischer Herkunft variieren (z. B. bei Asiaten < 90 cm für Männer und < 80 cm für Frauen).

Messung der Taille

Ein noch aussagekräftigeres Maß für die Ermittlung des Krebsrisikos ist die Bestimmung des **Taille-Hüft-Verhältnisses** (Waist-to-Hip-Ratio = WHtR) und des **Taille-Hüft-Quotients** (THQ). Die WHR entspricht dem Verhältnis von Bauch- und Hüftumfang und errechnet sich aus dem Quotienten des Taillen- und des Hüftumfangs in Zentimetern.

WHR = Taillenumfang [cm] / Hüftumfang [cm]

Das Taille-Hüft-Verhältnis sollte bei Männern kleiner als 1,0 sein und bei Frauen unter 0,85 liegen. Beim Mann sollte der Taillenumfang unter 102 cm, bei der Frau unter 88 cm liegen.

Die Waist to Height Ratio (WHtR) sollte bei Menschen < 40 Jahren zwischen 0,32 und 0,50 liegen, bei Personen von 40 bis 50 Jahren zwischen 0,5 und 0,6, bei > 50 Jahren um 0,6.

Bestimmung der Insulinresistenz und –sensitivität

Für die Bestimmung einer Insulinresistenz gibt es verschiedene Untersuchungsverfahren (Stern et al 2005). Der **CLAMP-Test** gilt als die wissenschaftlich akzeptierteste Methode. Er ist allerdings sehr aufwendig und kommt nur in der Forschung zum Einsatz. Der **Homa-Index** (Homeostasis Model Assessment) wird häufiger angewandt. Bei ihm werden - nach zwölfstündiger Nahrungskarenz - am Morgen das Nüchterninsulin und das Nüchternblutzucker bestimmt.

Ausdauertraining. Was leistet Ausdauertraining (Cardio-Training) für die Gesundheit, speziell für die Krebsvorbeugung?

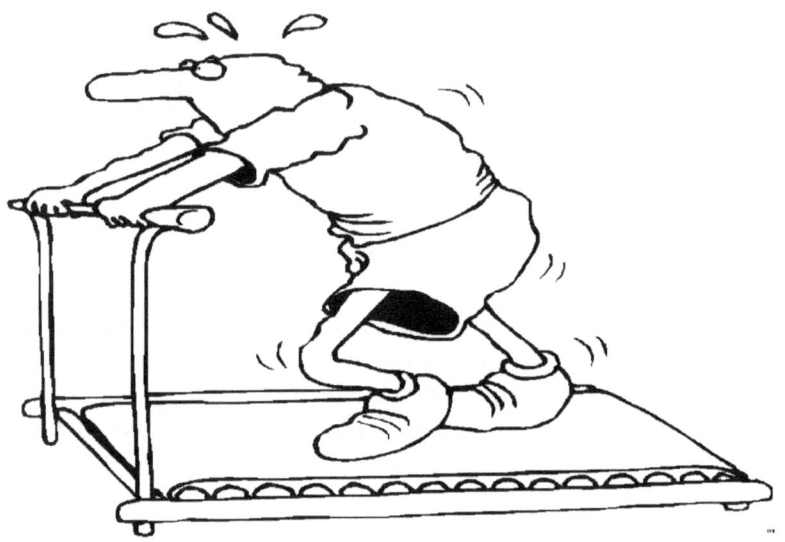

Allgemeines

Ausdauertraining zielt insgesamt auf eine Leistungssteigerung ab. „Ausdauer ist die Fähigkeit, eine gegebene Belastung über einen möglichst langen Zeitraum aufrechtzuerhalten, ohne dabei vorzeitig, sowohl körperlich als auch geistig, zu ermüden und sich danach möglichst schnell wieder zu regenerieren". Ideale Ausdauersportarten sind der Laufsport, Nordic Walking, Schwimmen, Skilanglauf und Radfahren. Sie eignen sich besonders zur Verbesserung der Insulinempfindlichkeit und zur Reduzierung der Insulinresistenz - damit auch indirekt zur Krebsvorbeugung.

Man unterscheidet Ausdauerbelastungen im aeroben und anaeroben Bereich. Aerobe Ausdauer ist die Fähigkeit des Organismus, die zur Aufrechterhaltung einer bestimmten Belastungsintensität notwendige Energie durch die Oxidation mit Sauerstoff (daher aerob) bereitzustellen. Niedrig- bis mittelgradige Ausdauerbelastungen sind in der Regel aerob. Bei starken, anstrengenden Belastungen reicht die Energiegewinnung über Sauerstoff allein nicht mehr aus. Die Energiegewinnung erfolgt dann auf anaerobem

Weg. Kohlenhydrate werden in diesen Fällen ohne Sauerstoff (unter Entstehung von Milchsäure) in Energie umgewandelt.

Man geht davon aus, dass Ausdauertraining die Aggressivität von Krebsgenen und -zellen hemmt. Es kommt zu direkten Einflüsse über Muskelenzyme und indirekten Einflüssen über die Abnahme von krebsförderndem Körperfett, die Reduzierung von Entzündungsmediatoren und einer Stärkung der Immunabwehr. Ausdauertraining stärkt die körperliche muskuläre Fitness, verbessert die Insulinempfindlichkeit der Muskulatur und vermindert so Krebsrisiken wie Übergewicht und Diabetes.

Effekte von Ausdauersport auf die Gesundheit

- Gewichtsreduzierung bei Übergewicht
- Absenkung der Ruheherzfrequenz, Senkung des Blutdrucks
- Verbesserte Durchblutung des Herzmuskels
- Stressabbau
- Höhere Insulinempfindlichkeit (und somit geringere Insulinresistenz)
- Verbesserung der Blutfettwerte
- Verbesserung der Blutflusseigenschaften
- Elastizitätsverbesserung der Blutgefäße
- Verbesserte Aktivität des Immunsystems
- Vergrößerung der aeroben Stoffwechselkapazität in der Skelettmuskulatur

Ausdauertraining im Vergleich zum Krafttraining bei Krebs

- Ziel des Ausdauertrainings ist primär die Leistungssteigerung, während beim Krafttraining die Verbesserung von Muskelfunktionen (z. B. der Kraft) im Vordergrund steht. Nicht die Muskelgröße, sondern die Muskelstärke gilt als Erfolgsparameter beim Krafttraining. (Ausnahme ist das „body building!).

- Die Domaine von Krafttraining ist die Frührehabilitation und der Muskelaufbau nach längerer Immobilität.

- Ausdauertraining soll die Leistung und die Ausdauer verbessern.
- Beim Krafttraining besteht die Möglichkeit eines standardisierten und selektiven Muskeltrainings. Beim Ausdauertraining ist das lediglich im Bereich der Ergometrie möglich.

- Sowohl Ausdauertraining als auch Krafttraining eignen sich zur Gewichtsabnahme. Stark übergewichtige Menschen, die dringend abnehmen müssen, sollten mit Krafttraining beginnen und erst anschließend zu Ausdauersportarten ohne wesentliche Gelenkbelastung übergehen (z. B. Aqua Jogging, Schwimmen, Radfahren und Ergometertraining).

- Ausdauersport eignet sich gut zur Senkung von erhöhtem LDL- und zur Anhebung von niedrigem HDL-Cholesterin, weswegen beim Fettstoffwechseltraining bevorzugt Ausdauer-Bewegungsformen eingesetzt werden.

- Sowohl Krafttraining als auch Ausdauertraining führen zu einer Verbesserung der Insulinempfindlichkeit der Muskulatur und somit einer geringeren Insulinresistenz.

- Das Ausdauertraining hat mehr systemische Effekte. Es eignet sich besonders zur Herz-Kreislauf-Prophylaxe.

- Beim Krafttraining kommt es zu einer ausgeprägteren Ausschüttung von Muskelenzymen (Myokinen), die - laut experimentellen Untersuchungen - die Aggressivität von Krebszellen hemmen sollen.

- Beim Ausdauertraining wird mehr Fett abgebaut als beim Krafttraining, aber weniger Muskelmasse aufgebaut.

- Sowohl beim Ausdauertraining als auch beim Krafttraining wird die Knochendichte gestärkt (und somit einer Osteoporose vorgebeugt).

- Beim Ausdauertraining (im Freien) kommt es zu einer stärkeren Aufnahme von Vitamin D und zu einer Anregung der Immunabwehr.

- Bei psychischen Beschwerden (sowie beim Fatigue-Syndrom) ist Krafttraining weniger wirksam als Ausdauertraining.

- Die Absenkung des Ruhepulses ist beim Ausdauertraining stärker ausgeprägt als beim Krafttraining.

- Beim Ausdauertraining nehmen die Länge der Telomerase und die Telomeraseaktivität zu - ein Effekt, der beim Kraftsport nicht beobachtet wird (Werner et al 2018).

- Ausdauersport beschleunigt stärker den Abtransport von Stoffwechselschlacken. Es werden mehr Entzündungsfaktoren reduziert.

- Ausdauersport verbessert das Atemminutenvolumen, erhöht die Vitalkapazität und verbessert die Atemökonomie.

- Der Spaßfaktor ist beim Ausdauertraining ausgeprägter (Mustian et al 2017). Dazu trägt auch die Freisetzung von Endorphinen bei. Man kann beim Ausdauertraining – wenn auch begrenzt – mit Partnern kommunizieren; beim Kraftsport ist man nur mit sich selbst beschäftigt.

- Erfolge sieht man schneller beim Ausdauertraining.

Kommentar und Empfehlungen für die Praxis: *Die meisten Empfehlungen zum Krebsschutz basieren auf Beobachtungen bei Ausdauersportarten. Gleichwohl werden auch durch Kraft- und Koordinationstraining positive gesundheitliche Effekte bei Tumorerkrankten erzielt.*

Durch eine Kombination von Kraft- und verschiedenen Ausdauersportarten vermeidet man einseitige Belastungen und verringert das Risiko von Verletzungen.

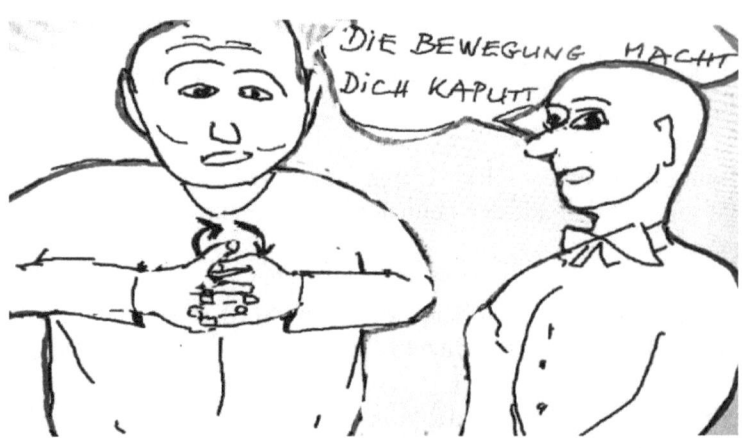

Allgemeine Empfehlungen für Ausdauer- Aktivitäten zur Krebsvorbeugung

Wäre die Muskulatur der einzige Einflussfaktor, würde man den Sportarten mit hoher muskulärer Aktivität die höchste Priorität in der Krebsvorbeugung einräumen. Tatsächlich entscheiden aber zahlreiche zusätzliche Einflüsse über die Wahrscheinlichkeit einer Krebsvermeidung.

Inhalt und Ablauf des Ausdauertrainings unterscheiden sich in der Vorsorge und der Nachsorge. In letzterer muss die Intensität stärker an die körperliche Schwäche angepasst werden. Grundsätzlich sollte zu Beginn der Nachsorge/Rehabilitation das Krafttraining im Vordergrund stehen und erst danach Fahrradergometer- und Laufbandtraining eingesetzt werden.

Spaziergänge wirken sich positiv auf die Gesundheit aus. Sie reichen aber allein kaum zur Krebsvorbeugung aus. Die muskuläre Belastung ist zu gering. Damit die Muskelenzyme (Myokine) ihre krebshemmende Wirkung entfalten können, sollte man sich mindestens 15 bis 20 Minuten täglich derart belasten, dass man zeitweise ins Schwitzen gerät. Mittelgradige körperliche Belastungen sind besser als zu einer langen Erschöpfung führende Belastungen.

Anaerobes Training kann zu einer Überforderung des Bewegungsapparates und des Immunsystems führen.

Ideal ist, wenn man sein Bewegungsprogramm so auswählt, dass es den persönlichen Voraussetzungen und Neigungen entspricht. Sport sollte Spaß machen. Nur, wer sich wohlfühlt und nicht zu verbissen einer Aktivität nachgeht, wird diese auch längerfristig verfolgen.

Regelmäßigkeit und Langfristigkeit sind Voraussetzung für eine erfolgreiche Krebsprävention.

Vor allem älteren Personen wird die Mitgliedschaft in Gruppen und Vereinen empfohlen, die mit dem Siegel „Sport pro Gesundheit" ausgewiesen sind (www.pur-life.de).

Die häufigsten Ausdauersportarten mit ihren Vor-und Nachteilen - unter besonderer Berücksichtigung der Krebsvorbeugung

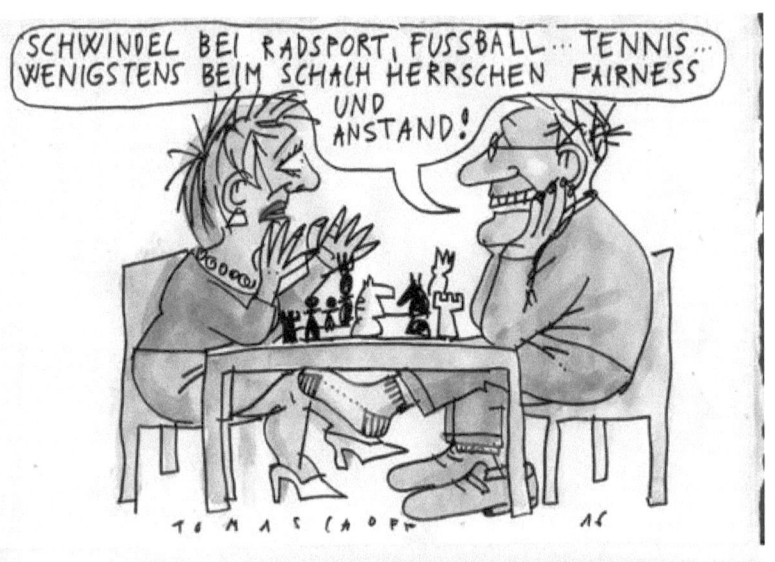

Es ist schwierig, einen objektiven, evidenzbasierten Nachweis für die krebsschützende Wirkung einzelner, sportlicher Aktivitäten zu erbringen. Auch lässt sich nur vermuten, aber kaum nachweisen, welchen Einfluss die Intensität sportlicher Aktivitäten auf den Erfolg hat (ob es z. B. eine Dosis-Wirkungsbeziehung gibt). Mindestens ebenso bedeutsam, wenn nicht sogar wichtiger, ist die Summe der Begleiteffekte, einschließlich dem Spaß- und Wohlfühlfaktor.

Im Folgenden werden einige häufige Ausdauersportarten hinsichtlich ihrer gesundheitlichen Auswirkungen und Besonderheiten analysiert.

Walken, Nordic Walking

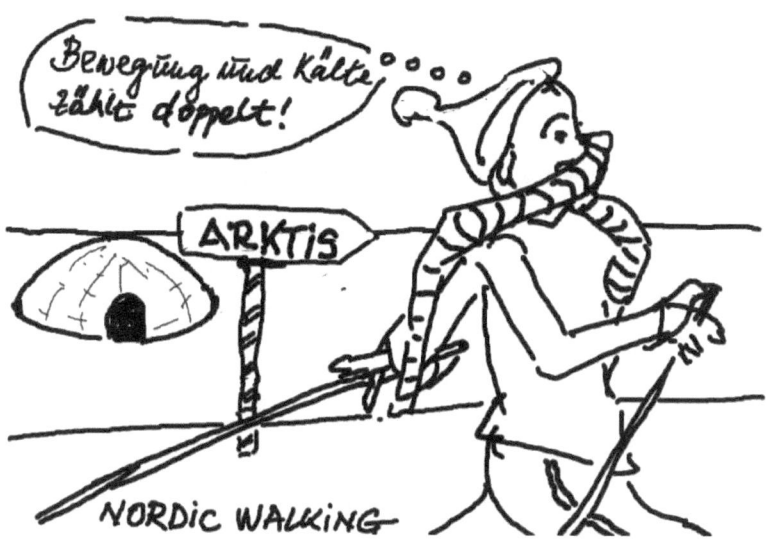

Walking entspricht sportlichem Gehen. Für Untrainierte, stark Übergewichtige und in der Krebsnachsorge ist es als Einstieg für körperliches Training gut geeignet, da es nur geringe Anforderungen an die Fitness und Koordination stellt. Die Intensität kann man selber beeinflussen. Die Blutdruckbelastung ist gering. Es ist keine „Verschleiß"-Sportart und kann bis ins hohe Alter, bei jeder Wetterlage, zu jeder Jahres- und Tageszeit ohne Aufwand ausgeübt werden. Für übergewichtige Personen ist Walken ideal, weil die Gelenke (Knie, Füße, Wirbelsäule etc.) durch den Einsatz von Stöcken entlastet werden und keine harten Schläge auf den Körper einwirken. Der Kalorienverbrauch eines 80 kg schweren Mannes beträgt beim Walken mit mittlerer Intensität etwa 250 Kcal/30 Minuten (beim Nordic Walking ca. 50 Kcal mehr). Nach Hüftgelenkersatz ist Walken geeigneter als Jogging, da die Stoßbelastung geringer ist.

Beim **Nordic Walking** werden zur Unterstützung des Oberkörpers zusätzlich Walking-Stöcke eingesetzt. Die Muskulatur des Oberkörpers wird aktiv in die Bewegung miteinbezogen. Es werden mehr Muskeln aktiviert als beim normalen Walking. Es löst Muskelverspannungen im Schulter- und Nackenbereich, trainiert die Ausdauer und kräftigt gleichzeitig die Oberkörpermuskulatur. Die Gelenkbelastung ist aufgrund der fehlenden Flugphase gering. Durch die besondere Lauf- und Stocktechnik wird ein erweitertes Training erreicht, das die Muskulatur von Brust, Schultern, Hals und Rücken mit einbezieht.

Kommentar und Empfehlungen für die Praxis: *Walken stellt einen idealen Ausgleich bei vorwiegend sitzender Tätigkeit und Stress dar. Es eignet sich sowohl zur Krebsvorbeugung als auch zur Nachsorge. Die großen Muskelgruppen werden gekräftigt, die Ausdauer wird gestärkt, der Energieverbrauch gesteigert und Übergewicht vorgebeugt, die Lungenfunktion wird gestärkt und die Vitamin-D-Aufnahme gefördert. Klimareize stärken die Immunabwehr. Alles Faktoren, die sich günstig auf die Krebsvorbeugung auswirken.*

Walken ist eine ideale Ausdauerbelastung für Senioren. Es ist in Gemeinschaft möglich und fördert so soziale Kontakte. Schon eine 15- minütige, tägliche, mäßig anstrengende Bewegung am Stück, mit erhöhter Atem- und Herzfrequenz, soll das Sterberisiko um 14 % senken (Fiuza-Luces et al 2018).

Nachteilig ist der nur mäßige Kalorienverbrauch. Leistungsfähigere Personen fühlen sich möglicherweise unterfordert.

Laufen und Jogging

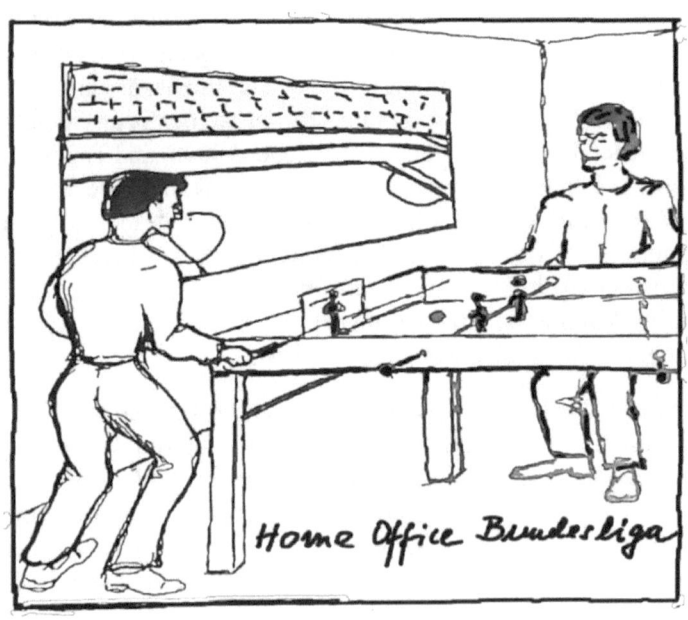

Joggen ist eine der wenigen Ausdauersportarten, die man auch allein, an der frischen Luft praktizieren kann. Es regt gleichzeitig die Fettverbrennung und den Stoffwechsel an. Der Kalorienverbrauch eines 80 kg schweren Mann beträgt beim Joggen etwa 350 Kcal/30 Minuten (hingegen ca. 480 Kcal/30 Minuten beim Laufen mittlerer Intensität). Fußballspieler in der Bundesliga laufen in den 90 Minuten Spielzeit ca. 10 bis 11 km. Ihr Kalorienverbrauch beträgt ca. 1300 Kcal. Handballspieler verbrennen noch mehr Kalorien.

Sportarten wie Joggen, Aerobic, Tennis und Skifahren sollen für das Kniegelenk besonders belastend sein. Tatsächlich erhöhen sie jedoch (selbst bei älteren und übergewichtigen Menschen) kaum das Risiko einer Kniegelenkarthrose (Gonarthrose). Wenn man auf die richtige Technik achtet und nicht übertreibt, schützt regelmäßiges Joggen sogar das Kniegelenk vor dem Verschleiß. Stärker profilierte Strecken und asphaltierte Wege sollten allerdings gemieden werden. Besser ist das Laufen auf ebenen und weicheren Böden. Gerade in frühen Stadien kann ein angepasstes Lauftraining den weiteren Verschleiß verzögern.

Der Verzicht auf regelmäßige Bewegung ist bei bestehender Arthrose kontraproduktiv. Der Gelenkknorpel würde unterversorgt. Die Qualität der Gelenkflüssigkeit würde abnehmen. Die gelenkstabilisierende Muskulatur würde schrumpfen.

Die Wahl der richtigen Laufschuhe ist wichtig, um Fehlbelastungen zu vermeiden. Zu Lauftechnik, Atemtechnik und geeignetem Schuhwerk können Laufexperten wesentliche Tipps geben. Bevor man sich für ein Lauftraining entscheidet, sollte man sich von ihnen beraten lassen. Ihre Aufgabe ist es, weniger die Leistung als vielmehr die gesundheitlichen Aspekte zu beurteilen. „Falsch Laufen" kann zu schmerzhaften Gelenkproblemen führen und langfristige Schäden verursachen.

Neben bequemer Kleidung und einem Paar Laufschuhe sollte auch eine Pulsuhr zur Laufausstattung gehören. Pulsuhren messen die Herzfrequenz. Sie können das Training unterstützen. Sie helfen auch dabei, die Trainingsintensität zu überwachen und Erfolge (wie Leistungssteigerungen) festzuhalten. Eine gute Laufuhr sollte neben Standardfunktionen wie Pulsmessung, Stoppuhr und Zwischenzeiten über ein einstellbares Pulslimit verfügen. Auf diese Weise erfährt man sofort, ob man sich gerade unter- oder überfordert. Man kann das Intervalltraining perfekt steuern.

Kommentar und Empfehlungen für die Praxis: *Aus krebspräventiver Sicht zählen das Freizeit-Joggen und Laufen, nicht aber der Marathonlauf, zu den empfehlenswerten Sportarten. Der Marathonlauf stellt eine derartige Belastung für den Organismus dar, dass präventive gesundheitliche Wirkungen eher ins Gegenteil umschlagen.*

Ein Mix aus Ausdauer- und Kraftübungen, kombiniert mit Sprint- und Distanztraining, hilft dabei, die Leistungsfähigkeit zu steigern, überflüssiges Fett zu verbrennen und den Herz-Kreislauf in Schwung zu bringen.

Schwimmen

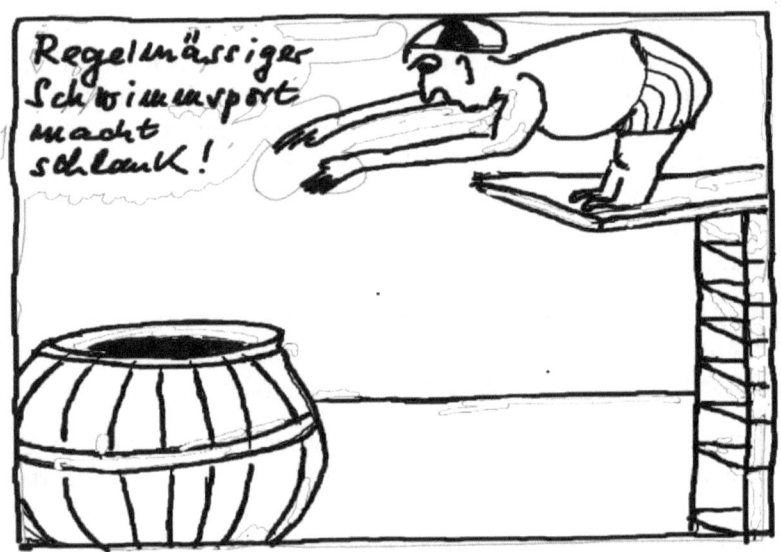

Schwimmen hat aus mehreren Gründen einen hohen krebspräventiven Wert. Viele Muskeln werden aktiviert, ein hoher Kalorienverbrauch findet statt, die Abwehrkräfte werden stimuliert und eine drohende Insulinresistenz wird verhindert. Durch den Kältereiz wird die Durchblutung gefördert, was sich stabilisierend auf Herz-Kreislauf, Blutdruck und Immunabwehr auswirkt. Die hohe Muskelaktivität fördert die Freisetzung krebshemmender Myokine (SPARC) und hemmt das Wachstum von Krebsvorstufen.

Da das Gewicht im Wasser getragen wird, ist Schwimmen ausgesprochen gelenkschonend. Deshalb, und wegen des hohen Kalorienverbrauchs, wird es übergewichtigen Personen (mit und ohne Arthrosen) gerne zur Gelenkentlastung empfohlen. Der Auftrieb des Wassers ist optimal für den Rücken. Im Becken ist die Schwerkraft zu etwa 90 Prozent aufgehoben. Der Stütz- und Bewegungsapparat, die Bandscheiben und die Gelenke werden entlastet.

Brustschwimmen kann allerdings zu einer Belastung der Halswirbelsäule, mit Verspannungen in der Nacken- und Rückenmuskulatur dann führen, wenn der Kopf bei der Ein- und Ausatmung über der Wasseroberfläche bleibt. Kraulen und Rückenschwimmen sind im Fall von Rückenbeschwerden günstiger.

Wegen des hohen Kalorienverbrauchs eignet sich Schwimmen hervorragend, um überflüssige Fettdepots zu reduzieren. Der Kalorienverbrauch ist beim Brustschwimmen und beim Intervallschwimmen stärker als beim Kraulen und Rückenschwimmen, denn beim Brustschwimmen werden sowohl die oberen als auch unteren Muskelpartien aktiviert. Der Kalorienverbrauch eines 80 kg schweren Mannes beträgt beim Brustschwimmen etwa 400 kcal/30 Min., beim schnellen Kraulen 320 Kcal/30 Min. (beim langsamen Kraulen hingegen 252 kcal.

Kommentar und Empfehlungen: *Die optimale Wassertemperatur für Menschen mit einer koronaren Herzkrankheit liegt bei ca. 27 Grad. Ist sie wärmer, droht eine Kreislaufbelastung. Für die Krebsprävention sind niedrigere Temperaturen (wegen der stärkeren Stimulation der Immunabwehr und der höheren Muskelaktivität) günstiger. Sie werden aber erfahrungsgemäß (wegen der Angst vor Auskühlung) nur von wenigen Krebspatienten in der Rehabilitation und Kur akzeptiert.*

Besteht eine Neigung zu Herzrhythmusstörungen, sollte man besser auf Schwimmen verzichten. Tauchgänge und Kälteschock können aufgrund des Vagusreizes, eine Herzfrequenzabsenkung verursachen.

Schwimmsport trägt in besonderer Weise zur Lungenkrebsvorbeugung bei, weil die Atemmuskulatur und die Immunabwehr gestärkt werden und die erhöhte Atemarbeit zu einer geringeren Exposition von Lungenschadstoffen beiträgt. In der Nachsorge gibt es nach einer Operation anfangs allerdings Umgewöhnungsschwierigkeiten, da der Auftrieb der operierten Lungenhälfte fehlt.

Sollte die Psyche einen Einfluss auf die Krebsentstehung hat, so müsste sich Schwimmen krebspräventiv auswirken, denn Schwimmen entspannt vom Alltagsstress. Psychologen sagen, regelmäßiges Schwimmen macht Menschen selbstsicherer und erhöht ihre Vitalität.

Radfahren

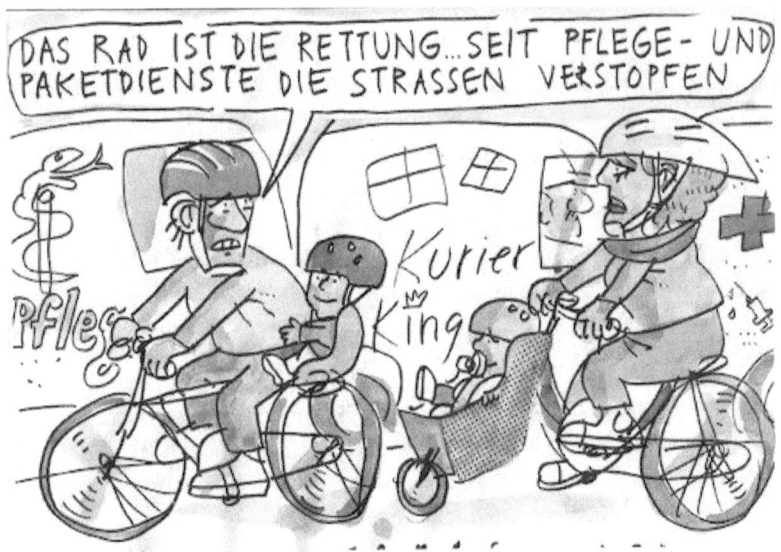

Gesundheitsfördernde Effekte des Radfahrens sind in vielen - auch in prospektiven Studien - belegt (Celis-Morales et al 2017). Auch für die Krebsprävention hat Radfahren einen hohen Gesundheitswert.

Menschen, die mit dem Rad zur Arbeit pendeln, sollen, laut einer Beobachtungsstudie ein um 40 Prozent geringeres Krebsrisiko haben (dafür allerdings ein 45%ig höheres Unfallrisiko) (Welsh et al 2020). Aus Sicht der Krebsprävention sind die Stärkung der Immunabwehr, die Gewichtsabnahme bei Übergewicht, die Einflüsse auf die Körperfettverteilung, die bessere Vitamin-D-Aufnahme, die geringere Insulinresistenz und die höhere Sauerstoffversorgung der Lunge hervorzuheben. Gegenüber dem Jogging ist nachteilig, dass die eingesetzte Muskelmasse geringer und der notwendige lokale Krafteinsatz größer ist.

Für Menschen, die vorwiegend sitzenden Tätigkeiten nachgehen, und für Übergewichtige ist das Radeln ein idealer Ausgleich. Die Gelenke werden bewegt, ohne dass das Körpergewicht belastet wird. Der Sattel trägt (je nach Sitzposition) 60 bis 70 Prozent des Körpergewichts. Auch bei Arthrosen oder manchen Wirbelsäulenschäden ist das Radfahren gut, denn die Gelenke werden geschont und die Wirbelsäule wird entlastet. Der durchschnittliche Kalorienverbrauch eines 80 kg schweren Mann beträgt bei langsamem Fahren (15 km/h) ca. 200 kcal, beim Radeln mittlerer Intensität (20 km/h), hingegen ca. 260 kcal pro 30 Minuten. Der Kalorienverbrauch ist somit nur geringfügig geringer als beim Joggen. Die Belastungsdosierung kann über die Trittfrequenz und Widerstandshöhe relativ gut dosiert werden.

Nach länger andauernden und gleichmäßigen Ausdauersportaktivitäten, zu denen der Radsport zählt, kommt es nach ca. 30 bis 40 min zur Ausschüttung von sog. Endorphinen, die depressiven Verstimmungen entgegenwirken.

Gesundheitliche Effekte stellen sich nur ein, wenn die passende Rahmengröße, die Griffe, der Sattel und die Pedale optimal auf die individuellen Gegebenheiten abgestimmt sind. Eine leicht vorgebeugte Haltung (nur 15 bis 20 Grad) ist für den Rücken ideal, während die gestreckte Position auf dem Rennrad die Halswirbel und das Rückgrat belastet. Der Sattel darf nicht zu weich sein, weil dies den Körper instabil macht. Er sollte aber auch nicht zu hart sein, sonst kommt es zu einer hohen Druckbelastung. Speziell gepolsterte Sättel erbringen die beste Druckentlastung, weil sie den Druck auf einer größeren Fläche verteilen und sich der Anatomie anpassen. Um eine Überlastung der Knie zu verhindern, sollte die Sitzhöhe so eingestellt sein, dass der Fahrer (auf dem Rad sitzend) gerade noch mit den Zehenspitzen den Boden berührt. Zudem sollte das Bein annähernd gestreckt sein, wenn die Pedale ganz unten ist. Neben der verbesserten Leistung stellt sich dann auch mehr Komfort beim Radfahren ein (Froböse et al 2006).

Kommentar und Empfehlungen für die Praxis: *Radfahren ist besonders geeignet für Sporteinsteiger, für Senioren, für übergewichtige Personen sowie Menschen mit Hüft- und Kniearthrosen. Nachteilig sind der relativ geringe Trainingseffekt für den Herz-Kreislauf, die Unfallgefahr und die Wetterabhängigkeit.*

E Bikes und Pedelecs haben den großen Vorteil, dass sie auch Menschen zum Fahrradfahren motivieren, die sonst lieber inaktiv bleiben. Nachteilig sind – aus Sicht der Krebsprävention – die geringere muskuläre Belastung sowie der geringere Fettabbau.

Menschen mit einer Hüft- und/oder Knieprothese sollten frühestens sechs Monate nach der Operation mit dem Radfahren beginnen. Von „alpinem" Radfahren (mit vielen Höhenmetern) oder von Mountainbike-Touren mit „Downhillpassagen" ist ihnen auch später abzuraten (Tischer, T et al 2019).

Eine Alternative zum Radfahren stellt das Training auf dem Fahrradergometer in den eigenen vier Wänden dar. Vorteilhaft sind dabei die exakte Dosierbarkeit der Belastung und die Unabhängigkeit von der Witterung. Nachteilig für die Krebsvorbeugung die geringe Immunstimulation

Positive Effekte von Radsport in der Krebsprävention.

- Stabilisierung des Insulinspiegels. Reduzierung einer Insulinresistenz und damit geringeres Risiko für Typ 2- Diabetes.

- Abbau von Körperfett.

- Ideal zur Gewichtsabnahme bei Übergewicht.

- Fordert und fördert die Immunabwehr. Schützt vor Ateminfekten.

- Kräftigt die Atemmuskulatur, verbessert die Lungenventilation und erhöht die Vitalkapazität, gut bei einer Lungenblähung (Emphysem).

- Gut für die Stabilisierung des Herz-Kreislaufs.

- Verbessert die Vitamin D3-Aufnahme.

- Reduziert die Neigung zur Obstipation.

- Fördert das Wohlbefindet und die Geselligkeit (Pallencia et al 2018).

Golfsport

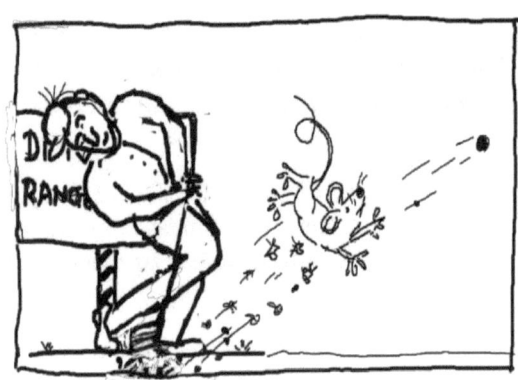

Gemäß einer in Schweden durchgeführten Studie sollen Golfspieler durchschnittlich fünf Jahre länger leben (Farahmand et al 2009) - eine Behauptung, die Kritiker zu Recht für unwissenschaftlich halten. Man vergleiche hier „Äpfel mit Birnen", sagen sie. Schließlich handle es sich bei Golfern mehrheitlich um eine selektive Bevölkerungsschicht, die wirtschaftlich privilegiert ist, eher Zugang zu medizinischen Leistungen hat, weniger gesundheitsgefährdenden Substanzen in Beruf und Freizeit ausgesetzt ist und sich – nicht zuletzt – auch einen gesünderen Lebensstil finanziell leisten kann.

Aus Sicht der Krebsvorbeugung zählt Golf weniger wegen der muskulären Belastung zu den krebspräventiven Sportarten als wegen seiner positiven Auswirkungen auf den Vitamin-D-Spiegel, auf die Immunabwehr und nicht zuletzt auch auf die Psyche (Farahmand et al 2009).

Den Einfluss auf das „Krebsrisiko Übergewicht" kann man vernachlässigen. Die zusätzlich zum Grundumsatz erreichte Kalorienbilanz eines 80 kg schweren Spielers beträgt bei einer vierstündigen 18-Loch-Golfpartie - je nach Höhenunterschied und Schwierigkeitsgrad des Geländes und je nachdem, ob er seinen Golfbag trägt oder tragen lässt, den Trolley zieht oder einen Elektrocart nutzt - etwa 1000 bis 1700 kcal. Dass entspricht ungefähr der Kalorienaufnahme von 500 g Fleischwurst, also wesentlich weniger als bei anderen Sportarten. Der energetische Aufwand (Kalorienverbrauch) ist bei Benutzung eines Elektrotrollies, oder gar eines Carts, noch geringer.

Der Einfluss auf das „Krebsrisiko Bewegungsarmut" ist moderat, obwohl bei einer 18-Loch-Partie immerhin 8 bis 10 km zurückgelegt werden. Der muskuläre Belastungsgrad ist mit etwa 3 MET niedrig. Vorteilhaft ist allerdings, dass dabei viele Muskelgruppen eingesetzt werden, die den Krebsrisikofaktor Insulinresistenz reduzieren.

Solange es keine verbindlichen Untersuchungsergebnisse des Testosteronspiegels bei Golfern gibt, ist die gelegentlich geäußerte Behauptung nicht haltbar, dass invasive Brust- und fortgeschrittene Prostatakarzinome bei Golfern seltener sind.

Positiv im Sinne der Krebsprävention ist möglicherweise die Stressregulation. Golfer sind in der Regel ausgeglichener. Hobbygolfer produzieren beim Spiel kaum Stresshormone. Sie verkraften mentale Stresssituationen besser. Wer auf dem Platz verbissen seine Leistung steigern will, der stresst sich und erreicht nur das Gegenteil, nämlich einen schlechten Score.

Vorteilhaft ist, dass auch körperlich Behinderte den Sport ausüben können. Selbst Herzkranke können den Golfsport problemlos praktizieren. Bei Herzrhythmusstörungen ist allerdings Vorsicht geboten (Blümchen et al 2000).

Wenn es zutrifft, dass die unspezifische Immunabwehr eine Schutzfunktion bei der Krebsabwehr ausübt, so müsste sich Golf zumindest bei denjenigen Golfern günstig auswirken, die bei jedem Wetter spielen.

Golf stärkt das Selbstwertgefühl. Studien belegen, dass Depressionen sich verringern. Sogar bei durchschnittlichen Schlägen erfährt man Anerkennung durch Mitspieler. Mittelmäßige Spieler haben gute Chancen „bei Turnieren aufs Treppchen" zu steigen, was das Selbstbewusstsein und die Anerkennung fördert. Auch psychosoziale Effekte tragen zur Krebsvorbeugung bei. Golf ist ein sozialer Sport, der vor Isolierung schützt.

Bei der Gesundheit dreht sich fast alles um die Wirbelsäule; sie ist die verletzungsanfälligste Körperpartie des Golfers. Die Lendenwirbelsäule ist beim Schwung enormen Kräften bis zum siebenfachen Körpergewicht ausgesetzt. Bei „falschem und kraftbetontem Schwung" hat die Lendenwirbelsäule starke Biege-, Scher- und Rotationskräfte zu bewältigen. Bei „richtigem Schwung" wird sie kaum belastet. Die einseitige Bewegung fördert Dysbalancen und kann die Bandscheiben schädigen. Wer Schwung durch Kraft ersetzen will, erntet nicht nur geringere Weiten. Er leidet schon bald unter Verschleißerscheinungen an Armen, Schulter und Rücken.

Positive krebspräventive Effekte von Golf

- Kann von Menschen bis ins hohe Alter, allein oder in der Gruppe, gespielt werden die körperliche Belastung kann man weitgehend selbst beeinflussen

- Blutdruckwerte stabilisieren sich und Blutfettwerte sinken

- Geht gleichzeitig mit kognitiven sowie motorischen Anforderungen einher keine abrupte, sondern eine niedrige, mittelgradige und regelmäßige Belastung

- Sehr geringes Verletzungsrisiko

- Problemlos möglich auch bei Hüft- und Kniegelenksprothesen

- Fördert Fettverbrennung (ca. 125 bis 160 Kcal /30 Min)

- Reduziert bzw. verhindert eine Insulinresistenz

- Stärkt die Muskeln, Psyche und Immunsystem

- Regt die Vitamin-D-Aufnahme an

- Fördert und stimuliert das Immunsystem
- Fördert mentale Stärke und Konzentration („Golf erzieht zur Demut")

- Fördert die „Frustrations-Toleranz"

- Erleichtert soziale Kontakte

- Bedeutet Wettbewerb ohne Stress

- Ist Ehepartner freundlich

Kommentar und Empfehlungen für die Praxis: *Golf ist alles andere als ein Kraftsport und hat auch mit Ausdauersport nur wenig gemeinsam. Der energetische Aufwand (Kalorienverbrauch) ist mäßig, der Einfluss auf das „Krebsrisiko Bewegungsarmut" ist moderat.*

Golfspieler sollten bestimmte Vorsichtsmaßnahmen besonders ernst nehmen. Dazu gehört die Hautkrebsvorbeugung. Golfer bilden – noch vor den Tennisspielern - die größte Gruppe der Personen mit durch Sonnenlicht verursachten Hautkrebsvorstufen. Hellhäutige Spieler sind speziell gefährdet. Sonnenbrände bergen ein hohes Risiko. Bestimmte Medikamente (z. B. Tetracycline, Diclofenac und Naproxen, manche Akne-Mittel, immunsuppressiv wirkende Arzneien) erhöhen die Gefährdung.

Eine gewisse Gefahr, besonders in außereuropäischen Ländern, stellt der dort manchmal sehr großzügige Einsatz von potentiell krebsfördernden Herbiziden und Pestiziden dar. Golfspieler sollten dort nur mit Golfhandschuhen spielen, nicht auf den Fairways essen, nach dem Spiel bzw. im „half way house" die Hände gründlich waschen, lange Hosen oder zumindest halblange Socken tragen.

Tennis

Studien ergaben, dass Tennis die Gesundheit fördern und Altersbeschwerden vorbeugen kann. Ausdauer, Gleichgewichtssinn, Knochendichte sowie das Herz-Kreislaufsystem werden gestärkt. Eine gute Reaktionsfähigkeit wird gefordert. Es werden vergleichsweise wesentlich mehr Kalorien verbrannt als beim Golf. Auch auf die Psyche wirkt sich Tennis positiv aus.

Zur Krebsvorbeugung tragen die Immunstimulation, der hohe Kalorienverbrauch, die muskuläre Belastung, aber auch die Geselligkeit und der Spaßfaktor bei. Tennis beansprucht sämtliche Muskelgruppen. Der Fitnessfaktor ist hoch. Eine Person mit 50 kg Gewicht verbrennt in einer Stunde Tennis rund 330 Kalorien (ein Tennisspieler mit 70 kg etwa 460 Kalorien. Die Ganzkörperbelastung führt zu einer Steigerung der Herz-

und Atemfrequenz. Sie kurbelt den Kreislauf an und beugt der Knochenentkalkung (Osteoporose) vor. Im Vergleich zu anderen Ausdauer-Sportarten (wie Fußball und Squash) kommen Sportverletzungen eher selten vor.

Kommentar und Empfehlungen für die Praxis: Als besonders gesundheitsfördernd gilt das Cardio Tennis. Hier werden (unter der Anleitung geschulter Trainer) sowohl das Herz-Kreislauf-System als auch die Muskulatur in Schwung gebracht. Unter dem Rhythmus von Musik schlagen die Spieler die Bälle, führen Kräftigungsübungen durch und trainieren die Koordination. Auf diese Weise lassen sich Herz und Kreislauf gezielt stärken.

Nachteilig ist die Belastung der Kniegelenke, besonders, wenn man auf Hartplätzen spielt. Tennisspieler haben oft Probleme mit dem Meniskus. Die ruckartigen Bewegungen im Spiel belasten den Rücken bis zu achtmal mehr als beim Dauerlauf. Überproportional viele Tennisspieler haben später Probleme mit den Kniegelenken und wechseln deswegen zum Golfsport. Gerade im Einzel kann es zu erheblichen Blutdruckspitzen kommen. Die Gefahr von Verletzungen bei abrupten Bremsbewegungen ist nicht unerheblich.

Skilanglauf

Skilanglauf gilt als gesundheitlich empfehlenswerte Sportart. Fast alle Muskelgruppen sind beteiligt. Die Verletzungsgefahr ist relativ gering. Das Gleiten wirkt gelenkschonend. Die muskuläre Belastung, die Stimulierung des Herz-Kreislaufs, die Auswirkungen auf den Vitamin-D-Spiegel, die Immunabwehr, die Höhenluft und nicht zuletzt die Entspannung und Psyche wirken sich positiv auf die Gesundheit aus.

Auch aus Sicht der Krebsprävention ist Skilanglauf günstig. Bei ihm wird eine größere Muskelmasse aktiviert als beim Jogging. Auch ältere Personen können den Skilanglauf praktizieren. Allerdings stellt er bei Ungeübten hohe Ansprüche an die koordinativen Fähigkeiten. Ein etwa 70kg schwerer Langläufer verbrennt in der Stunde bis zu 700 Kalorien auf der Loipe.

Vergleich Kalorienverbrauch von Wintersportarten pro Stunde

Langlauf (Skaten)	= ca. 800 Kcal/Stunde
Langlauf (klassisch)	= ca. 700 Kcal/Stunde
Schlittschuhlaufen	= ca. 400 Kcal/Stunde
Snowboarden	= ca. 400 Kcal/Stunde
Rodeln	= ca. 80 Kcal/Stunde

Kommentar und Empfehlungen für die Praxis: *Skilanglauf ist weit gesünder und auch weniger gefährlich als Abfahrtski, da die Belastung relativ harmonisch abläuft! Eisige Pisten oder Sprünge setzen beim Abfahrtski den Bandscheiben mit harten Stößen zu. Das permanente Drehen und Abbremsen ist Rückengift.*

Liebhaber des Skisports sollten die Hautkrebsvorbeugung besonders ernst nehmen. Besonders im Hochgebirge! Sonnenbrände bergen ein hohes Risiko für Hautkrebs.

Tanzen

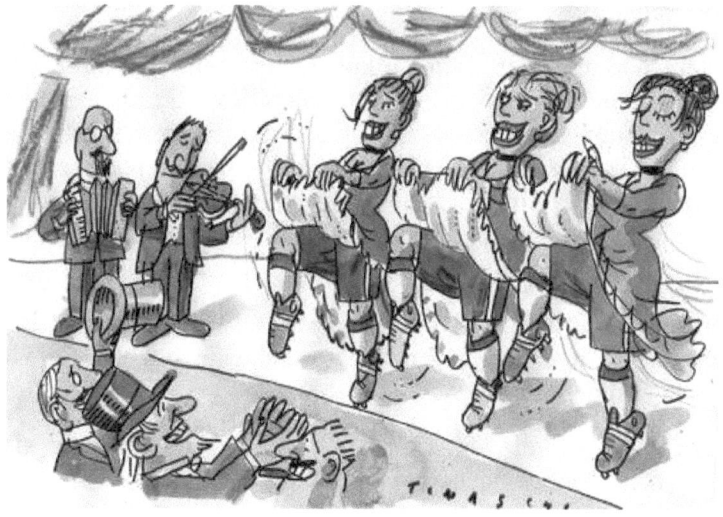

Die gesundheitsfördernde Wirkung von Tanzen geht über die Bewegung und den Kalorienverbrauch hinaus. Tanzen ist eine komplexe Angelegenheit, die die Motorik, die Aufmerksamkeit sowie das Lang- und das Kurzzeitgedächtnis beansprucht. Die Beherrschung der Schrittfolgen „verjüngt" das Gehirn. Tanzen stärkt die Muskulatur, schont die Gelenke, stärkt den Herz-Kreislauf und den Rücken. Für Menschen mit schwachen Venen ist Tanzen ein optimales Gefäßtraining. Tanzen baut Stress ab und ist ein gutes Gegengewicht zum hektischen Alltag. Es fördert Eustress. Altersmediziner (Geriater) behaupten, dass Tanzen die Altersdemenz aufhalte.

Je nach Tanzsport sind auch Kraft und Ausdauer gefragt. Beim konventionellen Paartanz verliert eine 80 kg schwere Person ca. 180 kcal, bei 30 Minuten Sporttanzen (z. B. Zuma) sogar bis zu 300 kcal.

Kommentar und Empfehlungen für die Praxis: *Tanzen ist ein Ganzkörpertraining, das sämtliche Muskeln aktiviert. Dies trägt zur Krebsprävention bei. Auch der Spaßfaktor und die Geselligkeit sind Aspekte, die zum Krebsschutz beitragen können.*

Springseil (Rope Skipping)

Seilspringen kennen viele nur als Kinderspiel vom Schulhof. Dabei ist das Seilspringen im Hinblick auf die körperliche Fitness ideal. Bei richtiger Anwendung ist es ein anspruchsvolles Ganzkörpertraining.

Neben der Ausdauer und Stärkung der Beinmuskulatur werden die aufrechte Körperhaltung, die Koordination und das Gleichgewicht trainiert. Rope Skipping strafft nicht nur die Waden. Es stabilisiert auch die Körpermitte, verbessert die Lungenkapazität, trainiert die Ausdauer und kann gezielt zum Abnehmen eingesetzt werden. Die Lungenkapazität verbessert sich. Seilspringen unterstützt den Herz-Kreislauf, stärkt die Muskulatur, beugt Übergewicht vor und trägt zur allgemeinen Krebsvorbeugung bei.

Zehn Minuten Seilspringen sind – was die Gewichtsabnahme bei Übergewicht anbetrifft – etwa genauso effektiv wie 30 Minuten joggen. Pro Minute kann eine durchschnittlich große Person mehr als 10 Kalorien verbrennen.

Kurze zehn minütige Einheiten - drei bis viermal pro Woche - reichen als Gesundheitstraining vollkommen aus. Je nach Kondition und Kraft kann man das Training steigern. Wichtig ist, dass man das Training an seinen aktuellen Fitness-Stand anpasst und sich nicht überfordert. Schließlich soll der Spaß an der Sache erhalten bleiben

Kommentar und Empfehlungen für die Praxis: *Als Warm-Up für Kraft- und Ausdauertraining oder als eigenständiges Koordinations- und Ausdauertraining ist Seilspringen ein gutes, flexibles Ganzkörpertraining für zu Hause oder unterwegs. Das Training - das bei Könnern so kinderleicht aussieht - erfordert hohe Konzentration. Es lässt sich immer weiter steigern und variieren.*

Yoga

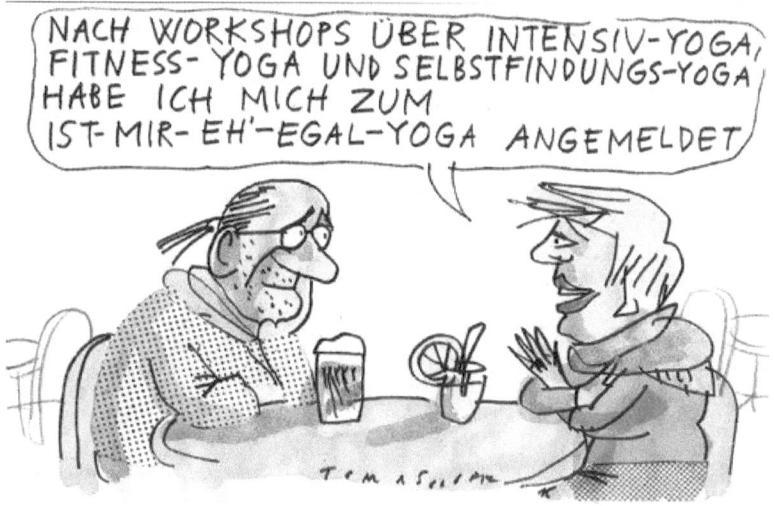

Yoga enthält viele positive gesundheitliche Effekte. Einige Yoga-Formen mehr, andere weniger. Einige legen den Schwerpunkt auf die geistige Konzentration, andere mehr auf körperliche Übungen oder die Atmung. Andere betonen wiederum die Askese. Asanas, Meditation und Pranayama wirken entspannend.

Mit Yoga kann man sehr gut abnehmen. Die meisten Kalorien verbrennt man mit Bikram Yoga, nämlich etwa 650 Kalorien pro Stunde. Das entspricht in etwa einer Stunde Schwimmen. Yin Yoga eignet sich besonders zur Entspannung stark beanspruchter Muskeln und weniger zur Ankurbelung des Kalorienverbrauchs. Im Rahmen des Fitnesstrainings ist Power Yoga bedeutsam, um die Muskulatur aufzubauen. Allerdings schwellen die Muskeln nicht so an wie beim Training im Fitnessstudio und führen zu einem „Bodybuilder-Körper". Die Rückenmuskulatur wird gekräftigt, was zu einer verbesserten Körperhaltung führen kann. Überbelastung und falsch ausgeführte

Übungen können allerdings auch schaden. Deshalb sollte Yoga nicht nach Büchern, sondern unter Anleitung eines qualifizierten Yogalehrers erlernt werden.

Kommentar und Empfehlungen: für die Praxis *Grundsätzlich hat Yoga nachweislich positive Effekte auf die physische und die psychische Gesundheit. Auf viele Menschen hat es eine beruhigende, ausgleichende Wirkung und wirkt somit dem Stress entgegen.*

In Deutschland können Kosten für Yogakurse zur Vermeidung spezifischer Risiken und stressabhängiger Krankheiten erstattet werden (Handlungsleitfaden der Krankenkassen nach § 20 Abs. 1 und 2 SGB V).

Krafttraining: Was leistet Krafttraining für die Gesundheit, speziell für die Krebsvorbeugung?

Allgemeines

Die meisten Ärzte raten ihren Patienten zum Ausdauersport, wenn diese etwas für ihre Gesundheit tun wollen, obwohl sich durch Kraft- und Koordinationstraining auch positive gesundheitliche Effekte erzielen lassen.

Ausdauertraining und Krafttraining wirken gleichermaßen krebspräventiv. Allerdings unterscheidet sich ihr Wirkmechanismus; Ausdauertraining wirkt indirekt krebspräventiv – nämlich über die Reduzierung epigenetisch wirkender Krebsrisiken (z. B. Übergewicht, Alkoholkonsum, Tabak- und Alkoholkonsum), während beim Krafttraining zusätzlich eine direkte Hemmung des Krebswachstums durch Muskelenzyme des aktivierten Muskels stattfindet. Auch werden die Muskelfasern gestärkt und vorhandene Muskelpotentiale besser ausgeschöpft. Auf diese Weise kommt es zu einer Stärkung der Muskelkraft samt Verbesserung von Stabilität und Gleichgewicht des Krebspatienten. Krafttraining wirkt schmerzlindernd, besonders bei Rückenschmerzen. Es kommt zu Auswirkungen auf den Stoffwechsel, besonders auf den Insulinspiegel und den Zuckerstoffwechsel. Entzündungsfaktoren nehmen ab.

Kommentar und Empfehlungen für die Praxis: *Zu Unrecht haftet dem Krafttraining das Image an, mit Bodybuilding gleichgesetzt zu werden. Ziel von Bodybuilding ist in erster Linie eine Verbesserung des Erscheinungsbildes und weniger eine Verbesserung der körperlichen Fitness.*

Mit zunehmendem Alter ist die Stärkung der Muskelkraft besonders wichtig, da Muskelmasse und Muskelkraft um etwa 40 % vom fünfundzwanzigsten bis zum siebzigsten Lebensjahr abnehmen. Mit den Jahren wird die Muskulatur mehr und mehr durch Binde- und Fettgewebe ersetzt. Die Muskelfasern verkümmern dann zwar, behalten aber mehrheitlich ihr Potential der Regeneration im Falle einer Aktivierung. Wenn nichts gegen den Abbau der Muskulatur getan wird, kommt es zu einem allgemeinen Kraftverlust, einer Osteoporose mit erhöhter Sturz- und Verletzungsgefahr. Rückenschmerzen und möglicherweise auch einer Förderung des Krebswachstums.

Die altersbedingte Kraftabnahme samt ihren Folgen ist vermeidbar. Sie kann aufgehalten werden, wenn man regelmäßig (und über einen längeren Zeitraum) Krafttraining praktiziert (Canovas und Paiditribo 2015, Mayer et al 2011, Behrens et al 2018).

Früher riet man den Krebspatienten zu einem schonenden, moderaten, eher ausdauerbasierten Training. Heute kombiniert man gerne Kraft- und Ausdauersport. Ideal für die Krebsprävention ist, Ausdauer- und Krafttraining miteinander zu kombinieren.

Gesundheitliche Effekte und Ziele von Krafttraining

- Ziel von Krafttraining ist primär die Stärkung der Muskelkraft und an zweiter Stelle die Zunahme der Muskelmasse im Sinne eines Muskelaufbaus nach längerer Immobilität. Der Muskelaufbau beim Bodybuilding hat weder mit Gesundheit noch mit Fitness zu tun.

- Durch den erhöhten Kalorienverbrauch kommt es (bei Übergewicht) zur Senkung des Körpergewichts.

- Rückenschmerzen sollen durch Stärkung der tief liegenden Rückenstreckmuskulatur und Stabilisierung der Wirbelsäule verhindert werden.

- Die Beweglichkeit wird gesteigert.

- Es kommt zu einer Stärkung der Knochendichte und der Vermeidung einer Osteoporose.

- Die Insulinsensitivität der Muskulatur wird verbessert und eine Insulinresistenz verhindert.

- Es kommt zu einer Fettverbrennung. LDL Cholesterinwerte werden reduziert, hingegen der HDL-Cholesterin-Spiegel erhöht.

- Ein labiler Blutdruck wird reguliert.

- Fatigue-Beschwerden werden gelindert.

194

Krafttraining zur Krebsvorbeugung

Bei der Krebsprophylaxe sowie in den verschiedenen Phasen einer Krebskrankheit hat Krafttraining nachweisbar positive Effekte. Im aktivierten Muskel produzierte und freigesetzte Botenstoffe (Myokine, Zytokine und andere im Muskel gebildete Stoffe) hemmen das Wachstum und die Aktivität von Krebsvorstufen (Polypen) (Aio et al 2013, Schweppacher et al 2020). Zudem verbessert sich die Insulinempfindlichkeit der Muskulatur. Die Insulinresistenz nimmt ab. Die Knochendichte wird möglicherweise widerstandsfähiger gegen die Invasion von Krebszellen. Auf jeden Fall nimmt die Frakturgefährdung ab. Je muskulöser man ist, desto ausgeprägter sind der Grund- und Leistungsumsatz - und somit der Gewichtsverlust bei Übergewicht. Die Fettverbrennung wird unterstützt. Fettdepots werden abgebaut (Liu et al 2011). Mit jedem Gramm zusätzlicher Muskelmasse steigt die Stoffwechselaktivität. (Ein 100 kg schwerer Bodybuilder verbrennt im Ruhezustand mehr Kalorien als ein ebenso schwerer Mann mit sehr hohem Fettanteil).

Klassisches Krafttraining beinhaltet Übungen mit Fitnessbändern und leichten Gewichten zur Stärkung der Beine, der Arme und des Rückens, aber auch Liegestützen und Kniebeugen. Durch die Stärkung der tiefliegenden Rückenstreck-Muskulatur werden Rückenbeschwerden gelindert. Die Schwächung der Rückenmuskulatur – insbesondere der tief liegenden Rückenstreckmuskeln – bilden die Hauptursache für Rückenschmerzen. 80 % dieser Beschwerden haben hier ihren Ursprung. Beim „Kieser Training", das ursprünglich wegen seiner stärkenden Wirkung der tief liegenden Rückenmuskulatur und Reduzierung von Rückenschmerzen entwickelt wurde, können viele Muskelgruppen „kontrolliert trainiert" und standardisiert belastet werden.

Krafttraining in den verschiedenen Krankheitsphasen

Während der **Akuttherapie** wird Ergometertraining und leichtes Krafttraining zur Reduzierung der Tumor- und Therapienebenwirkungen empfohlen. Auf diese Weise will man einen Muskelabbau verhindern und Kreislauf-Beschwerden vorbeugen. Gleichzeitig verspricht man sich positive Effekte auf die Psyche positiv. Ob sich die Wirksamkeit der Chemotherapie bei gleichzeitiger, moderater körperlicher Aktivität tatsächlich verbessert - wie einige Experten behaupten – bedarf allerdings noch des Nachweises.

In der **Nachsorge und Rehabilitation** kommt es zum Wiederaufbau von Muskulatur, zur Stärkung der muskulären Kraft und zu einer deutlichen Verbesserung des subjektiven wie objektiven Wohlbefindens.

In den Wechseljahren sowie bei bestimmten Hormontherapien kommt es häufig zu einer Verminderung der Knochendichte. Ihr kann durch Krafttraining vorgebeugt werden. Als gesichert gilt, dass das Risiko von Schenkelhalsfrakturen verhindert wird. Positive Effekte kommen besonders antihormonell behandelten Krebspatienten zugute. Gegen Fatigue- Beschwerden ist Kraft- und Ausdauertraining wirksamer als jedes Medikament, sagen Sportmediziner (Baumann 2013).

Auch in der **Palliativsituation** wird Bewegungs- und moderates Krafttraining eingesetzt. Durchlegestellen (Decubitus) werden dadurch bei Pflegepatienten verhindert. Häufig kommt es zu einer Besserung des subjektiven Wohlbefindens; Ängste - und manchmal auch Schmerzen - werden gelindert.

Hypothesen zur Krebsvorbeugung durch Krafttraining

- Diskutiert werden direkte sowie indirekte Effekte. Ein direkter Effekt geht von hormonähnlichen Botenstoffen (Myokinen) aus. Das SPARC (Secreted Protein Acidic and Rich in Cysteine) und andere Enzyme zählen dazu. Je größer die aktivierte Muskelmasse ist, umso mehr Muskelenzyme (Myokine) werden bei Muskelaktivität in die Blutbahn ausgeschüttet (AIO et al 2013, Schweppacher 2020).

- Zu den indirekt vor Krebs schützenden Einflüssen gehören die Reduzierung der Krebsrisikofaktoren Übergewicht, Insulinresistenz, Diabetes-Typ-2, Fettleber sowie Entzündungsfaktoren. Die Muskeln werden insulinempfindlicher, weswegen die Gefahr einer Insulinresistenz sinkt. Der Knochenmineralgehalt nimmt zu - und damit auch die Stabilität. Der Knochen wird widerstandsfähiger gegen die Invasion von Krebszellen.

- Der Kalorienverbrauch erhöht sich. Je muskulöser der Mensch (und je mehr Muskeln beansprucht werden), desto höher ist der Energieverbrauch - und umso mehr reduziert sich Übergewicht. Krebsfördernde Fettdepots werden abgebaut (Liu et al 2011). Ein 100 kg schwerer Bodybuilder verbrennt im Ruhezustand mehr Kalorien als ein ebenso schwerer Mann mit sehr hohem Fettanteil. Mit jedem Gramm zusätzlicher Muskelmasse steigt die Stoffwechselaktivität.

- Man geht bei regelmäßigem Krafttraining von etwa ein bis zwei Kilo Muskelmasse pro Jahr aus.

- Es kommt nach längerer Immobilisierung zu einem Muskel- und Kraftzuwachs mit Stärkung des Stütz- und Bewegungsapparates.

Kommentar und Empfehlung für die Praxis: *Zur Krankheitsprävention wird Krafttraining mindestens zwei Mal pro Woche für jeweils 45 bis 60 Minuten empfohlen. Bei größeren Trainingsunterbrechungen, zu langen Pausen zwischen den Trainingseinheiten, unregelmäßigem Training und unterschwelliger oder zu geringer Belastung droht eine Leistungsverschlechterung. Beim Krafttraining sollten möglichst viele Muskelgruppen aktiviert werden. Beim „Kieser Training" werden viele Muskelgruppen „kontrolliert trainiert" und standardisiert belastet.*

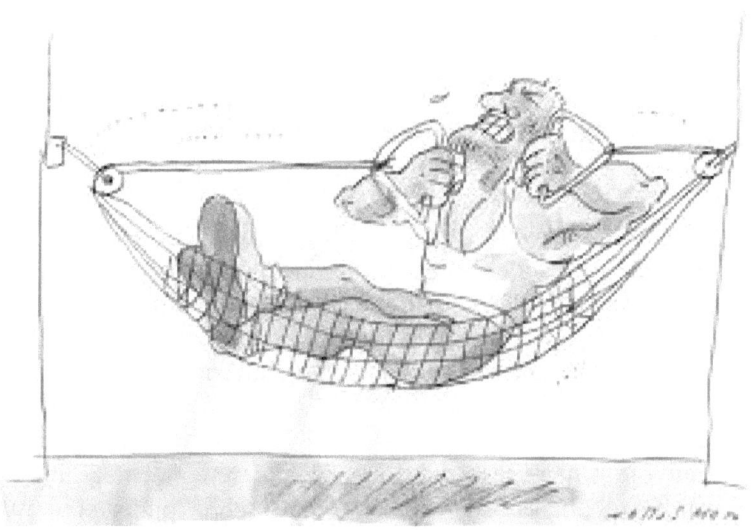

Trainingsgeräte für Krafttraining zu Hause

- Als Kraftsportler muss man nicht zwangsläufig in der dunklen "Hantelecke" Gewichte stemmen. Es gibt eine große Auswahl an Geräten - im Fitnessstudio und für das Training zu Hause. Auch ohne teure Ausrüstung ist ein Muskeltraining möglich. Der Vorteil von Fitnessstudios liegt darin, dass die Übungen an Geräten standardisiert und unter Aufsicht erfolgen können. Dies ist insofern wichtig, weil falsches Training zum Gegenteil des erwünschten Effektes führen.

- Kniebeugen sind – neben Kreuzheben, Bankdrücken, Schulterdrücken und Klimmzügen Grundübungen beim Krafttraining. Mit Kniebeugen werden die Muskulatur der unteren Körperhälfte (also Oberschenkelmuskulatur) sowie der untere Rücken und die geraden Bauchmuskeln gestärkt sowie die neuromuskuläre Funktion verbessert. Die Kraft kommt vor allem aus den Beinen und dem Gesäß. Nichtsdestotrotz muss man die Bauchmuskeln anspannen, um einem Hohlkreuz entgegen zu wirken und die Wirbelsäule zu schonen.

- Klimmzüge gehören zum Krafttraining. Sie sind sehr wirksam, um den Oberkörper zu trainieren, an dem viele Muskeln gleichzeitig beansprucht werden. Wer viel Platz hat, kann sich eine Klimmzugstange für die Wandmontage zulegen.

- Klassische Trainingsgeräte sind Kurzhanteln. Am besten man erwirbt ein Set mit abnehmbaren Gewichten, damit man frei variieren und bei Bedarf schnell ein paar Gewichte zulegen kann.

- Ein Fitnessband (auch Theraband genannt) ist ein fester Bestandteil von Krafttraining zu Hause. Die Bänder arbeiten mit einem konstant progressiven Widerstand, so dass sie umso schwerer zu dehnen ist, je stärker man zieht. Mit elastischen Latexbändern lassen sich auf vielfältige Weise Muskelpartien trainieren. So gibt es Übungen für den Rücken sowie für Arm-, Bein-, Po- und Schultermuskeln.

- Wenn man speziell die Unterarme und Finger trainieren möchte, gibt es Klassiker wie den Gyroball, der - wie der Name schon andeutet - mit Kreiselkräften (gyroskopischer Effekt) arbeitet. Je nachdem, wie man den Ball hält, stärkt man das Handgelenk, den Unter- oder Oberarm. Noch spezieller ist der Handmuskeltrainer, mit dem man jeden einzelnen Finger trainieren kann. Dieses Fitnessgerät soll sich besonders für Sportler und Musiker eignen.

- Um den Gleichgewichtssinn und die Körperstabilität zu trainieren, aber auch, um das Knie zu stärken, gibt es diverse Pads, Bälle und andere Fitnessmittel. Ein "Togu Jumper" ist ein kleiner Trampolinball, der nicht nur die Körperkoordination, sondern auch Muskelgruppen gezielt trainieren kann. Er lässt sich gut ins tägliche Fitnessprogramm integrieren und bringt Abwechslung in den Trainingsplan.

- Stepper werden primär zum Training der Muskulatur eingesetzt. Neben dem Einsatz zur Stärkung der Beinmuskulatur eignen sie sich auch zum Ausdauer- und Leistungstraining. Bei manchen Geräten gibt es Stützstangen oder Dehnungsbänder zum Training der Arme. Am weitesten verbreitet ist der Mini-Stepper, da er sehr klein ist und sich somit auch leicht in kleineren Wohnungen, dem Büro und auf Reisen verstauen lässt.

- Gymnastikbälle (Fitnessbälle) bieten Möglichkeiten für Gymnastikübungen, insbesondere zur Stärkung der Muskulatur von Rücken, Bauch und Po. Sie können auch im Büro oder zu Hause (als zeitweiliger Ersatz für den Bürostuhl) am Schreibtisch genutzt werden. Der Gymnastikball ist sehr rückenschonend, da man die ganze Zeit über, während man auf ihm sitzt, seine Position leicht verändert.

- Der „PEZZI"-Gymnastikball ist der bekannteste Vertreter des Gymnastikballs. Er ist flexibel und für verschiedene Übungen nutzbar. Ähnliche Ziele wie die Gymnastikbälle erfüllen die BOSU-Bälle. Durch sie werden die Koordination, das Gleichgewicht, die Sensomotorik, Kraft und Ausdauer sowie Rumpfstabilität, Haltung und Bewegungsqualität verbessert.

- Weitere nützliche Trainingsmittel sind Bauchtrainer, Fitnessbälle, Medizinbälle, Trainingsrollen (AB Roller), Trampolin, Schwingstäbe. Verschiedene Hilfsmittel und Trainingsgeräte erlauben Variationen beim Training, die die Motivation zu dem sonst eher eintönigen Krafttraining verbessern.

Kommentar und Empfehlungen für die Praxis: *Ab einem BMI > 30 kg/m² werden Übungen ohne Gelenkbelastung – d. h. vorwiegend Krafttraining – empfohlen. Sinkt das Körpergewicht, so erweitert sich die Palette passender Sportarten.*

Elektro-Muskel-Stimulationstraining (EMS)

Das EMS-Training wird in speziellen Fitnessstudios durchgeführt. Dabei wird die Muskulatur durch elektrische Impulse stimuliert, indem ein niederfrequenter Reizstrom durch die oberen Hautschichten bis in die Tiefe geleitet wird. Dadurch wird die gesamte Muskulatur stimuliert, auch die unwillkürliche in der Körpertiefe.

Während des Trainings trägt man einen speziellen Anzug, der den Strom in die Muskeln leitet. Die Muskeln werden durch den Strom für einige Sekunden gezielt angespannt und anschließend wieder entlastet. Es handelt sich also um ein „passives Muskeltraining", bei dem auch die kleinen Muskeln in der Körpertiefe stimuliert und angespannt werden.

Ein umfassendes EMS-Training wird in speziellen Fitnessstudios angeboten; im Prinzip ist es jedoch auch zu Hause durchführbar. Dort hat sich z. B. ein spezieller Bauchtrainer etabliert.

Kommentar und Empfehlungen für die Praxis: *Höchstens ein- bis zweimal pro Woche sollte man mit EMS trainieren, denn abgesehen vom Muskelkater kommt es beim Krafttraining zu einer erhöhten Ausschüttung der Creatin-Kinase (CK) über die Niere und zu einer möglichen Überlastung.*

Vibrationstraining, Powerplate

Ähnlich wie das EMS wirkt das Vibrationstraining, das ebenfalls eine Leistungssteigerung der Muskulatur, speziell auch der kleinen Muskeln in der Tiefe, zum Ziel hat. Diesem Training werden stärkende Effekte auf die Knochendichte zugeschrieben, weswegen es gerne gegen die drohende Knochenentkalkung bei hormonell behandelten Brustkrebspatientinnen eingesetzt wird.

Gegen das Rütteln der vibrierenden Platte wehrt sich der Körper mit seiner willkürlichen sowie auch der unwillkürlichen Muskulatur, die in der Folge an Stärke zunimmt.

Da Vibrationstraining, – ähnlich wie das EMS - zu einer Verminderung der Fettpolster führt, wird es gerne Übergewichtigen zur Gewichtsabnahme empfohlen. Ein ähnlicher Wirkmechanismus erfolgt beim „exzentrischen Muskeltraining" statt. Dort kommt es, es in der gleichen Zeiteinheit, zu einem größeren Muskelzuwachs als beim horizontalenMuskeltraining. Zu exzentrischem Muskeltraining kommt es z. B. beim Bergabgehen oder wenn eine Belastung quasi abgebremst wird. Sehr ähnlich wirkt das Powerplate. Es wird bei peripheren Nervenschädigungen nach bestimmten Chemotherapien zur Schmerzlinderung eingesetzt.

Kommentar und Empfehlungen: *Inwieweit passives Muskeltraining – in Form von lokalisierter Elektro-Muskel-Stimulation oder Ganzkörper-Elektrostimulation (EMS) und/oder Vibrationstraining (Power Plate) – die gleichen Effekte wie aktives muskuläres Krafttraining hat, ist Gegenstand von Diskussionen.*

Kriterien, die bei der Wahl eines Fitnessstudios zu berücksichtigen sind

Körperliche Verfassung und Bedürfnisse sind bei jedem Menschen anders. Fitnessstudios können nicht auf alle Bedürfnisse eingehen, weswegen sich Fitnessstudios nur schwer miteinander vergleichen lassen.

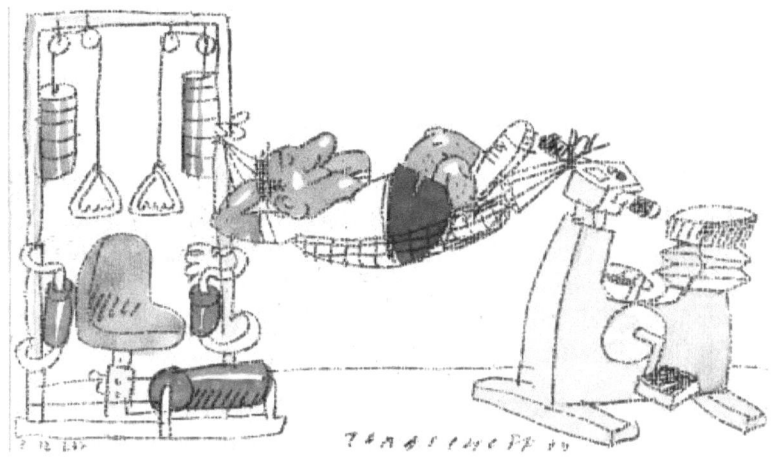

Kriterien eines geeigneten Fitnessstudios

Ziele des Fitnesstrainings? Wenn man eine Gewichtabnahme beabsichtigt, sollte man ein Fitnessstudio aufsuchen, in dem ein kombiniertes Training möglich ist. Kombiniert heißt, vor allem Ausdauertraining und etwas Krafttraining. Wer Bodybuilding anstrebt, für den steht Krafttraining an lokalisierten Muskelpartien im Vordergrund. Zum Muskelaufbau nach längerer Immobilisierung eignet sich vorwiegend Krafttraining, wohingegen Kreislauftraining eher die Domane von Ausdauertraining ist. Rückenschmerzem werden am ehesten gemildert mit Krafttraining (Kieser Studios). Zur Krebsprävention ist ein kombiniertes Kraft/Ausdauertraining am geeignetsten.

Schwerpunkt der Einrichtung? An den Räumlichkeiten und der Einrichtung des Studios ist bereits erkennbar, ob Stärkung von Ausdauer oder von Kraft oder Bewegung oder Bodybuilding im Vordergrund stehen. In Studios, die sich auf die Vorbeugung und Behandlung von Rückenschmerzen, also Krafttraining spezialisiert haben, findet man überproportional viele Maschinen zur Stärkung der Rückenmuskulatur (z. B. Kieser Training). Stehen hingegen Ausdauer und Leistung im Vordergrund, findet man mehr Ergometer, Rudergeräte, Laufbänder, Crosstrainer, Stepper etc.. Hanteln und Gewichte sind bevorzugte Mittel beim gezielten Muskeltraining (Bodybuilding). Dort ist der wohlproportionierte Körperbau Ziel des Trainings. An der Klientel lässt sich oft schon erkennen, ob die Verschönerung des äußeren Körperbildes oder gesundheitliche Fitness im Fitnessstudio Priorität haben.

Trainingsgeräte? Manche Fitnessstudios bieten – neben dem Gerätetraining – auch ein umfangreiches Kursangebot an, so z. B. Wirbelsäulengymnastik, Rückenschule, Aerobic-Kurse, Pilates, Spinning, Zumba, Fatburner und Bauch-Beine-Po, Yoga, aber auch Vorträge über gesundheitliche Themen. Einige Fitnessstudios werben mit speziellen Fitnessangeboten für Frauen. Die meisten Fitnessstudios bieten sowohl Geräte für Ausdauer- als auch Krafttraining an, allerdings mit unterschiedlicher quantitativer und qualitativer Gewichtung. Steht Krafttraining im Vordergrund, so überwiegen Geräte, die bestimmte Muskel-Gruppen kräftigen. Geräte für gezieltes Krafttraining sind beispielsweise Kabelzuggeräte, eventuell auch EMS-Trainingsgeräte mit Reizstrom oder Power Plate. Manche Studios (wie das Kieser Training) bieten ausschließlich Muskeltraining an, einschließlich computergestütztem Rückentraining. Es gibt aber keine Möglichkeiten für ein Ausdauertraining.

Bedienung der Geräte? Die Geräte sollten sich auf die individuelle Köpergröße einstellen lassen. Die aufliegenden Gewichtsscheiben sollten eine langsame und stufenweise Steigerung ermöglichen.

Hygiene? Wichtig ist die Reinlichkeit. Beim Training tropft der Schweiß auf die Geräte, weswegen die Geräte und der Fußboden häufiger gereinigt werden müssen. Im Fitness Raum sollte Handtuchpflicht herrschen. An Kacheln, Fliesen oder Silikonabdichtungen der Duschräume sollten keine Pilzspuren zu finden sein. Die Sauerstoffzufuhr durch Fenster bzw. Belüftungsanlagen muss ausreichend gesichert sein!

Umkleideräume? An Kacheln, Fliesen oder Silikonabdichtungen der Duschräume sollten keine Pilzspuren zu sehen sein! Die Anzahl der Duschen und Schließfächer ist besonders dann entscheidend, wenn man in der Hauptbetriebszeit von 16 Uhr bis 20 Uhr trainieren will.

Verkehrsanbindung? Werden ausreichend Parkplätze vorgehalten? Die Fitnessstudios sollten gut erreichbar sein – gerade zu den Hauptverkehrszeiten.

Öffnungszeiten? Die Öffnungszeiten sind für Rentner weniger entscheidend als für Berufstätige, die gerne auch vor Beginn oder nach der Arbeit sowie an den Wochenenden und an den Feiertagen trainieren möchten.

Personal? Ein ausführliches Beratungsgespräch mit einem in Gesundheitsfragen qualifizierten Trainer (vor Beginn des Trainings) ist ein Muss. Die Trainer sollten unaufgefordert kontrollieren, ob man die Übungen korrekt und effektiv ausführt. Es gibt heute Bachelor- und sogar Masterabschlüsse im Bereich Fitness. Den Kenntnissen dieser Absolventen kann man vertrauen. Die Trainer müssen ansprechbar sein und sollten lediglich in Ausnahmefällen die Präsenz an der Rezeption kontrollieren?

Ärztliche Betreuung? Fitnesstrainer sollten die Kunden erst dann in die Geräte einweisen, nachdem ein Arzt - in der Regel mit nachweisbar sportmedizinischen Kenntnissen - einen auf die individuellen Bedürfnisse abgestimmten Trainingsplan nach einer körperlichen Untersuchung aufgestellt hat. Bei renommierten Fitnessstudios ist die Konsultation des Arztes im Mitgliedspreis enthalten.

Kosten? Manche Fitnessketten bieten Firmen-Fitness-Angebote zu individuell vereinbarten Preisen an. Ist die Institution von den Krankenkassen anerkannt? Seit der Verabschiedung des Präventionsgesetzes (2015) werden die Kosten für viele Kurse von den Krankenkassen – zumindest teilweise - erstattet. Bedingung ist die Vorlage einer ärztlichen Bescheinigung. Privatkrankenkassen tun sich bei der Kostenerstattung generell schwerer. Einige sind aber auch zu einer Kostenbeteiligung bereit.

Kündigungsfristen? Ehe Sie sich für ein Fitness-Studio entscheiden, sollten Sie den Vertrag gründlich prüfen. Die Kündigungsfrist - so empfiehlt der DSSV – sollte nicht mehr als drei Monate betragen. Außerordentlich kündbar sollte der Vertrag bei Erkrankung oder Vorlage eines ärztlichen Attests sein. Zu klären ist, ob die Kosten auch in Urlaubszeiten weiterlaufen.

Kommentar und Empfehlungen: Es gibt - zumindest in den Großstädten - eine große Auswahl an Fitnessstudios. Diese unterscheiden sich nach Ausrichtung und Philosophie sowie Ausstattung und Kosten. Auf keinen Fall sollte man sich bei der Wahl eines geeigneten Fitnessstudios ausschließlich nach den Preisen richten. Wichtiger ist es, seine Entscheidung gemäß der eigenen Bedürfnisse und Angebote zu treffen.

Für Untrainierte (und vor allem für ältere Menschen) sind ein systematisches „Kraft und Ausdauertraining" an technischen Geräten und eine Mischung von Übungen unterschiedlichster Art geeignet.

Im Netzwerk OnkoAktiv (www.netzwerk-onkoaktiv.de) (Im Neuenheimer Feld 460, 629120 Heidelberg) findet man eine Karte und Adressen von wohnortnahen spezifischen Sport- und Bewegungsangeboten für Krebspatienten.

Online (Virtuelles) Fitnesstraining

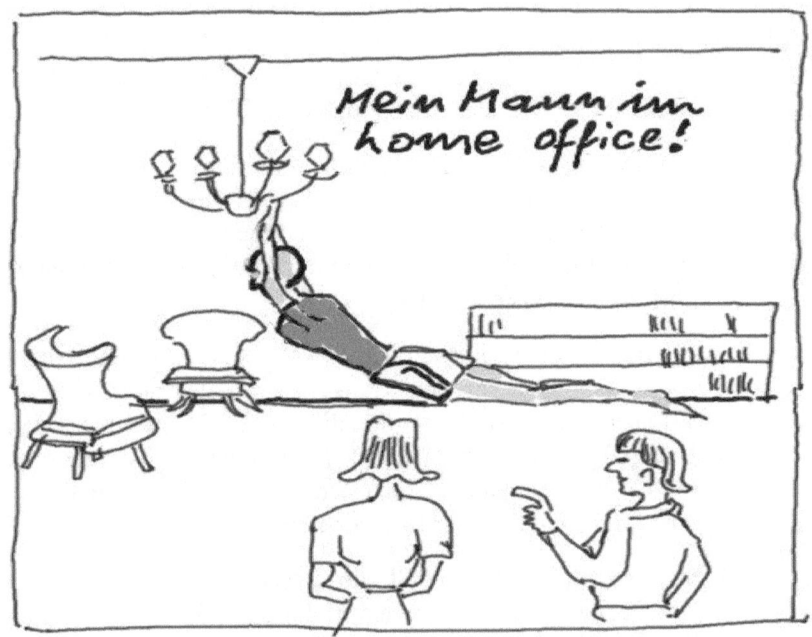

Unter dem Begriff „virtuelle Fitness" (Cybersport, Cybertraining oder Cyberfitness genannt) versteht man Fitnesstraining mit Hilfe virtueller Medien.

Es gibt zunehmend Online Fitnessstudio-Anbieter, die Fitnesskurse im Internet und über Apps anbieten. Ihr Vorteil ist, dass sich die sportlichen Aktivitäten leichter in den persönlichen Alltag integrieren lassen und man sich überall sportlich betätigen kann. Selbst im Urlaub muss man nicht auf sein (virtuell) angeleitetes Training verzichten.

Das Online-Training ist finanziell wesentlich günstiger als ein Training im Fitnesscenter, hat aber den großen Nachteil, dass man auf die Betreuung und die Kontrolle durch einen Trainer verzichten muss. Das Risiko ist höher, sich möglicherweise falsch zu belasten und zu überfordern. Trainiert man längere Zeit falsch, kann man nicht mit großen Erfolgen rechnen.

Kommentar und Empfehlungen: *Wer nie (oder schon lange nicht mehr) einen Sportkurs besucht hat, sollte beim (Wieder-) Einstieg zunächst unter fachkundiger Anleitung trainieren, um später eventuell die Möglichkeiten des Online-Fitness zu nutzen.*

Vorsichtmaßnahmen bei sportlichen Aktivitäten vor, bei und nach Krankheit, speziell Krebs

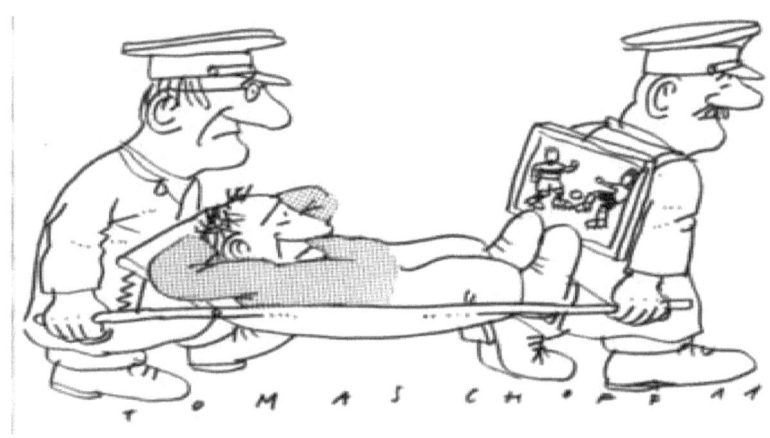

Zu den häufigsten Problemen, die zu Beginn der Nachsorge auftreten und zu gesundheitlichen Problemen führen, zählen die Selbstüberschätzung und die falsche Einschätzung der Tumor- und Therapiefolgen. Besonders nach einem längeren Krankenhausaufenthalt neigen viele Betroffenen dazu, sich zu rasch und zu viel zuzumuten. Sie verkennen die Verletzungsgefahr und ihre eingeschränkte Leistungsfähigkeit. Die Verletzungsgefahr nimmt besonders dann zu, wenn sie einseitig trainieren.

Ältere Menschen brauchen mehr Zeit zur Regeneration. Waren sie längere Zeit nicht mehr aktiv, sollten sie mit leichtem Krafttraining beginnen, dann die Intensität langsam steigern und schließlich Krafttraining mit Ausgleichstraining kombinieren. Tägliche Gymnastikübungen, Flexibilitäts- und sensomotorische Übungen sind gut; sie beugen auch Verletzungen vor. Yoga, Tai-Chi oder Pilates stellen für ältere Menschen gute Alternativen dar.

Patienten mit einer Herzschwäche profitieren von regelmäßigem, moderatem Freizeitsport. Ihr Herz-Kreislauf ist belastbarer und bei plötzlichen Anstrengungen weniger anfällig für Herzprobleme. Laut ESC-Leitlinie (ESC-Leitlinie 2020) beugt regelmäßige Bewegung nicht nur **Herzerkrankungen** vor, sondern mindert auch - bei bereits Erkranken - das Risiko von Herzversagen.

Ein individualisiertes mit dem Arzt eng abgestimmtes Trainingsprogramm ist sinnvoll. Im Allgemeinen wird bei einer **Herzinsuffizienz** ein moderates Ausdauer Intervalltraining mit einem Wechsel zwischen 50 % und bis zu 70 % der maximalen Herzfrequenz für optimal gehalten. Die maximale Herzfrequenz errechnet sich mit 220 minus Lebensalter; der optimale Trainingspuls mit 50 bis 75 % der maximalen Herzfrequenz.

Bei sehr schnellem Herzschlag (Tachykardie) ist Vorsicht geboten. Ein unzureichend eingestellter Blutdruck, eine instabile Angina pectoris sowie **Herz-Rhythmus-Störungen** sprechen gegen starke körperliche Belastungen durch Krafttraining. Bei ventrikulären Tachykardien ist höchste Vorsicht geboten.

Patienten mit **Vorhofflimmern**, die Gerinnungshemmer zur Senkung des Schlaganfallrisikos einnehmen, sollten aufgrund des Blutungsrisikos auf Kontaktsportarten mit Verletzungspotential verzichten.

Eine ungeklärte Synkope (kurzer, spontan reversibler Bewusstseinsverlust infolge einer gestörten Durchblutungsstörung des Herzens oder des Gehirns in der Vorgeschichte) erlaubt nur niedrig intensiven Freizeitsport.

Bei laufender Bestrahlung der Herzregion und/oder einer Chemotherapie mit potenziell herzschädigenden Medikamenten (z. B. Anthrazykline, Herzeptin etc.) wird von körperlichen Belastungen abgeraten.

Sportler mit **koronarer Herzerkrankung (KHK)** dürfen und sollten regelmäßig körperlich trainieren. Bei niedrigem kardiovaskulärem Risiko können sie sich sogar stark belasten. In diese Gruppe fallen Personen ohne myokardiale Ischämie unter maximaler körperlicher Belastung bei normaler linksventrikulärer Funktion (LVEF [„left ventricular ejection fraction"] >50 %). Dies gilt auch nach revaskularisierenden Eingriffen, etwa Stentimplantationen wegen einer Koronarstenose. Vorab ist allerdings eine maximale Ergometrie erforderlich. Auf ihrer Grundlage sollte vom Arzt ein individueller Trainingsplan erstellt werden.

Die Diagnose einer **hypertrophen Kardiomyopathie** (HCM) basiert auf einer enddiastolischen Wanddicke des linken Ventrikels von 15 mm oder mehr, für die es keine pathophysiologische Erklärung jenseits einer genetischen Störung gibt. Im Gegensatz zu früheren Empfehlungen, wonach Patienten mit HCM keinen Wettkampfsport betreiben sollten, sind die aktuellen Leitlinien deutlich weniger restriktiv.

Ausdauertraining erhöht kurzfristig den Blutdruck, da der Körper mehr Blut durch den Kreislauf pumpen muss. Auf die Dauer sorgt mehr Bewegung aber dafür, dass der

Blutdruck sinkt. Die Blutgefäße werden elastischer. In Studien sank ein höherer Blutdruckwert bei sportlich aktiven Testpersonen im Schnitt um 5 bis 8 mm Hg. **Bei Bluthochdruck** sollte man auf Krafttraining verzichten. Eine Pressatmung, wie sie speziell beim Krafttraining vorkommt, kann zu Blutdruckspitzen und mangelhafter Sauerstoffversorgung sowie Blutungen im Gehirn führen. Die goldene Regel beim Krafttraining für Untrainierte lautet: „Weniger Gewicht und dafür mehr Wiederholungen".

Starke körperliche Anstrengungen sind ein Risiko für einen **Asthmaanfall**. Das bedeutet aber nicht, dass Asthmatiker auf Sport verzichten sollen. Im Gegenteil: Auf Dauer führt regelmäßige sportliche Aktivität zu einer Verringerung der Beschwerden. Da Anstrengungsasthma eher bei kalter und trockener Luft auftritt, drohen Asthma-Anfälle eher beim Wintersport. Nicht so sehr im Sommer und beim Schwimmen, wenn die Luft warm und feucht ist. Schwimmen, Wassergymnastik, Aquajogging sind günstig für Asthmatiker. Die in Hallenbädern meist mit Wasserdampf gesättigte Luft über der Wasseroberfläche wirkt sich positiv auf die Beschwerden aus. Bei kritischen Smogwerten und bei hoher **Schadstoffbelastung der Luft** sollte man auf Ausdauertraining verzichten. Ebenso bei hohen Außentemperaturen und einer Luftfeuchtigkeit von 80 bis 85 %. Bei hohen Ozonwerten empfiehlt sich, das Training in die frühen Morgenstunden bzw. den späten Abend oder in geschlossene Räume (Ergometertraining) zu verlegen.

Schwimmen ist zur Vorbeugung vieler chronischer Erkrankungen, so auch Krebs, ideal. Voraussetzung ist allerdings, dass das Wasser nicht zu warm ist. Warmes Wasser ist zwar angenehm, aber belastet den Herz-Kreislauf. Speziell bei einer Herzschwäche und/oder bei Bluthochdruck sollte es nicht wärmer als 29 Grad sein. Dies ist besonders wichtig bei operierten Lungenkrebspatienten, bei denen sich eine latente Herz-Kreislaufschwäche nicht selten erst bei hohen Wassertemperaturen manifestiert.

Früher vermutete man, dass Bewegung nach einer Brustkrebsoperation zur Entstehung und Verschlimmerung eines **Lymphödems** führt. Mittlerweile weiß man, dass dies nicht der Fall ist; ja, dass das Gegenteil der Fall ist. Man rät heute zu Bewegung und Sport, weil hierdurch die Muskelpumpe aktiviert und das Anschwellen eines Lymphödems verhindert wird. Ein Lymphödem ist nur dann eine Kontraindikation für Bewegung und Sport, wenn die Lymphknoten in der Achselhöhle krebsbefallen sind (Delbrück 2009). Doch selbst dieses frühere „Dogma" wird heute von der Sporthochschule Köln in Frage gestellt. Angeblich soll jeglicher Sport möglich sein, unabhängig von der Ursache des Lymphödems (Baumann et al 2013). Eine längere und intensive Sonnenbestrahlung sollte allerdings vermieden werden.

Bei einem Lymphödem nach einer Brustkrebsoperation oder Bestrahlung bestehen kaum Einschränkungen für Tennis, Squash und Golf, wenn man einen Armkompressionsstrumpf trägt und ruckartige Bewegungen vermeidet. Bei Schmerzen oder einem Anschwellen des Armes sollte man allerdings die Belastungen reduzieren (Wiskemann 2015). Schwimmen ist in jeglicher Hinsicht empfehlenswert, solange die Temperatur zwischen 24 und 30 Grad liegt. Der Wasserdruck auf das Gewebe, das Anheben des Armes und die langsame sowie gleichmäßige Betätigung der Muskelpumpe fördern den Lymphabfluss und beugen einer Ödembildung vor. Ein bestehendes Lymphödem schwillt ab. Vor zu warmem Wasser wird allerdings gewarnt.

Die Motivation und Anleitung zu mehr Bewegung und Sport gehören zu den Herausforderungen, aber sehr wichtigen Aufgaben des Rehateams (Delbrück 2007, 2016). Nach einer **Lungenoperation** stehen die Verbesserung der Belüftung in den gesunden Lungenabschnitten und die Stärkung der Atemhilfsmuskulatur im Vordergrund der Rehabilitation. Die Schwere der Atemfunktionsstörung entscheidet über die Intensität der Aktivität. Schwimmen ist zur Regeneration ideal. Die Atemkapazität-, Rücken- und Brustmuskulatur werden dadurch gekräftigt, die Lungenfunktion und die körperliche Leistungsfähigkeit werden gestärkt. Bei einer Teilresektion, erst recht nach Entfernung einer ganzen Lungenhälfte, gibt es anfangs allerdings Umgewöhnungsschwierigkeiten, da der Auftrieb der operierten Lungenhälfte fehlt. Ob operierte Lungenkrebspatienten in die **Sauna** gehen dürfen, hängt von mehreren Faktoren ab. In der Regel ist Vorsicht geboten. Nach Entfernung eines kompletten Lungenflügels (Pneumonektomie) ist Saunen kontraindiziert. Nach Entfernung eines ganzen Lungenflügels (Pneumonektomie) sollte man auf Flugreisen verzichten; nach einer Lobektomie (Entfernung eines Lungenlappens) hängt die Flugfähigkeit von dem Ergebnis der Lungenfunktionsüberprüfung ab und vor wie langer Zeit die Operation erfolgte.

Nach abgeschlossener Krebsbehandlung ist ein Aufenthalt in einer für Lungenerkrankungen spezialisierten Rehaklinik sinnvoll (Anschlussheilbehandlung). Dort finden unter Anleitung und Aufsicht Krafttraining, Ausdauertraining, Atemmuskeltraining und Atemgymnastik statt. Verstopfte Bronchien werden dadurch durchgängiger und vom zähen Schleim gereinigt. Die Atemmuskulatur wird gestärkt, Fatiguebeschwerden gelindert, die körperliche Leistungsfähigkeit steigt und dadurch verbessert sich auch die Lebensqualität.

Nach einer **Speiseröhrenoperation** sowie nach einer **totalen Magenentfernung** sollte man auf solche Sportarten verzichten, die mit Bücken verbunden sind und den Rückfluss von Magensäure und Dünndarmsäften fördern.

Bei zu wenigen **weißen Blutkörperchen** (Leukopenie) sollten sportliche Aktivitäten mit Körperkontakt – aber auch Schwimmen, Saunen und Fitnessstudios wegen der erhöhten Infektionsgefahr unterbleiben. Einige Zentren empfehlen in den Wochen nach einer aggressiven Chemotherapie - sowie im Fall einer Knochenmarktransplantation und/oder einer akuten Leukämie- und/oder Lymphomtherapie, das Tragen eines Mundschutzes. Die nasse Badebekleidung sollte nach dem Schwimmen rasch gewechselt werden. Bei **rotem Blutzellmangel** (Anämie) und sehr niedrigen Hämoglobinwerten (Hämoglobin < 8g/dl) sind körperlich anstrengende Aktivitäten verboten.

Gerinnungsstörungen sowie blutverdünnende Medikamente (Antikoagulantien) sind relative Kontraindikationen für sportliche Aktivitäten mit Verletzungsgefahr.

Bei **Thrombozytenwerten** von weniger als 30.000/mm^3 (Thrombopenie) sind Ergometertraining, Walken, leichte gymnastische Übungen und – wenn überhaupt – nur niedriggradiges Krafttraining erlaubt. Bei Werten zwischen 10.000 und 20.000/mm^3 sind körperlich belastende Tätigkeiten nur mit ausdrücklicher ärztlicher Genehmigung möglich. Sämtliche Sportarten mit Verletzungsgefahr sind zu unterlassen.

Zu Nervenstörungen **(Polyneuropathien = PNP)** kommt es nicht selten nach bestimmten Chemotherapien (z. B. nach Platinderivaten, Vinca Alkaloiden, Taxanen). Sie sind schmerzhaft und erhöhen das Sturz- und Verletzungsrisiko. Gezielte Bewegungstherapien, Elektrotherapien, Vibrations- und sensomotorisches Funktionstraining sowie Koordinationsübungen lindern die Beschwerden. Glücklicherweise nehmen die Beschwerden mit der Zeit ab. Bei der Elektrotherapie wird schwacher elektrischer Strom durch einzelne Körperpartien geleitet. Dazu werden elektrische Kontakte (Elektroden) auf die Haut aufgesetzt, die die Stromreize übertragen. Die eingesetzten Stromstärken sind vollkommen harmlos und schmerzfrei. Der Stromreiz kann (je nach Verfahren) als leichtes Muskelzittern spürbar sein. Die Therapie soll unter anderem Schmerzen lindern, die Durchblutung fördern und Muskelverspannungen lösen. Spezielle Verfahren, die mit sogenannten Reizströmen arbeiten, werden auch bei der Behandlung von Lähmungserscheinungen eingesetzt. Sie regen die gelähmten oder geschwächten Muskeln an, die sich zusammenzuziehen und wieder selbstständig arbeiten – und so nicht verkümmern.

Nach einer **Gehirnoperation** oder Bestrahlung sollte man sich - wegen möglicher epileptischer Anfälle - nur in Begleitung sportlich betätigen, da jederzeit Hilfe benötigt werden könnte. Bei starken körperlichen Belastungen steigt das Anfallsrisiko.

Manche Sportarten – etwa Joggen, Aerobic, Tennis oder Skifahren - sind für das Kniegelenk belastend. Dennoch sollen sie laut mehrerer Studien selbst bei älteren und übergewichtigen Menschen das Risiko einer **Gonarthrose** nicht erhöhen. Das Gegenteil soll sogar der Fall sein. Moderater Sport senkt das Risiko einer Gonarthrose um etwa 30%. Regelmäßiger Bewegungssport schützt das Kniegelenk vor dem Verschleiß – auch bei Übergewicht. Dass Bewegungsübungen bei Patienten mit einer **Knie- oder Hüftarthrose** nicht nur Schmerzen reduzieren, sondern auch die Beweglichkeit der Gelenke erhalten, ist belegt. In internationalen Leitlinien wird die Physiotherapie (PT), neben der Gewichtsreduktion und analgetischen, beziehungsweise antientzündlichen Medikamenten, als Kernelement der konservativen Arthrose-Therapie bezeichnet. Patienten mit **Endoprothesen** sollen sich – entgegen früheren Empfehlungen – körperlich betätigen. Das verbessert die knöcherne Integration der Prothesen und vermindert das Lockerungsrisiko. Nicht ratsam sind allerdings Sportarten, die mit hohen mechanischen Belastungen, abrupten Richtungswechseln und Stoßbelastungen einhergehen – wie Tennis, Squash, Volleyball, Alpinski, Fußball oder Handball.

Saunen tut gut und stärkt die Abwehrkraft, sollte jedoch bei reduzierter Herzleistung und Lungenfunktion nur eingeschränkt praktiziert werden. Durchblutungsstörungen der Herzkranzgefäße und/oder eine Herzschwäche sind eine Kontraindikation - ebenso Blutarmut und akute Atemwegsinfektionen. Die Abkühlphase sollte bei Herz-Kreislauf-Beschwerden langsam und nicht schockartig erfolgen.

Während und einige Tage nach einer Ganzkörperbestrahlung oder **Bestrahlung** des Brustkorbs, frischen Operations-Narben, instabilen Knochenmetastasen sollte man körperliche Belastungen unterlassen. Die lokalisierte Bestrahlung begrenzter Körperregionen stellt hingegen keine Kontraindikation dar.

Bei **Muskelkater** sollte man die betroffene Muskulatur schonen. Zumindest sollte man starke Kraftbelastungen vermeiden, damit sich kleine Muskelfaserrisse regenerieren. Zu viel Sport ohne ausreichende Regenerationspausen führt zu Übertraining und letztendlich auch z einer geringeren Leistungsfähigkeit. Eine Wärmebehandlung kann schmerzlindernd wirken. Massagen tragen nicht zur Besserung bei!

Es ist ein weitverbreiteter Irrtum, dass man grundsätzlich bei **Skelettmetastasen** körperliche Belastungen meiden muss. Das Gegenteil kann der Fall sein. Bei Bewegungsmangel kommt es nämlich zu einem Abbau der Muskulatur und einer beschleunigten Knochenentkalkung mit erhöhter Sturzgefahr. Unter einer antihormonellen Behandlung besteht ein erhöhtes Sturz- und Frakturrisiko (Myint et al 2020). Nicht selten sind die Absiedlungen an Stellen lokalisiert, an denen eine nur geringe Bruchgefährdung besteht. Erlaubt ist dann leichtes aerobes Training. Bei einem Becken-, Schädel- oder Rippenbefall ist eigentlich kaum etwas gegen leichte sportliche Aktivitäten einzuwenden. Bei Wirbelsäulenmetastasen ist – wenn überhaupt - nur Rückenschwimmen erlaubt. Sind die langen Röhrenknochen befallen, sind Belastungen kontraindiziert. Bei osteolytischem (Knochensubstanz zerstörenden) und osteoplastischem (Knochensubstanz bildenden) Befall sowie einer Infiltration der Knochenhaut (Periost) ist die Gefährdung unterschiedlich hoch. Bei diffuser Knochen(mark)-Metastasierung sollten Belastungen der tragenden Skelettteile unterbleiben. Besonders gefährlich sind Aktivitäten, bei denen die Wirbelsäule stark und – was noch gefährlicher ist – abrupt und ruckartig belastet wird. Grundsätzlich bleibt es eine Einzelfallentscheidung des Onkologen, ob Kraft- oder Ausdauertraining möglich ist. Er wird seine Empfehlungen unter Berücksichtigung des Tumorgewebes und der Metastasen-Lokalisation treffen.

Nach einer **Prostataoperation** drohen eine **Inkontinenz und Impotenz.** Allein aus hygienischen Gründen sollte man dann auf Schwimmen verzichten. Dagegen spricht auch das erhöhte Blaseninfektionsrisiko. Die Inkontinenz und Impotenz-Wahrscheinlichkeit ist abhängig von der Ausdehnung des Tumors, der Radikalität der Operation, der Operationstechnik. Einige Urologen behaupten, dass die Gefahr von Nebenwirkungen angeblich geringer sei, wenn der Operation eine Beckenbodengymnastik vorausgeht. Nach Eingriffen im kleinen Becken - wie z. B. Prostata- und Enddarmoperationen sollte Radfahren für 3 bis 6 Monate unterbleiben. Weniger die Schmerzen als mögliche lokale Durchblutungsstörungen und eine drohende Verengung der Harnröhre sind hierfür die Gründe. Nach drei bis 6 Monaten ist Radfahren wieder unbeschränkt möglich.

Krebspatienten mit einem künstlichen Darmausgang dürfen und sollten sich sportlich betätigen. Negative Zwischenfälle (etwa ein abgeplatzter Beutel) sind angesichts der heutigen Versorgungsmöglichkeiten sehr selten. Beim Schwimmen sollte man aber darauf achten, dass die Belüftungsöffnung wasserdicht ist.

In den ersten postoperativen Monaten sollte man wegen der Gefahr eines Narbenbruchs keinen sportlichen Aktivitäten nachgehen, die die Bauchdecke belasten (z. B. Liegestütze, Sit-ups, Gewichtheben, ruckartiges Heben und Tragen schwerer Lasten). Die Gefahr ist bei einem Colostoma größer als bei einem Ileostoma. Krafttraining ist nur mit Einschränkungen möglich.

Stomaträger sollten – wenn irgendwie möglich – die Irrigation erlernen. Diese verbessert die Lebensqualität und ermöglicht viele sportliche sowie berufliche Aktivitäten (Delbrück 1997). Ein Colostoma ist kein Hinderungsgrund für den Schwimmsport. „Ein gut versorgtes Stoma ist eine hygienisch sauberere Angelegenheit als ein schlecht abgeputzter Po unter der Badehose", heißt es. Irrigierende Patienten, die nur eine Stomakappe tragen, sind bei der Sportausübung wesentlich weniger behindert als Beutelträger.

Die Mitgliedschaft in der Selbsthilfe-Vereinigung ILCO (Ileostomie-Colostomie-Urostomie-Organisation) lohnt sich: Nicht nur wegen der vielen Informationen und Kontakte)

Kommentar und Empfehlungen*: Die App „Sport gegen Krebs" gibt Tipps und Anleitungen, wie man während und nach der Krebsbehandlung sein Wohlbefinden durch Sport und Bewegung fördern kann (http://healthcare-bayern.de/de/sport-gegen-krebs.html). Die App „movial – Aktiv gegen Krebs"gibt darüber hinaus Tipps gibt, wie man durch Bewegung das Rückfallrisiko senken kann (https://www.gesundheitsstadt-berlin.de/erste-app-ferr-krebspatienten-11082/).*

Bewegungs- und Sporttherapien nach Krebs (z. B. „Rehasport" und „Sport nach Krebs" Gruppen) werden von den Krankenkassen großzügig unterstützt. Die Kosten dafür gehen weder zu Lasten der Betroffenen noch des Budgets des überweisenden Arztes. Über das Netzwerk Onkoaktiv (www.netzwerk-onkoaktiv) sind Adressen qualitätsgesicherter Bewegungsangebote erhältlich.

Öffentliche Maßnahmen zur Reduzierung der Bewegungsarmut

Allgemeines

Die westlichen Industriestaaten stehen wegen der steigenden Ausgaben für die Gesundheit vor erheblichen gesundheitspolitischen Problemen. Ursache sind u. a. die finanziellen Auswirkungen von Bewegungsarmut und Übergewicht. Sie bilden einen zunehmenden Anteil der öffentlichen Ausgaben. Weltweit finden daher Bemühungen statt, die anhaltende Tendenz zu Gewichtzunahme und körperlicher Inaktivität zu bremsen.

6% der Gesamtausgaben von Sozialversicherungen standen in Deutschland (2017) im Zusammenhang mit den Folgen von Bewegungsarmut. Wissenschaftler der Universität Hamburg haben - auf Basis der GKV-Zahlen - die jährlichen Kosten von Übergewicht und Bewegungsarmut mit 63 Milliarden berechnet (Effertz et al 2016). Die Kosten sind seitdem weiter gestiegen. Die Kosten entsprechen in etwa den Ausgaben für den Tabakkonsum; sie sind hingegen deutlich höher als die Kosten des missbräuchlichen Alkoholkonsums.

Erfreulicherweise sind sich die meisten Länder des Handlungsbedarfs bewusst und unternehmen verschiedene Schritte. In Deutschland dominierten lange verhaltenspräventive Maßnahmen, d. h. Informationen der Bevölkerung zu den negativen Auswirkungen von Inaktivität sowie die Motivation zu mehr Bewegung (Verhaltensprävention). Mit dem Präventionsgesetz erfolgte 2015 der Beginn einer Kehrtwende von der bisherigen Verhaltensprävention zur Verhältnisprävention (Beseitigung der Ursachen). Der Förderung von Gesundheitsprojekten in Kommunen/Stadtteilen, Kindergärten, Schulen, Einrichtungen der Altenhilfe und Betrieben wird auch deswegen eine größere Effektivität beigemessen, weil sie die Möglichkeit bieten, schwer zu erreichende Bevölkerungsgruppen einzubeziehen.

Gesundheitspolitiker und Sozialversicherungen sowie Arbeitnehmer- und Arbeitgebervertretungen unternehmen heute beträchtliche Anstrengungen, um die Zunahme von Bewegungsarmut und Übergewicht einzudämmen. Zuvor hatten sie sich mit Informations- und Motivationskampagnen begnügt, um die Bevölkerung für mehr Sport und Bewegung zu gewinnen. Gesundheitsfördernde Projekte und Aktivitäten sollen vom Staat begünstigt, schädliche hingegen verteuert werden. Die Krankenkassen erhalten mehr Flexibilität, um Bonusprogramme für ihre Versicherten aufzulegen.

Bisherige Maßnahmen der Bundesregierung zur Reduzierung der Bewegungsarmut

Mit der Verabschiedung des Sozialgesetzbuches IX im Jahre 2001 wurden die Rehabilitationsleistungen in Deutschland neu kodifiziert und damit das Rehabilitationsangleichungsgesetz von 1974 abgelöst. Dies brachte auch Änderungen für den „Rehabilitationssport und das Funktionstraining", die ebenfalls zu den ergänzenden Leistungen der Rehabilitation gehören. Sie wurden nun eine Pflicht- und nicht mehr lediglich eine Ermessensleistung der Rehabilitationsträger. Eine Überarbeitung der „Rahmenvereinbarung erfolgte 2006.

2007 startete die Bundesregierung (mit aktiver Unterstützung von Krankenkassen, der Wirtschaft und den Medien) die **Aktion „Gesunde Ernährung und Bewegung"**. Die Bürger wurden zu einer gesünderen Ernährung und mehr Bewegung angehalten. Man erhoffte sich eine ähnliche Resonanz wie in den 1970er Jahren mit der vom Deutschen Sportbund initiieren „**Trimm-dich-Bewegung"**. Mit Unterstützung der Politik, von Krankenkassen und der Wirtschaft wurde dem Übergewicht und den Kreislauferkrankungen der Kampf angesagt.

Die Aktion wurde 2008 durch den Aktionsplan „**IN-Form– Deutschlands Initiative für gesunde Ernährung und mehr Bewegung"** ersetzt, einem Aktionsplan der Bundesregierung (BMELV, BMG), der Länder, der Kommunen und wichtiger Akteure aus der Zivilgesellschaft. Der Aktionsplan sollte die Zahl der Übergewichtigen bis 2020 deutlich reduzieren. Der Erfolg ist wenig zufriedenstellend. Die Anzahl Übergewichtiger und Bewegungsarmer haben in der Bevölkerung seitdem kaum abgenommen. Zwar stagniert in Deutschland die Anzahl der Übergewichtigen (mit einem BMI 25 bis 30), aber der Anteil stark Übergewichtiger (BMI > 30 kg/m^2) ist weiter gestiegen. Im Vergleich zu den Jahren 1985 – 1999 soll es heute wesentlich mehr übergewichtige Kinder und Jugendliche als vorher geben (Robert Koch Inst. 2014, Kiggs Studie 2011).

Wie in den anderen westlichen Staaten bestätigte sich auch in Deutschland der Eindruck, dass Appelle an die Vernunft, nicht ausreichend sind, sondern dass es gesetzlicher Maßnahmen bedarf, um die Bevölkerung zu mehr Bewegung zu bewegen.

Eine Evaluationsstudie, durchgeführt von der Universität Bielefeld und der Sporthochschule Köln, bestätigte das Ergebnis zahlreicher Studien, wonach Bewegungsmangel neben Fehlernährung ein zentraler Risikofaktor für chronische Erkrankungen ist. In Deutschland würden die Empfehlungen der WHO zur körperlichen Aktivität (mind. 2,5 Std. pro Woche) nur von etwa 20% der Erwachsenen erfüllt, bemängelte eine repräsentative Studie des Robert Koch Instituts (DEGS). Das Thema Bewegung im Sinne von Alltagsbewegung und Gesundheitssport müsse stärker in den

214

Fokus der öffentlichen Wahrnehmung gerückt werden, hieß es in den Schlussfolgerungen. Problematisch sei, dass der Großteil bisheriger Maßnahmen nur sport- und bewegungsaffine Menschen erreiche (Krug et al 2013).

Die Gesundheitspolitik bzw. die Gesundheitsökonomen standen damals vor der entscheidenden Frage, ob es nicht kostengünstiger sei, auf Maßnahmen zur Vermeidung von Übergewicht und Bewegungsarmut zu verzichten und die Folgen von Übergewicht und Bewegungsarmut zu behandeln (im Volksmund auch Reparaturmedizin genannt). In Deutschland entschied man sich für die Vermeidung von Übergewicht und Bewegungsarmut, wobei man sich allerdings für einen anderen strategischen Ansatz als in der Vergangenheit entschloss. Die Ursachenvermeidung sollten im Vordergrund stehen. Hierzu gehören auf der einen Seite die Förderung von Mobilität und Sport und auf der anderen Seite die Einschränkung der Passivität durch steuerliche Maßnahmen. Ein typisches Beispiel für verhältnispräventive Maßnahmen sind der Ausbau des Radwegenetzes und/oder das Angebot von Fahrrad-Verleihsystemen im Rahmen des „Nationalen Radverkehrsplans" des Bundesministeriums für Verkehr, Bau und Stadtentwicklung.

Kommentar: Sicher ist, dass die Auswirkungen des Präventionsgesetzes und der Wechsel von der Verhaltens- zur Verhältnisprävention erst nach einiger Zeit sichtbar sein werden, zumal der Wechsel bei Leistungserbringern und Leistungsempfängern ein Umdenken erfordert und bisherige „Dogmen" und traditionell „bewährte" Lebensstilfaktoren in Frage gestellt werden.

Lebensstiländerungen prallen bei den meisten Menschen zunächst weitgehend ab. Selbst noch so kleine Veränderungen erfordern viel ermüdende Überzeugungskraft. Hinzu kommt, dass in Deutschland nach wie vor die Strukturen bei vielen Leistungserbringern (also Ärzten, Krankenhäusern, Therapeuten) nicht von langfristigen Gesundheitszielen, sondern von potenziell kurativen Zielen bestimmt werden.

Das deutsche Präventionsgesetz 2015

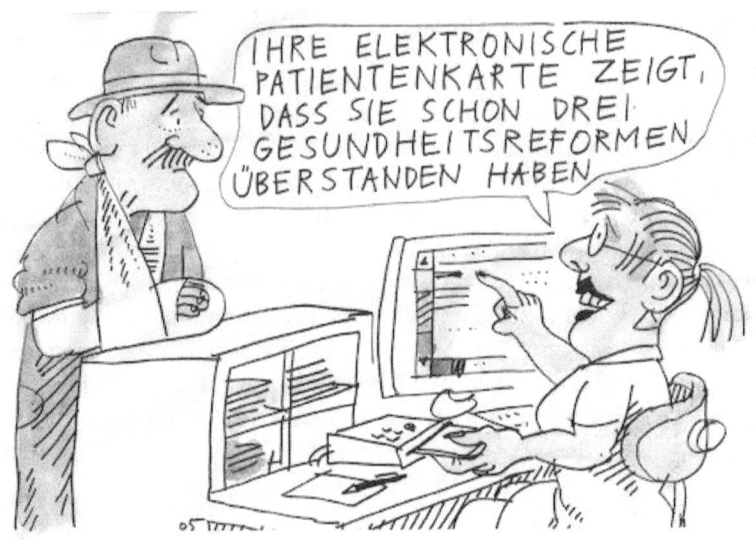

Gegen den Widerstand vieler Interessengruppen wurde vom Deutschen Bundestag 2015 ein „Präventionsgesetz" verabschiedet, in dem gesundheitsfördernde Maßnahmen einen Schwerpunkt bildeten. Das Gesetz beinhaltet - im Gegensatz zu früher – sowohl verhaltensbezogene als auch verhältnispräventive Maßnahmen. Letztere setzen schwerpunktmäßig an den Ursachen von Übergewicht und Bewegungsarmut an. Bei der Verhältnisprävention geht es um die Gesundheitsförderung in Schulen und Betrieben und um die Unterstützung gesundheitsförderlicher Rahmenbedingungen auf der Basis staatlicher Regulierungen wie Verbesserung der Infrastrukturmaßnahmen, dem Ausbau des Radwegenetzes („Nationaler Radverkehrsplan), Qualitätsstandards für Schulverpflegung, dem nationalen Aktionsplan „In FORM" mit Aktivitäten zu Vernetzung, Verhalten und Verhältnissen.

Zahlreiche gesundheitsfördernde Maßnahmen wurden und werden seitdem in Kitas, Grundschulen, Betrieben und Kommunen unterstützt. Vorbeugung wurde zu einer Pflichtmaßnahme der gesetzlichen Rentenversicherung. Die Ausgaben für Präventionsleistungen der gesetzlichen Krankenversicherung wurden mehr als verdoppelt, um den Zugang zu gesundheitsfördernden Verhaltensweisen zu erleichtern. Die Bereitschaft zu körperlicher Fitness soll durch „Incentives" gefördert werden, die Mitgliedschaft zu Sportvereinen finanziell unterstützt werden.

Das Präventionsgesetz hat die Sozialversicherungsträger zu einer nationalen Präventionsstrategie verpflichtet. Diese wird von der Nationalen Präventionskonferenz (NPK) entwickelt und fortgeschrieben (§§ 20d und 20eSGB V). Sie soll die Philosophie des Präventionsgesetzes in die Praxis umsetzen und überwachen. In der Nationalen Präventionskonferenz sind neben den Sozialversicherungsträgern noch viele weitere, für Gesundheitsförderung und Prävention verantwortliche Akteure vertreten (z. B. die private Krankenversicherung, der Bund, die Länder, die Kommunen, die Arbeitgeber und Arbeitnehmer, die Bundesagentur für Arbeit (§ 20e Abs.2 SGB V) sowie Vertretungen der Patientinnen und Patienten. Allerdings nicht die Ärzteschaft, die lediglich ein beratendes Mitglied im Präventionsforum der NPK ist.

2019 fand erstmals eine Erweiterung des Präventionsgesetzes bzgl. der „Check Up Untersuchungen" statt (früher Vorsorge-Untersuchungen, heute auch Gesundheitsuntersuchungen genannt). Bei den Untersuchungen soll nicht mehr die Früherkennung von Krankheiten, sondern die risikoadaptierte Beratung im Fokus stehen, um gegebenenfalls primärpräventive Maßnahmen einzuleiten. Mehr als bisher sollen gesundheitliche Risiken und Belastungen erfasst und bewertet werden. Die Beratung soll insgesamt mehr Gewicht haben. Unter Berücksichtigung des individuellen Risikoprofils soll über Möglichkeiten und Hilfen zur Vermeidung und zur Reduktion gesundheitsschädigender Verhaltensweisen aufgeklärt werden. Sofern medizinisch angezeigt, sollen die Ärzte eine Präventionsempfehlung ausstellen.

Versicherte, die das 18. Lebensjahr vollendeten, besitzen nun den Anspruch auf alters-, geschlechter- und zielgruppengerechte ärztliche Gesundheitsuntersuchungen zur Erfassung und Bewertung gesundheitlicher Risiken und Belastungen, aber auch zur Früherkennung bevölkerungsmedizinisch bedeutsamer Krankheiten. Die Versicherten sollen eine darauf abgestimmte, präventionsorientierte Beratung erhalten, bei der auf die Notwendigkeit körperlicher Aktivität und die Möglichkeiten sportlicher Betätigung hingewiesen werden soll.

Kommentar: Die Förderung von Bewegung hat im Präventionsgesetz einen hohen Stellenwert. Mit dem Ausbau von Radwegen, der Schaffung von barrierefreien Zugängen zu wohnortnahen Spielplätzen, Möglichkeiten zum Freizeitsport, Bewegungsanreizen und -angeboten für Kinder und Erwachsene will man die Tendenz zur körperlichen Inaktivität bremsen.

Die Umsetzung der im Präventionsgesetz verankerten Philosophie erfolgt nur sehr zögerlich. Die Ärzteschaft, die Krankenkassen und die Gesundheitsindustrie - und nicht zuletzt auch die Bevölkerung - tun sich sehr schwer, sich mit dem Gesetz zu identifizieren. Bestand die primäre Aufgabe der Gesundheitspolitik und der meisten Leistungserbringer doch lange in der Behandlung von Krankheiten und nicht in deren

Vermeidung. Viele der empfohlenen Lebensstiländerungen prallen in der Bevölkerung ab; selbst noch so kleine Veränderungen erfordern ermüdende Diskussionen und Auseinandersetzungen. Die Durchsetzung gesundheitsfördernder Maßnahmen mit Zwang ist problematisch, denn ein staatlicher Zwang zur Prävention wäre rechts- und verfassungswidrig. Dies bedeutet aber nicht, dass der Staat die Prävention nicht fördern darf.

Maßnahmen der deutschen Wirtschaft

Die Initiative zur Gesundheitsförderung durch Sport kam in den 60er Jahren erstaunlicherweise aus der Wirtschaft, fand aber sehr bald aktive Unterstützung bei den Sozialversicherungen, den Arbeitnehmer- und Arbeitgeberverbänden. Grund der Initiative aus der Wirtschaft war, dass sie die körperliche Inaktivität und Bewegungsarmut als eine der Ursachen für vorzeitige Arbeitsunfähigkeiten der Arbeitnehmer und den Arbeitskräftemangel identifizierte, die den wirtschaftlichen Aufschwung Deutschlands zu bremsen drohten. Seitdem werden Sport und Bewegung in nahezu jedem größeren Industriebetrieb gefördert. Je nach Größe und Struktur der Betriebe reicht die Förderung von großzügigen Sportangeboten (Betriebssport, Betriebliches Gesundheitsmanagement) bis hin zu hauseigenen Fitnessstudios, firmeninternen Lauftreffs und gymnastischen Übungen am Arbeitsplatz (info@deutscher-betriebssportverband.de).

Maßnahmen der Gesetzlichen Rentenversicherungen (DRV)

Für die gesetzliche Rentenversicherung hat der Erhalt der Erwerbstätigkeit eine große Bedeutung. Führte sie in der Vergangenheit vorrangig Maßnahmen zur Wiederherstellung der körperlichen Leistungsfähigkeit und somit der Erwerbstätigkeit durch, so gewährt sie heute auch Unterstützung für gesunde, aber gesundheitlich bedrohte Versicherte. Späteren körperlichen, geistigen, sozialen und beruflichen Einbußen sowie vorzeitigen Pensionierungen soll vorgebeugt werden. Sie erweiterte damit ihren Leitsatz: „Rehabilitation vor Rente" zu „Prävention vor Reha und vor Rente".

Versicherten, die – aus welchen Gründen auch immer – gesundheitsgefährdet sind und deren zukünftige Erwerbsfähigkeit dadurch bedroht ist, bietet sie stationäre und berufsbegleitende „Rehabilitationsmaßnahmen" an. Voraussetzung ist eine bei Beibehaltung des Lifestyle-Verhaltens zu erwartende Einschränkung der

Leistungsfähigkeit. Zukünftig zu erwartende Einschränkungen der Arbeitsfähigkeit und nicht mehr - wie früher - die Notwendigkeit einer Rehabilitationsbedürftigkeit (der Nachweis von Einschränkungen der (aktuellen) körperlichen Leistungsfähigkeit) sind die Voraussetzungen für die Präventionsmaßnahme. („Noch") Gesunde haben Anspruch auf diese Präventionsleistungen, wenn – aus welchen Gründen auch immer – ihre zukünftige Erwerbsfähigkeit bedroht ist. Durch Optimierung der Ernährung, mehr Bewegung, einer Verbesserung des Selbstmanagements sowie einer besseren Stressbewältigung sollen die Gefährdeten besser für die Zukunft gewappnet sein.

Die Maßnahmen finden berufsbegleitend statt. Zentrale Inhalte sind die Erfassung des individuellen Gesundheitsstatus sowie die Erstellung eines berufsbezogenen und individuellen Anforderungs- und Tätigkeitsprofils. Danach erfolgt die praxisorientierte Vermittlung von Strategien zum erfolgreichen Selbstmanagement für einen nachhaltig gesunden Lebensstil. Sportmaßnahmen und Entspannungstraining sowie Seminare zur Gesundheitsbildung werden angeboten. Ein Präventionsmanager begleitet die Kursteilnehmer. Er ist eine Art Bindeglied zwischen der Rehabilitationseinrichtung, den Kostenträgern, den Teilnehmern und den Betrieben.

Neben dem Abbau belastender Einflussfaktoren aus dem Arbeitsumfeld zählen zu den Präventionszielen die Verhinderung verhaltensbedingter Faktoren wie z. B. ungesundes Ernährungsverhalten, mangelnde Stressresistenz, Nikotin- und übermäßiger Alkoholkonsum, unzureichende Erholungsfähigkeit und nicht zuletzt der Bewegungsmangel.

Die Rentenversicherungen gewähren übrigens nicht nur im Erwerbsleben stehenden, sondern auch übergewichtigen und bewegungsarmen Kindern und Jugendlichen Präventionsmaßnahmen.

Maßnahmen der Gesetzlichen Krankenversicherungen (GKV)

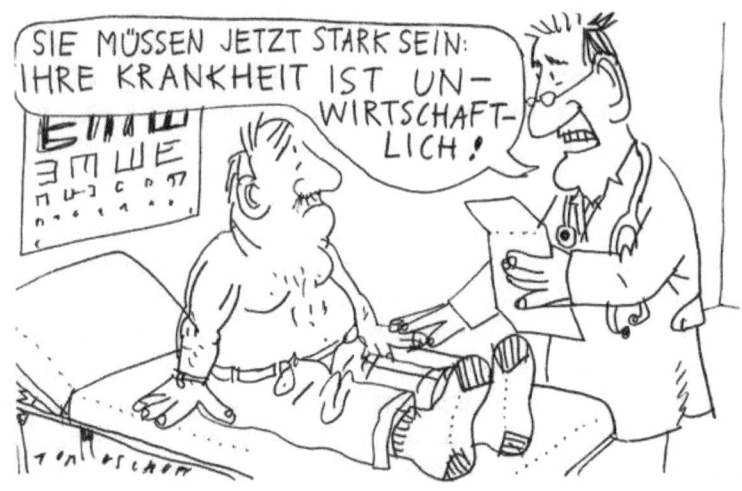

Mit dem Gesundheitsreformgesetz vom 25. 1. 1988 wurde die Primärprävention im neu kodifizierten Sozialgesetzbuch verankert. Im Beitragsentlastungsgesetz, beschlossen am 14. 09. 1997, wurden die noch unter dem Gesundheitsreformgesetz geregelten Maßnahmen zur Gesundheitsförderung aber weitgehend zurückgezogen. Somit blieb den Krankenkassen eine Betätigung aus Eigeninitiative im Rahmen im Rahmen der GKV verwehrt. Gesundheitsfördernde, also präventive Maßnahmen mussten allein von den Versicherten finanziert werden (Mosebach et al. 2004). Mit der Gesundheitsreform 2000 wurden primärpräventive Maßnahmen wieder eine Regelleistung der Krankenkassen. Laut Präventionsgesetz (2015) sollen heute die gesetzlichen Krankenkassen > 7 Euro pro Jahr und Versicherten für die Gesundheitsförderung und Prävention aufwenden. Man kann davon ausgehen, dass ein nicht unerheblicher Anteil davon für die Vorbeugung gegen Übergewicht und den Abbau von Bewegungsarmut verwendet wird.

Mit dem „**Leitfaden „Prävention"** von 2018 legte der Spitzenverband der gesetzlichen Krankenkassen (GKV) die inhaltlichen Handlungsfelder und qualitativen Kriterien für Leistungen der Gesundheitsförderung fest. Nur zertifizierte Anbieter dürfen seitdem auf Kosten der Krankenkassen verhaltenspräventive Maßnahmen durchführen. Maßnahmen, die den dargestellten Handlungsfeldern und den Qualitätschecks nicht entsprechen, werden nicht finanziert. Einerseits werden nun Maßnahmen durchgeführt, die dazu motivieren sollen, sich gesundheitsförderlich zu verhalten (Verhaltensprävention). Andererseits werden aber auch Interventionen zur Verbesserung der Ursachen von Übergewicht und Bewegungsarmut unterstützt (Verhältnisprävention). Gesundheitsprojekte in Kommunen, Kindergärten, Schulen, Einrichtungen der Altenhilfe und Betrieben werden gefördert.

Seit 2001 übernehmen die Krankenkassen die Kosten für Patientenschulungsmaßnahmen im Rahmen von Disease-Management-Programmen (Becker 2011). Seit 2017 können Versicherte an zertifizierten Kursen vor Ort teilnehmen. Für Kurse bei Drittanbietern gibt es Zuschüsse. Vorgesehen ist die Kostenerstattung für Apps, die sich mit der gesundheitlichen Prävention, also auch mit Bewegung und Sport, befassen. Unter den mehr als 19.000 Initiativen mit dem Qualitätssiegel SPORT PRO GESUNDHEIT befinden sich die verschiedensten Angebote, die von den gesetzlichen Krankenkassen als förderungswürdig angesehen und deren Kosten zumindest zu einem Teil erstattet werden.

Seit der Verabschiedung des Präventionsgesetzes haben die Krankenkassen die Möglichkeit, gesundes Verhalten mit Boni zu belohnen (u. a. durch Bezuschussung beim Erwerb von Smartwatches und Fitness-Trackern). Voraussetzung ist, dass der Versicherte seine Gesundheitswerte dokumentiert und nachweist.

Die meisten Krankenversicherungen sind nach wie vor sehr zurückhaltend, was die Beteiligung an den Kosten von Fitnessstudios betrifft. Dies hat mehrere Gründe. Zunächst ist es schwierig, festzustellen, ob die Fitnessmaßnahme zum Erhalt (bzw. zur Wiedererlangung) der Gesundheit, zur Leistungssteigerung im sportlichen Wettkampf oder zur Pflege des Körperbildes (Body building) erfolgt. Zumindest dort, wo die Gesundheit eindeutig im Vordergrund steht, ist eine finanzielle Unterstützung und Förderung von Fitnessmaßnahmen möglich; besonders dann, wenn sie langfristig einen Gewinn für die Krankenkassen versprechen.

Bereiche, in denen die gesetzlichen Krankenkassen Präventionskurse unterstützen

Bewegung: Reduzierung von Bewegungsmangel durch gesundheitssportliche Aktivität sowie Vorbeugung und Reduzierung spezieller gesundheitlicher Risiken durch verhaltens- und gesundheitsorientierte Bewegungsprogramme.

Ernährung: Vermeidung von Mangel- und Fehlernährung. Vermeidung und Reduzierung von Übergewicht.

Stressmanagement: Förderung von Stressbewältigungskomponenten, von Entspannung (Progressive Relaxation, Autogenes Training, Tai-Chi, Quigong)

Suchtmittelkonsum: Förderung des Nichtrauchens, gesundheitsgerechter Umgang mit Alkohol/Reduzierung des Alkoholkonsums.

Wenn **Sportverbände** und -vereine sich zusätzlich (neben der sportlichen Förderung) mit Gesundheitsförderung befassen, werden die Mitgliedsbeiträge ganz oder zum Teil von den Krankenkassen bzw. anderen Sozialversicherungsträgern übernommen. Vereine, deren Übungsleiter die Anerkennung „Pro Gesundheit" haben, werden unterstützt.

Im Rahmen der Leistungen der Primärprävention nach §20 SGB V können die Krankenkassen zwar relativ eng in die Umsetzung einer Aktivität eingebunden sein (z. B. als Projektmanager oder als Kooperationspartner). Tatsächlicher „Leistungserbringer" sind aber in der Regel nicht sie, d. h. sie führen nicht selber gesundheitsfördernde Maßnahmen durch.

In Kooperation mit den Ärztekammern und privaten Sponsoren unterstützen die Krankenkassen schon seit längerem das **Kraft- und Balancetraining zur Sturzprävention** in Seniorenheimen und Seniorenbegegnungsstätten (z. B. gesund-im-alter@stadt-koeln.de). Seit 2001 bieten sie Rehabilitationssport und Funktionstraining an (§ 44 SGB) und übernehmen die Kosten für **Patientenschulungsmaßnahmen** im Rahmen von Disease-Management-Programmen (Becker 2011).

Kommentar: Bei der Krankenversicherung kann man sich informieren, welche Kurse (oder andere Angebote) mit einem Bonus belohnt bzw. anderweitig finanziell gefördert werden. Voraussetzung für eine Förderung durch die Krankenkassen ist ein Qualitätscheck für das Angebot.

Leistungen der privaten Krankenkassen

Die im Präventionsgesetz festgelegten Verpflichtungen gelten nicht für die privaten Krankenkassen. Sie sind - im Gegensatz zu den gesetzlichen Krankenversicherungen - nicht zur Vergütung von Präventionsmaßnahmen verpflichtet. Einige kommen allerdings freiwillig für bestimmte Präventionsleistungen auf, speziell für Sucht und HIV. Andere wollen zukünftig ihre finanziellen Ausgaben für die Prävention erhöhen.

Viele private Versicherungen– inzwischen auch manche gesetzliche - bieten Leistungsanreize in Form von Bonusprogrammen an. So beteiligen sie sich an den

Kosten für Fitnessbänder und Smartwatches (bei Nachweis von körperlicher Aktivität und Sport). Einige beteiligen sich an den Kosten für eine aktive Mitgliedschaft in Sportvereinen oder Fitnessstudios. Andere zahlen Geldprämien und bezuschussen Brillen, Akupunktur, professionelle Zahnreinigung oder Gutscheine für Fitnessstudios und Reisen. Beitragsnachlässe sollen diejenigen erhalten, die nachweisen können, dass sie sich gesund verhalten und viel bewegen.

Leistungen der Ärzteschaft

Ärzte können, im Rahmen einer Gesundheits-Untersuchung, schriftliche Präventionsempfehlungen ausstellen. Sie dürfen auch Rezepte für Bewegung mit individuellen Trainingsempfehlungen, gesunde Ernährung, Stressmanagement sowie für Maßnahmen zur Reduzierung des Konsums von Suchtmitteln (als Alternative zu Medikamenten) ausstellen. Mindestangaben zu Art, Häufigkeit, Dauer und Intensität der empfohlenen sportlichen Aktivitäten sind erforderlich.

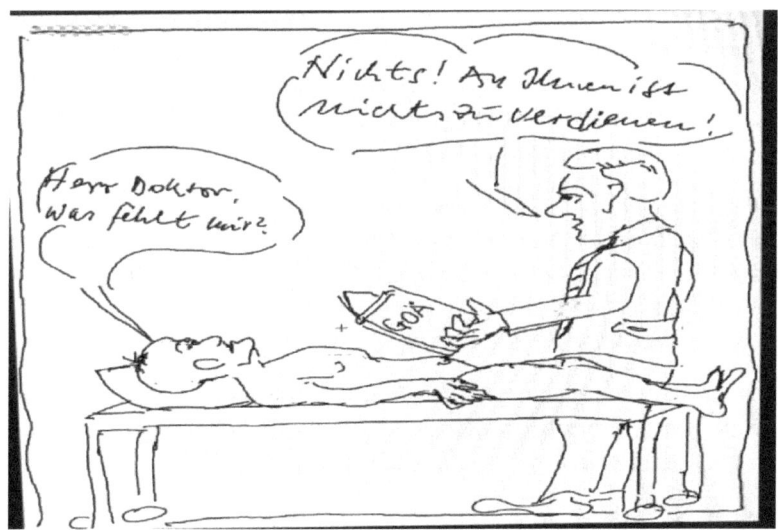

Bei den „Rezepten" handelt es sich allerdings nicht um ärztliche Verordnungen, sondern lediglich um Empfehlungen, die von den Krankenkassen und anderen Kostenträgern bei der Bewilligung von Präventionsleistungen beachtet werden müssen. Die Versicherten erfahren von ihrer Krankenversicherung, welche qualitätsgeprüfte Angebote sie bereithält, welche es vor Ort gibt und ob sich die Krankenversicherung an den Kosten beteiligt.

2019 wurde die Vergütung für Ärzte bei „Gesundheitsuntersuchungen zur Früherkennung von Krankheiten" (Check Up 35) mit 320 Punkten angehoben. Die Änderung betrifft insbesondere eine Erweiterung der Präventionsberatung. Bei Versicherten ab dem vollendeten 35. Lebensjahr kann die Untersuchung alle drei Jahre abgerechnet werden. Versicherte zwischen dem 18. und 35. Lebensjahr haben einen Anspruch auf eine einmalige Gesundheitsuntersuchung. Als ergänzende Leistung zur medizinischen Rehabilitation kann Rehasport ärztlich verordnet werden. Vorgesehen ist es, Risiko-Scores zu einem festen Bestandteil der Gesundheitsuntersuchung zu machen.

Kommentar: Ärzte sind wegen ihrer Qualifikation und ihres vertrauensvollen Verhältnisses zu den Patienten besonders geeignet, neben der Früherkennung, Diagnose und Behandlung von Krankheiten auch eine Vorbeugung orientierte Beratung und Begleitung durchzuführen. Grundsätzlich stimmt die ärztliche Standesvertretung auch der Sinnhaftigkeit zu, gleichzeitig mit den Check-up- und Vorsorge-Früherkennungs-Untersuchungen die Motivation der Patienten zu einer verhaltensbezogenen Vorbeugung zu stärken. Schon jetzt ist aber klar, dass das dafür vergütete Honorar bei weitem nicht für eine ausreichende Risikoerfassung, Beratung und Ausstellung von Präventionsempfehlungen (sowie für die Dokumentation) ausreicht. Die Ärzteschaft vermisst die notwendige finanzielle Unterstützung, um dem geforderten Anspruch eines „Ansprechpartners für Gesundheit" gerecht zu werden.

Ein Grund für die Priorisierung der bisherigen Vorsorge-Früherkennungs- Maßnahmen ist deren wesentlich bessere Honorierung. Sie rentieren sich weit mehr als die zeitlich sehr aufwendige Beratung und Vorbeugung. Solange die Höhe der Honorierung in keinem Verhältnis zum Aufwand der Leistungen steht, ist nicht zu erwarten, dass die Ärzteschaft ein wesentlicher Promotor für die Gesundheitsberatung sein wird.

Immerhin finden sich heute Warnungen vor Bewegungsarmut und Empfehlungen zu mehr körperlicher Aktivität in nahezu allen S3-Leitlinien der onkologischen Fachgesellschaften, so auch in denen der Deutschen Krebsgesellschaft.

Nationale Dekade gegen Krebs

Das Bundesministerium für Bildung und Forschung hat 2019 gemeinsam mit dem Bundesministerium für Gesundheit und vielen weiteren Partnern eine auf zehn Jahre angelegte Initiative **„Nationale Dekade gegen Krebs"** ins Leben gerufen.

Vertreterinnen und Vertreter aus Politik, Krebsforschung, Forschungsförderung, Gesundheitswesen, Wirtschaft und Gesellschaft sollen gemeinsam den „Krebs gezielt und erfolgreich bekämpfen". Das erklärte Ziele ist eine Stärkung der Prävention, der Früherkennung und innovativer Therapien. Deutschland soll führender Standort der patientenorientierten Krebsforschung werden. Im Rahmen dieser Dekade ist auch der Ausbau eines NCT-Netzwerks vorgesehen, in dem 2020 die ersten Standorte ihre Arbeit aufnehmen sollen.

Maßnahmen der Deutsche Krebshilfe und Deutsches Krebsforschungszentrums (DKFZ)

Die Stiftung Deutsche Krebshilfe hat sich die Bekämpfung aller Krebserkrankungen zur Aufgabe gemacht. Dafür erhält sie keine öffentlichen Mittel, sondern finanziert ihre Leistungen ausschließlich durch Spenden. Gelder aus der pharmazeutischen Industrie nimmt sie nicht an. Sie klärt die Bevölkerung über Krebs auf, insbesondere über die Möglichkeit und den Nutzen von Maßnahmen zur Früherkennung und Vorbeugung. Hat sie früher der „Vorsorge-Früherkennung" eindeutige Priorität eingeräumt, so unterstützt sie heute auch Maßnahmen zur Krebsvermeidung. Die Förderung von Bewegung und Sport zur Vermeidung von Krebs steht mit an vorderster Stelle.

Das Projekt „Qualifizierungsmöglichkeiten Rehabilitationssport in der Onkologie" hat die Aufgabe, einheitliche Inhalte für die Qualifizierungsmaßnahmen von Übungsleiter/-innen im Rehabilitationssport in der Onkologie zu erarbeiten. Damit will man einerseits den unterschiedlichen Bedürfnissen der Zielgruppe gerecht zu werden, andererseits die neuen Erkenntnisse aus der Bildung und Lehre sowie der Wissenschaft in die Qualifizierungsmaßnahmen einfließen zu lassen.

Die Deutsche Krebshilfe arbeitet eng mit dem Deutschen Krebsforschungszentrum in Heidelberg zusammen (DKFZ). Beide Organisationen haben bereits 2012 die Krebsbekämpfung zum gemeinsamen Ziel erklärt. Im Rahmen des Projekts „Bewegung gegen Krebs" machen nun das Deutsche Krebsforschungszentrum, die Deutsche Krebshilfe, der Deutsche Olympische Sportbund (DOSB) und die Deutsche Sporthochschule Köln (DSHS) auf die enorme Bedeutung von „Sport und Bewegung" in der Krebsprävention aufmerksam. Gemeinsames Ziel ist es, „Spaß an Sport und Bewegung" zu vermitteln sowie einfache Tipps und Hilfen für die ersten Schritte zu mehr Bewegung zu geben". Um den Nutzen von Maßnahmen zur Prävention und Früherkennung zu evaluieren und evidenzbasierte Präventionsstrategien und -Instrumente zu entwickeln, hat die Deutsche Krebshilfe 2020 mehr als 25 Millionen für die Errichtung eines Nationalen Krebspräventionszentrums am DKFZ bereitgestellt.

Hier soll die Präventionsforschung gebündelt werden. Zudem sollen eine Präventionsambulanz sowie ein Bürger-Informations- und Schulungszentrum entstehen. Die Politikberatung und die gesundheitsökonomische Bewertung von Präventionsansätzen wie Sport und Bewegung gehören zu den Aufgaben.

Rehabilitationssport, Leistungen für Behinderte

Der von den Rehabilitationsträgern finanzierte Rehabilitationssport soll die Leistungsfähigkeit im Alltag und Beruf verbessern sowie die Teilhabe und Lebensfreude fördern. Qualitätsmerkmal ist das Üben in festen Gruppen (mit speziell ausgebildeten Übungsleitern/-innen). Alle Behinderte, auch Krebspatienten, können die Angebote des **Rehabilitationssports** nutzen. Für den Arzt ist die Verordnung frei von Budgetierung. Er kann jedem Kassenpatienten zunächst 50 Übungseinheiten (jeweils 45 Minuten pro Übungseinheit) in einem - vom Landes Sportbund oder vom Behindertensportverband zertifizierten - Sportverein verschreiben.

Jedem Sportverein, der als Leistungserbringer von Rehabilitationssport anerkannt ist, steht ein Vereinsarzt zur Seite. Bestandteile der ärztlichen Untersuchung bei Beginn eines körperlichen Fitnessprogramms sind: 1.Gesundheitsuntersuchung bei Trainingsbeginn oder nach längerer Trainingspause, 2. Festlegung von Trainingszielen, 3. Planung von Trainingszeiten und –Inhalten (Dauer, Regelmäßigkeit, Intensität, und Ausgewogenheit, 4. Trainingsdokumentation). Adressen und Angebote von Rehabilitationssportgruppen sind erhältlich bei den Krebsberatungsstellen, den Sportbünden, Landesverbänden des Deutschen Behindertensportverbandes, Selbsthilfegruppen, dem Landessportverband (Tel. 0203/73810) sowie telefonisch beim Krebsinformationsdienst (KID, Tel. 0800/4203040) und im Internet (www.wir-im-sport.de).

Im Rahmen der Krebsnachsorge gibt es die Möglichkeit, an speziellen Sportangeboten teilzunehmen. Die Teilnahme kann auch als Rehabilitationssport ärztlich verordnet werden. Sie wird dann von den Krankenkassen bezahlt. Krebsberatungsstellen und Selbsthilfe-Organisationen vor Ort informieren über geeignete Angebote.

In Deutschland gibt es zahlreiche **„Nach-Krebs-Gruppen" (Krebsnachsorgegruppen)**. Sie unterstützen und organisieren vorwiegend das Ausdauertraining. Die Kosten übernehmen die gesetzlichen Krankenkassen und die Deutsche Rentenversicherung für zumindest 18 Monate. Die Gruppen sind offen für alle Krebspatienten. Bislang stellen Brustkrebspatientinnen die meisten Mitglieder.

226

Die Grundlagen für das Gesundheitsbewusstsein und die Gesundheitskompetenz Kompetenz bilden sich in der Kindheit und Jugend aus - zunächst in der Familie, dann in vorschulischen Einrichtungen, schließlich in Schule und Universität. Universitäten bieten Studenten viele Möglichkeiten sportlicher Betätigung. Sie leisten einen wichtigen Beitrag für die körperliche, soziale, kognitive und emotionale Entwicklung. Die körperliche Aktivität in Kindheit und Jugend ist die Basis für Fitness und Gesundheit in späteren Jahren. Dem Rückgang der körperlichen und motorischen Leistungsfähigkeit im Kindesalter wird zunehmend Beachtung geschenkt. Angebote rund um **das Eltern-Kind-Turnen** werden von vielen Eltern genutzt.

Leistungen der Stadtsportbünde, Sport- und Gesundheitszentren sowie Volkshochschulen

Sie führen, teilweise gemeinsam mit Sportbildungswerken (BLSB), allgemeine und spezielle Sportaktivitäten durch (Sport für Diabetiker, Lungensport, Sport für Wirbelsäulen- und orthopädische Behinderungen, Präventive Osteoporose-Gymnastik, Bewegung für das Hüftgelenk, Fitness für den Rücken, Pilates, Sport für Kinder, Spielturnen für Kinder, Aqua-Fitness speziell für Frauen mit Übergewicht und/oder Diabetes, Fitness für Männer, Seniorensport, Familiensport Aktiv&Vital, Funktionsgymnastik, Nordic Walking, Qi Gong & Bewegung, Feldenkrais, Skigymnastik etc.).

Glossar

Aerob: Beim aeroben Stoffwechsel wird Sauerstoff aus dem Blut zur Energiegewinnung herangezogen. Reicht dies nicht aus, wird beim anaeroben Stoffwechsel Glukose in Laktat verwandelt, um den Körper mit Kraft zu versorgen.

Anaerob: Energiegewinnung unter Anhäufung von Milchsäure.

Antioxidantien: Stoffe, die die Menge an freien Radikalen in den Zellen verringern. Dazu gehören beispielsweise die Vitamine A, C, E, Betacarotin und Selen.

ART-Verfahren (Assisted reproductive technology)**:** Künstliche Befruchtung oder assistierte Reproduktion ist die Herbeiführung einer Schwangerschaft ohne Geschlechtsverkehr und oftmals mithilfe eines medizinischen Eingriffs

Aqua-Aerobic: Gelenkschonende Wassergymnastik, meistens nach Musik

Beobachtungsstudien zeichnen sich dadurch aus, dass die untersuchten Bedingungen nicht kontrolliert (bewusst gesteuert) werden. Im Vergleich zu kontrollierten klinischen Studien haben sie eine geringere Aussagekraft. Kausale Zusammenhänge lassen sich mit ihnen nur schwer herstellen.

Bewegungstherapie: Ärztlich indizierte und verordnete Bewegung, die vom Patienten allein oder in der Gruppe durchgeführt wird**.**

Body Mass Index (BMI): Eine Maßzahl, die das Verhältnis des Gewichts zur Körpergröße beschreibt (Körpergewicht, geteilt durch das Quadrat der Größe in Metern). Ein BMI unter 18,5 gilt als Untergewicht, zwischen 18,5 und 25 als Normalgewicht, zwischen 25 und 30 liegt Übergewicht vor. Bei einem BMI ab 30 spricht man von einer Adipositas.

Chronisch obstruktive Atemwegserkrankung: ein Krankheitsbild der Lunge mit einer dauerhaften Verengung der Atemwege, die insbesondere die Ausatmung erschwert. Die Verengung entsteht durch eine Entzündung der kleinen Atemwege (obstruktive Bronchiolitis), wodurch es zur Schleimproduktion und einer Zerstörung des Lungengewebes (Lungenemphysem) kommt. Ursache ist häufig die langjährige Einatmung schädlicher Partikel, wie sie sich zum Beispiel im Tabakrauch befinden.

Compliance: Mitarbeit des Patienten. Eine gute Compliance liegt vor, wenn den ärztlichen Ratschlägen gefolgt wird.

Couchpotato: Bezeichnung aus dem US-amerikanischen Slang für Bewegungsfaule. Klischee von einer Person, die den Großteil ihrer Freizeit im Sessel mit Fernsehen, Junk Food und Bier verbringt.

Darmflora (Mikrobiom): Gesamtheit aller Darmbakterien im Dünn- und Dickdarm.

DNA-Sequenzierung: Bestimmung der Nukleotid-Abfolge in einem DNA-Molekül. Zusammen mit anderen DNA-analytischen Verfahren wird die DNA-Sequenzierung u. a. auch zur Untersuchung genetisch bedingter Erkrankungen herangezogen.

Epigenetische Faktoren: Faktoren, die die Aktivität von Genen beeinflussen. Sie modifizieren die Genexpression, ohne die Struktur der Gene zu ändern. Die Epigenetik befasst sich mit Funktionen, die das Verhalten der genetischen Basisstrukturen der DNS nachhaltig prägen. Zu den epigenetischen Einflussfaktoren zählen u. a. so genannte Life-Style-Einflüsse, wie die körperliche Aktivität und Bewegung.

Elektromuskelstimulation (EMS-Training): Muskelstimulation durch elektrische Impulse. Durch individuelle Platzierung können je nach Bedarf verschiedene muskuläre Trainingsziele erreicht werden.

Ernährungsdichte: die Anzahl der Kalorien pro Gewichtseinheit. Lebensmittel mit einem hohen Anteil an Wasser und Ballaststoffen haben in der Regel eine niedrige Energiedichte. Eine hohe Dichte an Energie haben dagegen Produkte, die viel Zucker, Fett und Stärke enthalten. Die Energiedichte wird berechnet, indem der Kaloriengehalt einer bestimmten Menge eines Lebensmittels durch sein Gewicht geteilt wird.

Evidenz basierte Informationen: wissenschaftlich geprüfte und durch Fakten belegte Aussagen

Fatigue: Bezeichnung für eine besonders quälende Form der Müdigkeit, Antriebslosigkeit und Erschöpfung, die häufig auch mit Bewegungsmangel assoziiert ist.

Fitness: Unter Fitness wird im Allgemeinen körperliches und oft auch geistiges Wohlbefinden verstanden. Fitness drückt das Vermögen aus, im Alltag leistungsfähig zu sein und Belastungen eher standzuhalten. Der Begriff ist insofern ungenau, als er als Modebegriff nicht klar definierbar ist und von verschiedenen Personen und Interessengruppen unterschiedlich interpretiert wird.

Fettabbau: Verringerung des Körperfettanteils. Entscheidend ist hierbei eine negative Gesamtenergiebilanz.

Fettverbrennung: bezeichnet eine Form der Energiebereitstellung, nämlich die Oxydation von freien Fettsäuren. Nicht gleichbedeutend mit Fettabbau.

Fitness: drückt das Vermögen aus, im Alltag leistungsfähig zu sein und Belastungen standzuhalten. Der Begriff ist insofern ungenau, als er als Modebegriff nicht klar definierbar ist und von verschiedenen Personen bzw. Interessengruppen unterschiedlich interpretiert wird.

Genexpression (Expression oder Exprimierung) sagt etwas darüber aus, wie die genetische Information eines Gens (Abschnitt der DNA) zum Ausdruck kommt und in Erscheinung tritt, also wie der Genotyp eines Organismus oder einer Zelle als Phänotyp ausgeprägt wird. Die unterschiedliche Genexpression ist bei (genetisch gleichen) eineiigen Zwillingen eine Ursache für einen verschiedenen Phänotyp; bei genetisch verschiedenen Individuen basieren die Unterschiede im Phänotyp neben der Modifikation vor allem auf Unterschieden im Genom.

Gesamtumsatz: setzt sich aus dem Grundumsatz und Leistungsumsatz zusammen.

Gesundheitsförderung: Bezeichnung für Maßnahmen und Strategien, mit denen die Stärkung der Gesundheitsressourcen und -potenziale der Menschen erreicht werden sollen.

Glykämischer Index (GI): ein Wert, der Auskunft gibt über die Auswirkungen von Nahrungsmitteln auf den Blutzuckerspiegel.

Grundumsatz: Energiemenge, die der Körper im Ruhezustand zur Aufrechterhaltung seiner Lebensvorgänge benötigt. Er ist abhängig von Größe, Gewicht, Geschlecht und Alter und macht 50 bis 70 Prozent des gesamten Energiegedarfs aus. Als Faustformel gilt: Ein normalgewichtiger Erwachsener verbraucht im Ruhezustand pro Stunde ca. 1 kcal pro kg Körpergewicht.

Hazard Ratio (HR): Vergleich der „Rate" aus einer Gruppe mit einer anderen Gruppe (Ratio =Verhältnis). Bei der Hazard Ratio werden verschiedene „Hazard Rates" zueinander in Beziehung gesetzt. HR =1 (Beide Therapien sind gleich), HR<1 (Die Intervention ist effektiver als die Kontrolle), HR> 1 (Die Kontrolle (Vergleichstherapie) ist effektiver als die Intervention). Die Hazard Ration ist nicht gleichbedeutend mit dem Relativen Risiko, obwohl dies in die Praxis häufig geschieht.

Hyperinsulinämie: Krankhaft erhöhter Insulinspiegel im Blut.

Hyperglykämie: Überzuckerung im Blut. Eine Überzuckerung ist nicht unbedingt Folge dessen, dass man zu viel Zucker zu sich genommen hat, sondern dass zu wenig Insulin zur Verfügung steht, um den Zucker vom Blut in die Zellen zu transportieren.

Hypogonadismus: verminderte funktionelle Aktivität der Hoden oder Eierstöcke, die zu einer verminderten Produktion von Sexualhormonen führen kann

IGEL: Gesundheitsleistungen, für deren Kosten die Versicherten selbst aufkommen müssen.

IGF-1: Insulin ähnlicher Wachstumsfaktor.

Immunoseneszenz: Verminderte Immunkompetenz im steigenden Lebensalter.

Iniation: erster Schritt der Kanzerogenese, bei dem die Struktur der DNA durch gentoxische (mutagene) Schadstoffe verändert wird.

Intervalltraining: Wechsel zwischen Belasten und Erholen.

Insulinresistenz: Verminderte oder aufgehobene Wirkung von Insulin, die u. a. verdächtigt wird, das Krebswachstum zu fördern.

Joule, Kilojoule: Ein Joule ist gleich der Energie, die benötigt wird, um einen Körper mit der Masse von 0,102 Kilogramm einen Meter anzuheben, eine Sekunde lang die Leistung von einem Watt zu erbringen oder ein Gramm Wasser um ca. 0,239 Kelvin zu erwärmen.

Kohortenstudie: Studiendesign der Epidemiologie mit dem Ziel, einen Zusammenhang zwischen einer oder mehreren Expositionen und dem Auftreten einer Krankheit aufzudecken. Unter einer Kohorte versteht man eine Gruppe von Personen, in deren Lebensläufen ein bestimmtes biographisches Ereignis annähernd zum selben Zeitpunkt aufgetreten ist.

Körperliche Aktivität (physical activity): Oberbegriff für sämtliche Körperbewegungen durch Muskelkontraktionen, die zu einem zusätzlichen Energieverbrauch führen. Unter dem Begriff körperliche Aktivität versteht man sowohl die Aktivitäten in der Freizeit und im Alltag als auch sportliche Aktivitäten.

Kokarzinogen: Ein Faktor, der die Wirkung eines anderen Karzinogens erhöht. Im Unterschied zum Promotor muss das Kokarzinogen gleichzeitig mit dem Karzinogen vorhanden sein.

Laufen ohne zu schnaufen: Die Belastung so dosieren, dass noch ein zusammenhängendes Gespräch mit dem Laufpartner möglich ist (Speech-Test).

Leitlinien: Handlungsempfehlungen, basierend auf dem aktuellen Forschungsstand.

Liquid biopsy (flüssige Biopsie): Nachweis von Proteinen, zirkulierenden Tumorzellen, sowie freie, zirkulierende Tumor-DNA und sogenannten micro RNA im Blut und in der Atemluft.

Median: Der Mittelwert, der sich errechnet aus der Summe der Messwerte, geteilt durch die Anzahl der Messwerte. Er gibt somit den Durchschnittswert an. Bei Ausreißern kann der Mittelwert – bei schiefen Verteilungen – ein verzerrtes Bild wiedergeben.

Metaanalyse: Statistische Analyse einer Vielzahl von Einzelstudien, die die einzelnen Ergebnisse dieser Einzelstudien zu einem Gesamtergebnis zusammenfasst, und dadurch Aussagen erlaubt, für die die einzelnen Studien zu klein sind.

Metabolisches Äquivalent (MET: Metabolic Equivalent of Tasks): Das metabolische Äquivalent gibt die Leistung bzw. den Kalorienverbrauch an von unterschiedlichen körperlichen Aktivitäten als ein Vielfaches des Ruheumsatzes. Ein MET entspricht dem Energieumsatz von 1 kcal pro kg Körpergewicht pro Stunde. Moderate sportliche Betätigung wird definiert als eine Intensität von drei oder mehr „metabolic equivalents (MET) und hohe sportliche Betätigung von sechs oder mehr MET.

Besonders viele MET pro Stunde verbraucht man beim Schwimmen (8 MET), Fußballspielen, Skifahren oder Joggen (je 7 MET); aber auch häusliche Tätigkeiten, wie Holzhacken (6 MET), Gartenarbeit (5 MET) und Rasenmähen (5,5 MET).

Microenvironment: diejenigen Kompartimente, Zellen, Kommunikations- und Versorgungsstrukturen des Tumors und seiner Umgebung, ohne die das Wachstum und die Ausbreitung bösartiger Zellen nicht möglich sind.

M.O.B.I.L.I.S: multimodales Basisprogramm zur Veränderung des Bewegungs- und Ernährungsverhaltens. M.O.B.I.L.I.S. war eine Initiative der Abteilung für rehabilitative und präventive Medizin der Universitätsklinik Freiburg und der Sporthochschule Köln. Das Programm richtete sich gezielt an Übergewichtige.

Myokine: hormonähnliche Botenstoffe, die von der Muskulatur bei Bewegung und Kontraktion ausgeschüttet werden.

Multifaktorielle Vererbung: Bei einem Merkmal, das sowohl von mehreren Genen als auch von Umweltfaktoren abhängig ist, spricht man von multifaktorieller Vererbung.

Nachbrenneffekt: Nicht nur während einer muskulären Belastung, sondern auch noch einige Zeit danach, ist der Stoffwechsel deutlich erhöht. Ursache hierfür ist die stärker gewordene Muskulatur, die – obwohl sie nicht mehr belastet wird - weiter überflüssiges Fett verbrennt.

Nahrungsergänzungsmittel: Produkte, die die normale Ernährung ergänzen sollen. Nahrungsergänzungsmittel sind frei verkäuflich, also nicht apothekenpflichtig.

NAKO-Studie: Langzeit-Gesundheitsstudie in Deutschland, in der viele Menschen über einen längeren Zeitraum untersucht werden, um herauszufinden, welche Einflüsse zur Entstehung von Krankheiten beitragen.

Next-Generation-Sequenzierung: Bestimmung der Nukleotid-Abfolge in einem DNA-Molekül. Zusammen mit anderen DNA-analytischen Verfahren wird die DNA-Sequenzierung zur Untersuchung genetisch bedingter Erkrankungen herangezogen.

Off lable: Verordnung eines zugelassenen Fertigarztmittels außerhalb der in der Zulassung genehmigten Anwendungsgebiete.

Onkogene: Gene, die das Tumorwachstum stimulieren

Orthorexie: der zwanghafte Wunsch nach gesunder Ernährung

Outreach: Bereitstellung von Dienstleistungen für Populationen, die sonst keinen Zugang zu diesen Diensten haben.

Oxidativer Stress: das Ungleichgewicht von potenziell schädlichen, freien Radikalen und schützenden Oxydantien.

PAL-Wert: bezeichnet den für körperliche Aktivitäten aufzuwendenden täglichen Mehrwertverbrauch an Energie im Verhältnis zum Ruheenergieverbrauch. Er drückt den täglichen Aktivitätslevel einer Person als Zahl aus.

Personalisierte Medizin: Begriffe wie personalisiert, individualisiert, stratifiziert, maßgeschneidert oder zielgerichtet bezeichnen in der Medizin den Ansatz, Diagnose- und Behandlungsmethoden zu entwickeln, die passgenau auf die Bedürfnisse des einzelnen Patienten oder spezifischer Patientengruppen zugeschnitten sind.

Physiotherapie (früher auch Krankengymnastik genannt): Ein Element der Bewegungstherapie. Man unterscheidet passive und aktive Formen. Passive Therapien sind z. B. die Wasser- und Klimatherapie, Massagen oder eine Elektrotherapie. Bei den aktiven Formen wird vom Patienten Eigeninitiative erwartet.

Pilates: Eine Symbiose aus Atmung und Bewegung für Kraft und Beweglichkeit. Die Gelenke und die Wirbelsäule werden mobilisiert, Koordination und Balance geschult.
Polygenie: Wenn eine Erkrankung von mehr als einem einzelnen Gen abhängt.

Polyneuropathie (PNP) Schädigung des peripheren Nervensystems (u. a. in den Füßen und Händen), die sich durch Symptome wie Kribbeln, Taubheitsgefühle oder Schmerzen äußern kann.

Prähabilitation, eine Fusion der Begriffe „Prävention" und „Rehabilitation", die den Körper darauf vorbereiten soll, die onkologische Therapie (Chemotherapie, Bestrahlung, Operation etc.) besser zu tolerieren.

Prävention: Vorbeugung von Krankheiten oder zumindest zu verschieben. Je nach Zeitpunkt werden primäre, sekundäre und tertiäre Prävention unterschieden: **primär:** Maßnahmen, die das Auftreten einer Krankheit verhindern oder verzögern sollen. (z. B. Impfungen, Benutzung von Kondomen, Trinkwasserhygiene, Vermeidung von Übergewicht). **sekundär:** Maßnahmen wie Früherkennungsuntersuchungen. **tertiär:** Maßnahmen nach Abschluss einer Primärtherapie, um einerseits eine Krankheitsprogression zu verhindern und andererseits die Lebensqualität zu verbessern (Rehabilitation).

Promotoren: (nicht gentoxische Karzinogene). Faktoren, die initiierte Zellen zum Wachstum anregen.

Prophylaxe: Verhütung von Krankheiten.

Prospektive Studien: Prospektive Studien planen die Erfassung bestimmter Daten in der Zukunft und werten diese nach Abschluss des Untersuchungszeitraums aus.

PURE-Studie (Prospective Urban Rural Epidemiology Studie): Eine 2017 veröffentlichte, internationale Beobachtungsstudie, deren Ergebnisse im Widerspruch zu bisherigen Vorstellungen bzgl. der Bedeutung von Fetten in der Ernährung stehen.

P-Wert: Der P-Wert ermöglicht eine Aussage zur statistischen Signifikanz eines Studien-Ergebnisses. Dabei wird zumeist ein Wert von 5 % (0,05) verwendet. Ist der ermittelte P-Wert größer, so ist die Wahrscheinlichkeit höher, dass das Ergebnis durch Zufall entstanden ist. Nur Studien mit statistischen, signifikanten Resultaten, d. h. einem Wert von 5 % (0,05) gelten als wirklich relevant.

Qi Gong: Beim Qi Gong werden verschiedene Bewegungs-, Atem- und Meditationsübungen aus der traditionellen chinesischen Medizin eingesetzt. Ihr Ziel ist, Körper und Geist zu stärken, mit dem eigenen Körper in Einklang zu kommen und die Gesundheit zu fördern.

Randomisierte Studie: ein Studiendesign, bei dem die Versuchsobjekte mindestens zwei Vergleichsgruppen per Zufall zugeteilt werden.

Rehabilitationssport: eine ergänzende Leistung zur medizinischen Rehabilitation, die ärztlich verordnet wird.

Relatives Risiko: Der Begriff „Relatives Risiko" oder kurz RR bezeichnet die Stärke des Risikounterschiedes zwischen Personen, die einem bestimmten Faktor (körperliche Inaktivität, Einnahme eines Medikaments etc.) ausgesetzt oder nicht ausgesetzt sind.

Retrospektive Studie: Statistische Beobachtungen bei Personen in der Vergangenheit. Retrospektive Studien berücksichtigen bereits vorliegende Daten, so z. B. Daten aus bereits vorliegenden Krankenakten.

Relative Risikoreduktion (RRR =Relative risk Reduktion: Beschreibt, um wie viel Prozent das Risiko durch eine Intervention verringert wird. RRR = 1-RR. Eine Änderung der Sterblichkeit von 2 % auf 1,6 % ist z. B. eine Änderung des Relativen Risikos um 20 %. Wenn RR größer als 1 ist, geht man davon aus, dass bei dem betrachteten Faktor das Risiko an Krebs zu erkranken erhöht ist.

Risikofaktor: Beschreibt die Wahrscheinlichkeit, eine bestimmte Krankheit zu bekommen. „Risikofaktoren" ermittelt man durch die Beobachtung größerer Zahlen von Probanden, deshalb sind sie auf das Individuum bezogen unscharf.

Ruheenergiebedarf: Der obligatorische Energiebedarf des Organismus, der zur Lebenserhaltung und Funktion eines Organismus oder eines Organs notwendig ist.

Ruhepulsfrequenz: Anzahl der Pulsschläge pro Minute im Ruhezustand.

Screening: Ein Früherkennungsprogramm (screening, engl. = Durchsiebung), das sich an Menschen richtet, die sich nicht krank fühlen. Ein Beispiel für ein Screeningprogramm ist die Mammografie zur Früherkennung von Brustkrebs bei Frauen.

Sekundärprävention: Gesamtheit aller Maßnahmen, die der Früherkennung und damit der Möglichkeit einer rechtzeitigen Behandlung von Erkrankungen dienen.

SPARC (Secreted Protein Acidic and Rich in Cysteine): Ein durch Bewegung in der Muskulatur induziertes Zytokin, das laut experimenteller Untersuchungen (bei Mäusen) die Tumorgenese im Darm unterdrückt.

Spiroergometrie: Über eine Atemmaske werden während der Spiroergometrie unter ansteigender Belastung der Sauerstoffgehalt der eingeatmeten Luft (VO_2, der Kohlendioxidgehalt der eingeatmeten Luft (VCO_2) und das Atemminutenvolumen (VE) pro Atemzug gemessen.

Sporttherapie: Bestandteil der Bewegungstherapie. Sie soll dazu beitragen, körperliche, seelische und auch soziale Defizite zu beheben sowie den Betroffenen – so weit wie möglich – wieder „fit" zu machen.

S3-Leitlinie: kontinuierlich aktualisierte Erkenntnisse und Empfehlungen zur Prävention, Erkennung und Behandlung von Krankheiten. Bei ihr finden regelmäßige Überprüfungen der klinischen Relevanz statt. Die methodische Qualität einer S3-Leitlinie ist höher einzuschätzen als die einer S2- oder S1-Leitlinie.

SNP: Vererbbare genetische Varianten. Variationen eines einzelnen Basenpaares in einem DNA-Strang.

Synkope, auch Kreislaufkollaps genannt, ist ein kurzer, spontan reversibler Bewusstseinsverlust infolge einer gestörten Durchblutung z. B. des Gehirns oder des Herzens.

Tai Chi: eine in China entwickelte Kampfkunst, die auch chinesisches Schattenboxen genannt wird. Typisch für Tai-Chi sind langsame, fließende Bewegungen, die traditionell morgens im Freien geübt werden. Ursprünglich als Selbstverteidigungsstrategie entwickelt, wird Tai-Chi heute sowohl in China als auch in der westlichen Welt vornehmlich praktiziert, um die Konzentration zu erhöhen, zu entspannen, die Gesundheit zu fördern und chronische Beschwerden zu lindern.

Telomere: repetitive Nukleotidsequenzen am Ende eines jeden Chromosoms. Bei alternden Zellen soll die Länge der Telomere zurückgehen.

Tertiärprävention: Maßnahmen zur Verhinderung einer Wiedererkrankung sowie Maßnahmen zur Verbesserung der Partizipation

Therapiestudien: Retrospektive Studien berücksichtigen bereits vorliegende Daten, so z. B. Daten aus bereits vorliegenden Krankenakten. **Prospektive Studien** planen die Erfassung bestimmter Daten in der Zukunft und werten diese nach Abschluss des Untersuchungszeitraums aus.

Tumorpromotoren: Ein Tumorpromotor fördert die Krebsentwicklung, ohne selbst Mutationen zu verursachen. Ein Tumorpromotor allein, führt nicht zu einem Karzinom, wenn vorher keine Mutationen gesetzt wurden.

Tumorsuppressorgene: Gene, die eine unkontrollierte Teilung genomisch geschädigter Zellen unterdrücken (und so die Entstehung von Tumoren verhindern).

Typ-2-Diabetes: Eine Erkrankung, bei der die Bauchspeicheldrüse zwar genug Insulin produziert, dieses jedoch nicht mehr richtig an den Geweben und Zellen des Körpers wirkt. Eine Zeit lang kann die Bauchspeicheldrüse das ausgleichen, indem sie mehr Insulin produziert.

Überdiagnose: Diagnose einer z. B. Krebserkrankung bei Menschen, die niemals Symptome oder Schäden erfahren hätten, wenn der Krebs bei ihnen unentdeckt und unbehandelt geblieben wäre.

Vibrationstraining: Maschinelles Training, bei dem die Muskulatur angeregt wird. Bei Chemotherapie bedingten Nervenstörungen (Polyneuropathie) kommt es zu einer zeitlich limitierten Linderung der Beschwerden.

Viszeralfett (intraabdominales Fett): das in der freien Bauchhöhle eingelagerte Fett, das die inneren Organe des Verdauungssystems umhüllt. Es dient als Energiereserve, produziert aber auch Entzündungsfaktoren, die das Zellwachstum stimulieren.

WHR = Waist Hip Ratio: Maßstab für die Fettverteilung am Körper; ein großer WHR-Wert deutet auf viel Bauchfett hin.

Zytokine: vom menschlichen Körper produzierte, regulatorische Eiweiße (Peptide), die u. a. der Steuerung der Immunantwort dienen. Sie werden beispielsweise von Makrophagen, B- und T-Lymphozyten, natürlichen Killerzellen (NKs) und Fibroblasten gebildet.

Zweitmeinungsverfahren: Für bestimmte, nicht eilige Operationen gibt es seit 2019 ein gesetzlich festgelegtes, so genanntes Zweitmeinungsverfahren. Das bedeutet, dass ein Arzt, der bestimmte Operationen empfiehlt, auf das Recht hinweisen muss, die Entscheidung für oder gegen den Eingriff noch einmal kostenlos mit einem anderen Spezialisten besprechen zu können. Dieses Verfahren gilt für eine Gebärmutterentfernung, Mandeloperation und Schulterarthroskopie. Einige Krankenkassen bieten ihren Mitgliedern darüber hinaus auch für andere Operationen eine Beratung durch einen zweiten, spezialisierten Arzt an, etwa für Operationen an der Wirbelsäule, an Knie und Hüfte.

Nützliche Internetadressen

www.a-g-a.de: (Arbeitsgemeinschaft Adipositas im Kindes- und Jugendalter

www.aelter-werden-imbalance.de (Broschüre mit Informationen und praktischen Tipps zur körperlichen Aktivität)

www.brca-netzwerk.de: bundesweite Selbsthilfeorganisation für Betroffene mit einer genetischen Veranlagung für Krebs

www.bvpraevention.de: (Bundesvereinigung Prävention und Gesundheitsförderung e. V.)

www.sportprogesundheit.de: (gesundheitsorientierte Sportangebote, die mit dem Qualitätssiegel des Deutschen Olympischen Sportbundes ausgezeichnet wurden

www.efsma-scientific.eu: (Exercise prescription for health) (homepage der: european federation of sports medicine associations)

www.bewegung-gegen-krebs.de: (Informationen und praxistaugliche Tipps zur Bewegung von der Deutschen Krebsgesellschaft)

www.bmg.bund.de/praevention/patienterechte: (Informationen zu Patientenrechten)

www.brustkrebs-bewegt.de: (Spezielle Übungsprogramme für Frauen mit Brustkrebs)

www.dbs-npc.de: (Deutscher Behindertensportverband zu Fragen des Rehabilitations- und Behindertensports)

www.deutschland-bewegt-sich.de: (Tipps und Angebote der Barmer Ersatzkasse für Menschen, die sportlich aktiv werden wollen)

www.dsb.de: Deutscher Sportbund.

www.dosb.de: (Deutscher Olympischer Sportbund)

www.dgsp.de: (Deutsche Gesellschaft für Sportmedizin und Prävention)

www.dtb-online.de/portal: (Deutscher Turnerbund)

www.dvgs.de: (Deutscher Verband für Gesundheitssport und Sporttherapie e.V.)

www.dssv.de: (Arbeitgeberverband deutscher Fitness-und Gesundheitsanlagen

www.dshs-koeln: (Deutsche Sporthochschule Köln)

238

www.frauenselbsthilfe.de: (Frauenselbsthilfe nach Krebs, Bundesverband)

www.gesundheitsinformation.de: (Patientenportal des Instituts für Qualität und

www.krebsinformationsdienst@dkfz.de: (Informationen zu Krebs)

www.richtig-fit.de: (Deutscher Olympischer Sportbund zu Fragen rund um Sport und Bewegung)

www.rki.de: (Aktuelle Daten zur Verbreitung von Krebs in Deutschland)

www.schermobil.de: (Informationen zum Thema „Übergewicht bei Kindern" und zu speziellen Angeboten der Sportvereine)

www.sport-ist-die-beste-medizin.de: (Informationen zu Sport, Ernährung und Entspannung)

www.sport-pro-gesundheit.de: (Deutscher Olympischer Sportbund zu „Sport und Gesundheit")

www.ueberwin.de: (Links zu den Präventionsangeboten „Sport pro Gesundheit" beim Landessportbund Nordrhein-Westfalen)

www.ueberwins.de: (Tipps zum Einstieg in einen „bewegteren" Alltag)

www.wir-im-sport.de: (zertifizierte Rehabilitations- und Präventionsangebote in NRW)

http://www.krebs-kompass.de: (Adresssammlung von regionalen und überregionalen Organisationen, Tumorzentren etc.; Möglichkeiten des Erfahrungs- und Informationsaustausches mit anderen Krebspatienten und Angehörigen)

http://www.medizin-forum.de: (Gesundheits-Forum)

www.bfs.de/ion/radon: (Informationen über Radon und dessen Auswirkungen auf die Gesundheit)

www.bundesgesundheitsministerium.de: (Handlungsfelder des Nationalen Krebsplans, wie Weiterentwicklung der Krebsfrüherkennung)

www.cancer.gov/cancerinfo (National Cancer Institute in englischer Sprache)

www.cancer.org: (Patienteninformationen der American Cancer Society)

www.igel-verzeichnis.de: (Leistungen der Vorsorge- und Service-Medizin, die von der gesetzlichen Krankenversicherung nicht erstattet werden)

www.krebsdaten.de: (Informationen zur Krebshäufigkeit in Deutschland)

www.krebsinformation.de: (Krebsinformationsdienst)

www.quackwatch.com: (Unkonventionelle Heilmethoden)

www.rki.de: (Informationen des Robert-Koch-Instituts über wichtige Themen rund um die Gesundheit)

www.vorsorgefahrplan.de: (Präventionsleistungen der gesetzlichen Krankenkassen)

www.awmf.org/leitlinien: (Leitlinien zu einzelnen Tumorlokalisationen mit Stellungnahmen zum Stellenwert zu körperlicher Aktivität und Prävention der Wissenschaftlichen Medizinischen Fachgesellschaften (AWMF).

http://cancer-code-europe.iarc.fr/index.php/en: Europäischer Kodex zur Krebsbekämpfung:

www.wcrf.org/dietandcancer/recommendations/be-physically-active: fortlaufendes Forschungsprogramm, mit dem der Einfluss von Ernährung, Körpergewicht und körperlicher Aktivität auf das Krebsrisiko ermittelt wird.

Amerikanische Krebsgesellschaft (ACS): Leitlinien mit Empfehlungen zur Ernährung und körperlicher Aktivität im Rahmen der Krebsvorbeugung www.cancer.org/healthy/eat-healthy-get-active/acs-guidelines-nutrition-physical-activity-cancer-prevention/guidelines.html.

www.aelter-werden-in-balance.de.: Praktische Tipps der Bundeszentrale für gesundheitliche Aufklärung (BZgA), wie ältere Menschen fit, gesund und leistungsfähig bleiben können

Weiterführende Literatur und Quellen

Adamietz, I. A.: Sport bei Krebspatienten. Der Onkologe 2, 189-197 (2010)

Ainsworth et al.: Compendium of physical activities: classification of energy costs of human physical activities, Med Sci Sports Exerc (Suppl 9) 32, 498-504 (2000)

Aio, W. et al.: A novel myokine, secreted protein acidic and rich in cysteine (SPARC) suppresses colon tumorigenesis via regular exercise, *Gut* 2013; 62: 882-889 (2013)

Allen, JM.: Exercise alters gut microbia composition and function in lean and obese humans. Medecine & Science in Sports & Exercise (2017)

Arem, H et al.: Pre- and postdiagnosis physical activity, television viewing, and mortality among patients with colorectal cancer in the national institutes of health-AARP diet and health study. J. Clin. Oncol (2014)

Armitay, E et al.: Postmenopausal hormone replacement therapy and colorectal cancer risk by molecular subtypes and pathways. Int. J. Cancer: 147, 1018–1026 (2020)

Arndt, A: What's the difference? Questioning sport in the twenty-first century. Oxford Berg, 33 – 50 (2004)

Ataseven B et al.: Prävalenz von BRCA1- und BRCA2-Mutationen bei Patientinnen mit primärem Ovarialkarzinom. Geburtshilfe und Frauenheilkunde 80 (9), 932–940 (2020)

Babic, A et al.: Association between breastfeeding and ovarian cancer risk JAMA Oncol 6 (2020)

Baboumian, P: Vegan ganz anders: Eine Anleitung zum groß und stark werden. Amazon (2017)

Ballard-Barbash, R et al.: Physical activity, biomarkers, and disease outcomes in cancer survivors: a systematic review, J Natl Cancer Inst. 104 (11): 815-840 (2012)

Bao Y, Michaud DS: Physical activity and pancreatic cancer risk: a systematic review, Cancer Epidemiol Biomarkers Prev 17 (10): 2671-2682 (2008).

Barclay, L et al.: Physical Activity Linked to Better Survival in Men with Colorectal Cancer, Arch Intern Med. 169: 2102-2108, 2124-2127 (2009)

Barnes, B. et al.: Population attributable risk of invasive postmenopausal breast cancer and breast cancer subtypes for modifiable and non-modifiable risk factors. Cancer epidemiology doi: 10.1016/j.canep.2010.11.003 (2010)

Baumann, F et al.: Physical activity in breast cancer patients. Breast care 8, 330 -334 (2013)

Baumeister, S et al.: Association of physical activity and risk of hepatobiliary cancers. Journal of Hepatology (2018)

Becker, S.: Sport zur Gesundheitsförderung oder treiben nur Gesunde Sport? VS Verlag für Sozialwissenschaften, Wiesbaden (2011)

Behrens G, Leitzmann MF.: The association between physical activity and renal cancer: systematic review and meta-analysis. Br J Cancer 108 (4): 798-811 (2013)

Behrens, G et al.: Krebs durch Übergewicht, geringe körperliche Aktivität und ungesunde Ernährung. Dtsch Ärztebl 115,35. 576 -584 (2018)

Behrens G, Gredner T, Stock C, Leitzmann MF, Brenner H, Mons U: Cancers due to excess weight, low physical activity and unhealthy diet—estimation of the attributable cancer burden in Germany. Dtsch Arztebl Int 2018; 115: 578–85. (2018)

Benell KL et al.: Effect of altered reproductive function and lowered testosterone levels on bone density in male endurance athletes. Br J Sports Med 30: 205-208 (1996)

Biswass et al.: Sedentary time and its association with risk for disease incidence. Ann Intern 162, 123 – 32 (2015).

Blackford, A et al.: J Natl Cancer Inst. 2020; 112 (11): 1162–1169 (2020.

Bloch, W: Sport und körperliche Aktivität in der Onkologie. Heidelberg, 43 – 54 (2012)

Blümchen, G et al.: Herz- und Kreislaufbelastung beim Golfspielen, Herz/Kreisl. 32, 11, 359 -366 (2000)

Blumenthal, J.: Lifestyle and neurocognition in older adults with cognitive impairments- A randomized trial. Neurology 92(3) (2019)

Bobbio et al.: Preoperative pulmonary rehabilitation in patients undergoing lung resection for non-small cell lung cancer. Eur J Cardiothorac Surg 33: 95-98 (2008)

Bös, K.: Motorische Leistungsfähigkeit von Kindern und Jugendlichen. Erster Deutscher Kinder- und Jugendsportbericht 85 – 107 (2003)

Bofetta et al.: Fruit and Vegetable Intake and Overall Cancer Risk in the European Prospective Investigation into Cancer and Nutrition (EPIC). Journal of the National Cancer Institute 2010, 102 (8): 529-537 (2010)

Bradshaw, P et al.: Post-diagnosis change in bodyweight and survival after breast cancer diagnosis. Epidemiology 23 (2): 320-327 (2012)

Bradshaw, PT et al.: Post-diagnosis physical activity and survival after breast cancer diagnosis: The Long Island breast cancer study. Breast Cancer Res Treat 145, 735 (2014)

Brenner, H. und U. Mons: Große Potentiale der Prävention. Dtsch Ärztebl 116(4): A132-3 (2019).

Bulwer B: Sedentary lifestyle, physical activity, and cardiovascular disease. Crit Path Cardiol 3, 184-193 (2004)

Buffart, L et al.: Effects and moderators of exercise on quality of life and physical function in patients with cancer: Cancer Treat Rev 52:91 – 104 ((2017)

Bundesarbeitsgemeinschaft für Rehabilitation: Rahmenempfehlungen zur ambulanten Rehabilitation bei muskuloskeletalen Erkrankungen, BAR (2005)

Bundeszentrale für gesundheitliche Aufklärung (BZgA). Finger, JD et al: Gesundheitsfördernde körperliche Aktivität in der Freizeit für Erwachsene. Journal of Health Monitoring 2(2):37 -44 (2017)

Burn, J et al.: Lancet 395:1855 – 1863 (2020)

Burton,R.: Bewertung der Brustkrebs-Mortalitätstrends… JAMA Netw Open 3 (6):e208249 (2020)

Buskies, W, U. Boeckh-Behrends: Gesundheitsorientiertes Fitnesstraining, Bd. 1, 2, 3, Lüneburg (1998)

Campbell, P, M, Sloan and N. Kreige: Physical activity and stomach cancer risk: The influence of intensity and timing during the lifetime. Europ J of Cancer, 43, 3, 593-600 (2007)

Cannioto, R et al.: Chronic recreational physical activity and epithelial ovarian cancer risk. Cancer Epidemiology, Biomarkers & Prevention (2016)

Cannioto, R et al.: Sedentary lifestyle may up risk of renal, bladder cancer. Epidemiology (2017)

Cannioto, R et al.: J. Natl.Cancer Inst (2021)

Carr PR et al.: Estimation of Absolute Risk of Colorectal Cancer Based on Healthy Lifestyle, Genetic Risk, and Colonoscopy Status in a Population-based Study. Gastroenterology (159(1):129 -138 (2020)

Cardinal BJ, Levy SS, John DH, Cardinal MK: Counseling patients for physical activity. Am J Med Sports 4, 364-371 (2002)

Carpenter, Cl. et al.: Effect of family history, obesity and exercise on breast cancer risk among postmenopausal women. Int J Cancer 106, 96-102 (2003)

Chen Q et al.: Assessment of Incidence of and Surveillance Burden for Hepatocellular Carcinoma Among Patients With Hepatitis C in the Era of Direct-Acting Antiviral Agents. JAMA Netw Open. (2020)

Choi, J et al.: Family history of gastric cancer and eradication of Helicobacter. N Engl J Med 382:427 – 436 (2020)

Christensen, J et al.: Exercise training in cancer control and treatment. ComprPhsiol9(1):165 – 205 (2018)

Chi Pang Wen et al.: Minimum amount of physical activity for reduced mortality and extended life expectancy: a prospective cohort study. The Lancet 378, 9798, 1244-1253 (2011)

Colli, J et al.: Renal cell carcinoma rates compared with health Status and behavior in the United States. Urology 73, 431-436 (2009)

Courneya, K.: Effects of exercise during adjuvant chemotherapy on breast cancer outcomes. Med Sci Sports Exerc 2014, 46 (9): 1744-1751 (2014)

Courneya, K et al.: Randomized controlled trial of exercise training in postmenopausal breast cancer survivors. J Clin Oncol 21, 1660-8 (2003)

Cornie, P et al.: The impact of exercise on cancer mortality, recurrence, and treatment related adverse effects. Epidemiol Rev 39, 71 – 92 (2017)

Cust AE, Armstrong BK et al.: Physical activity and endometrial cancer risk: a review of the current evidence, biologic mechanisms and the quality of physical activity assessment methods. Cancer Causes Control 18 (3): 243-258 (2007)

Davies, G et al.: The relationship between physical activity and lymphoma: a systematic review and meta analysis. BMC Cancer **20,** 962 (2020).

Delbrück, H.: Künstlicher Darmausgang nach Krebs. Kohlhammer, Stuttgart. 2. Auflage (1997)

Delbrück, H.: Krebsnachbetreuung, Springer Heidelberg (2003)

Delbrück, H.: Rehabilitation and palliation of cancer patients, Springer Paris (2007)

Delbrück, H.: Brustkrebs. Rat und Hilfe für Betroffene und Angehörige. Kohlhammer Verlag Stuttgart 8. Auflage (2009)

Delbrück, H.: Magenkrebs. Rat und Hilfe für Betroffene und Angehörige, Kohlhammer Verlag Stuttgart 3. Auflage (2005)

Delbrück, H.: Prostatakrebs. Rat und Hilfe für Betroffene und Angehörige, 5. Aufl., Kohlhammer Verlag Stuttgart (2008)

Delbrück, H.: Körperliche Aktivität und Tumorkrankheiten, Der Internist 53 (6): 688-697 (2012)

Delbrück, H: Brustkrebs vermeiden. Pabst Verlag (2015)

Delbrück, H: Lungenkrebs vermeiden (. Pabst Verlag (2016)

Delbrück, H: Übergewicht und Krebs. Tredition (2020)

Delbrück, H: Alkoholkonsum und Krebs. (in Vorbereitung 2021)

Deutsches Ärzteblatt: WHO-Studie: Bewegungsmangel ist ein globales Problem. (2018)

Deutsche Krebsgesellschaft: Kommission „Krebs und Sport" der Deutschen Krebsgesellschaft. Richtlinien für die Anwendung von Sport und körperlicher Aktivität in der Prävention, supportiven Therapie und Rehabilitation neoplastischer Erkrankungen (Teil I), Forum 14-17 (2009)

Deutsche Krebshilfe: Die blauen Ratgeber: Bewegung und Sport bei Krebs (2014)

Deutsche Krebshilfe: Präventionsratgeber: Sommer, Sonne, Schattenspiele- Gut behütet vor UV-Strahlung. Bonn (2014)

Deutsche Krebshilfe: Präventionsratgeber: Gesundheit im Blick. Bonn (2014)

Dickhuth, H. H. (Hrsg.): Sportmedizin, Ärzteverlag, Köln (2007)

Dimeo, F et al: Aerobic exercise in the rehabilitation of cancer patients, Cancer 79, 1717-1722 (1997)

Dimeo, F.: Effects of exercise on cancer related fatigue, Cancer 92, 1689-93 (2001)

Dimeo, F et al.: Effects of endurance training on the physical performance of patients with hematological malignancies during chemotherapy, Support Care Cancer 11, 623-628

Dimeo, F et al.: Effects of aerobic exercise on the physical performance and incidence of treatment-related complications after high-dose chemotherapy, Blood 90, 3390-4 (1997)

Dimeo, F.: Bedeutung von Sport in der onkologischen Akutbehandlung, Forum 3, 31-32 (2011)

Duggal NA et al.: Major features of immunesenescence, including reduced thymic output, are ameliorated by high levels of physical activity in adulthood. Aging Cell 17: e 12750 (2018)

Ellegast, R et al.: Physiologische und psychologische Bedingungen sowie Effekte dynamischer Arbeitssituationen. IFA Report 3/2018

Emaus A, Thune I: Physical activity and lung cancer prevention. in: Courneya KS,

Eyl, RE et al.: Physical activity and long-term fatigue among colorectal cancer survivors – a population- based prospective study. BMC Cancer 2020; 20:438 (2020).

Fanidi,A et al.: Is high vitamin B12 status a cause of lung cancer? Int J Cancer (2018)

Farahmand, B et al.: Golf: a game of life and death. Scand J Med Sci Sports 18(3):419 – 24 (2009)

Feng, Y et al.: Does adequate physical activity attenuate the associations of alcohol ? A pooled study Int J Cancer (2020)

Fiuza-Luces C, Santos-Lozano A, Joyner M, et al.: Exercise benefits in cardiovascular disease: beyond attenuation of traditional risk factors. Nat Rev Cardiol 15: 731–43 (2018)

Finger Studie: A 2 year multidomain intervention of diet, exercise, cognitive training, and vascular risk monitoring versus control to prevent cognitive decline in at-risk elderly people (FINGER): A randomised controlled trial. The Lancet 385(9984) (2015)

Foitschik, D et al.: Sport und Bewegungstherapie bei inneren Krankheiten. Lehrbuch für Sportlehrer. Deutscher Ärzte Verlag

Folgelholm, M et al.: ECSS position statemenmt: exercise and obesity. Eur J Sport Sci 6(1):15 – 24 (2006)

Frank, C. et al.: Effects of exercise on metabolic risk variables in overweight. Obes Res 13(3) 615 – 625 (2005).

Friedenreich CM (eds.), Physical activity and cancer, Springer, Berlin/Heidelberg/New York, 101-130 (2011)

Friedenreich CM, Courneya KS, Bryant HE: Influence of physical activity in different age and life periods on the risk of breast cancer. Epidemiology 12: 604-612 (2001)

Friedenreich CM, Cust AE: Physical activity and breast cancer risk: impact of timing, type and dose of activity and population subgroup effects, Br. J. Sports Med. 42: 636-647 (2008)

Friedenreich CM, Neilson HK et al.: State of the epidemiological evidence on physical activity and cancer prevention. Eur J Cancer 46 (14): 2593-2604 (2010)

Frisch RE, Wyshak G, Albright NL, Albright TE, Schiff I, Jones KP, Witschi J, Shiang E, Koff E, Marguglio M: Lower prevalence of breast cancer and cancers of the reproductive system among former college athletes compared to non-athletes. Br J Cancer 52: 885-891 (1985)

Fuchs, K-H: Risiko, Prävention und Vorsorgeuntersuchungen. In: Meyer, HJ, HJ Buhr, H. Wilke: Mamgament des Ösophagus- und Magenkarzinoms. Springer Heidelberg 2004

Giovannucci E, Rimm EB, Stampfer MJ, Colditz GA, Willett WC.: Height, body weight, and risk of prostate cancer, Cancer Epidemiol Biomarkers Prev. 6: 557-563 (1997)

GKV Spitzenverband (Hrsg): Leitfaden Prävention, GKV-Spitzenverband Mittelstr. 51, 10117 Berlin (2010)

Gleeson M: Exercise and inflammation. Immune function in sport and exercise, J Appl Physiol 103: 693-699 (2007)

Goh, J et al.: Exercise, physical activity and breast cancer: the role of tumor-associated macrophages, Exerc Immunol Rev. 18: 158-76 (2012)

Gordon, L et al.: Prevention versus early detection for long-term control of melanoma and keratinocyte carcinomas

Guthold, R et al.: Worldwide trends in insufficient physical activity from 2001 to 2016: a pooled analysis of 358 population-based surveys with 1·9 million participants. The Lancet Global Health. 6,10, (2018)

Hadar, T et al.: Presymptomatic awareness of germline pathogenic BRCA variants. JAMA Oncol. (2020)

Halle, M.: Sporttherapie in der Medizin. Evidenzbasierte Prävention und Therapie. Schattauer (2008)

Halle, M, H. Schoenberg: Körperliche Aktivität in der Prävention und Therapie des kolorektalen Karzinoms, Dtsch Arztebl Int 106 (44), 722-727 (2009)

Haydon AM, Macinnis RJ, English DR, Giles GG.: Effect of physical activity and body size on survival after diagnosis with colorectal cancer, Gut 55: 62-67 (2006)

Helmert, U.: Ungleichheit und Krankheitsrisiken, Maro Verlag, Augsburg (2003)

Hill, D: Efficacy of sunscreens in protection against skin cancer. Lancet. 354, 9180, 699–700 (1999)

Holick CN, Newcomb PA, Trentham-Dietz A et al.: Physical activity and survival after diagnosis of invasive breast cancer, Cancer Epidemiol. Biomarkers Prev. 17: 379-386 (2008)

Holmes, MD et al.: Physical activity and survival after breast cancer diagnosis, JAMA 293, 2479-2486 (2005)

Huang Y et al.: Prediabetes and the risk of cancer: a meta-analysis. Diabetologia 57, 2016

IARC: IARC Handbook of cancer prevention, weight control and physical activity, Lyon, IARC Press (2002)

Imayama, I et al.: Effects of a caloric restriction weight loss diet and exercise on inflammatory biomarkers in overweight/obese postmenopausal women: a randomized controlled trial, Cancer Res. 72 (9): 2314-26 (2012)

Irwin ML, Smith AW, McTiernan A et al.: Influence of pre- and postdiagnosis physical activity on mortality in breast cancer survivors: the health, eating, activity, and lifestyle study, J Clin Oncol 26: 3958-3964 (2008)

Irwin et al.: Randomized controlled trial of aerobic exercise on insulin and insulin growth factors in breast cancer survivors, Cancer Epidemiol Biomarkers Prev 18, 306-313 (2009)

Jahn, Friedrich Ludwig: Deutsches Volksthum, Lübeck (1810)

Jebb et al.: Contribution of a sedentary lifestyle and inactivity to the etiology of overweight and obesity, Med Sci Sports Exerc 11, 534-41 (1999)

Jensen, W et al.: Sport in der palliativen Krebstherapie, Forum 3, 34-37 (2009)

248

Johnson, NA et al.: Aerobic exercise training reduces hepatic and visceral lipids in obese individuals without weight loss, Hepatology 50: 1105-1112 (2009).

Jung, A et al.: Pre-to postdiagnosis leisure- time physical activity and prognosis in postmenopausal breast cancer survivors. Breast Cancer Research 21: 117 (2019)

Kast, K und C. Fischer: BRCA1 und BRCA2 – genetische und nichtgenetische Einflussfaktoren. Der Gynäkologe 10, 47:759 -768 (2014)

Kenfield, SA, Stampfer MJ, Giovannucci E, Chan JM: Physical activity and survival after prostate cancer diagnosis in the health professionals follow-up study, J Clin Oncol 29 (6): 726-32 (2011)

Khaw, KT et al.: Combined impact of health behaviours and mortality in men and women: the EPIC-Norfolk Prospective Population Study, PLoS Med 5 (1): 12 (2008)

King, M et al.: Breast and ovarian Cancer risks due to inherited mutations in BRCA1 und BECA2. Science 302(5645):643-646 (2003)

Kiechle, M et al.: Effects of lifstyle interventions in BRCA1/2 nutation carriers on nutrition, BMI and physical fitness. Trials 17:368 (2016)

Kiechle, M und S Grill: Lifestyle, Ernährung, Sport und ihre Bedeutung für die Prävention hereditärer Krebserkrankungen in der Gynäkologie. Gynäkologe 53, 756 – 760 (2020)

Koga, Y et al.: Clin Cancer Res (2020)

Kohler, S et al.: Körperliche Aktivität in der Tumorprävention, Forum 26, 25-30 (2011)

Kommission „Krebs und Sport" der Deutsche Krebsgesellschaft: Richtlinien für die Anwendung von Sport und körperlicher Aktivität in der Prävention, supportive Therapien und Rehabilitation neoplastischer Erkrankungen, Forum 4, 14-18 (2009)

Kramer, U: Apps in der Onkologie: Zwischen Wunsch und Wirklichkeit. FAZ Verlagsbeilage "Mit Krebs leben lernen" vom 27. Januar 2017.

Krebsverband Baden-Württemberg in Zusammenarbeit mit dem Nationalen Centrum für Tumorerkrankungen Heidelberg (NCT Heidelberg: Sport, Bewegung und Krebs. Ein Ratgeber für mehr Sport im Leben - auch mit oder nach Krebs. Arbeitsgruppe "Bewegung, Sport und Krebs" Im Neuenheimer Feld 460, 69120 Heidelberg. Email: onkoaktiv@nct-heidelberg.de (2015)

Kuehr, L et al.: Exercise in patients with Non–Small Cell Lung Cancer, Med Sci Sports Exerc. 46 (4): 656-663 (2014)

Kushi, LH, Byers T, Doyle C et al.: American cancer society guidelines on nutrition and physical activity for cancer prevention: reducing the risk of cancer with healthy food choices and physical activity. CA Cancer J. Clin. 56: 254-281 (2006)

Kyle, D: Sport and spectacle in the ancient world, Blackwell Publ. (2007)

Labenz, H et al: Dtsch Arztebl Int 117: 719 – 24 (2020)

Landberg, A et al.: Overweight and obesity during adolescence increases risk of renal carcinoma cancer epidemiology (2019)

Landow, K: Do sunscreens prevent skin cancer? Postgraduate Medicine 116, 1, 6 (2004)

Lee J. A Meta-analysis of the Association between physical activity and breast cancer mortality. Cancer Nurs. (2018)

Lampert T.: Tabakkonsum, sportliche Inaktivität und Adipositas, Dtsch Ärztebl Int 107 (1-2): 1-7 (2010)

LaPierre et al: Exercise and psycho neuroimmunology, Med Sci Sports Exerc 26: 182-190 (1994)

Lee I. M., Sesso H. D., Paffenbarger R. S., Jr.: Physical activity and risk of lung cancer. Int J Epidemiol 28: 620-625 (1999)

Leitzmann, M et al: Diabetes mellitus and prostate cancer risk in the prostate, lung, colorectal and ovarian cancer screening trial, Cancer causes Control 19, 1267-1276 (2008)

Leitzmann, M et al: Physical activity and genitourinary cancer prevention, in: Courneya, K. und C. M. Friedenreich: Physical activity and cancer, Springer (2011)

Leitzmann, M et al.: European code against cancer 4th edition:physical activity and cancer. Cancer Epidemiol 39 (Suppl): S46 – 55 (2015)

Ligibel, J et al.: Impact of a pre-operative exercise intervention on breast cancer proliferation and gene expression Clin Cancer Res (2019)

Li, Y et al.: Association between physical activity and all cancer mortality: Dose-response meta-analysis of cohort studies. International Journal of Cancer 138(4): 818 – 832 (2016)

Liu, C et al: Progressive resistance strength training for improving physical function in older adults. Cochrane Database of Systematic Reviews Isue 3, Art. No. CD002759 (2009)

Liu, Y et al.: Association between physical activity and lower risk of lung cancer. Front Oncol 9:5 (2019)

Löllgen, H et al: Physical activity and all cause mortality: An updated Meta-analysis with different intensity categories. Int J Sports Med 30, 213-224 (2009)

Löllgen, H: Evidenzbasierte Empfehlungen für Übungen bei Gesundheit und Krankheit, MMW 12, 153, 29 -32 (2011)

Löllgen, H: Sport als Therapie bei inneren Erkrankungen, Internist 53: 661-662 (2012)

Löllgen, H: Verordnen Sie Bewegung auf Rezept! MMW-Fortsch. Med. 12, 153, 29-32 (2011)

Löllgen, H und D. Leyk: Ergometrische Belastungsuntersuchungen in der Sportmedizin. Dtsch Arztebl Int 115, 409 – 16 (2018)

Lowe SS, Watanabe SM, Baracos VE, Courneya KS: Physical activity interests and preferences in palliative cancer patients, Support Care Cancer 18: 1469-1475 (2010)

Lucia A C Earnest, M Perez: Cancer-related fatigue: can exercise physiology assist oncologists? Lancet Oncol 4 (10): 616-625 (2003)

Lynch, B et al: Physical activity and breast cancer prevention, in: Courneya, K, CM Friedenreich: Physical activity and cancer, Springer (2011)

Maruti et al: A Prospective Study of Age-Specific Physical Activity and Premenopausal Breast Cancer, JNCI 100 (10): 728-737 (2008)

Matthews et al: Physical activity and endometrial cancer risk, Proc Amer Assoc Cancer Res, Volume 45 (2004)

Mayer, F et al: Intensität und Effekte von Krafttraining bei Älteren, Dtsch Ärztebl 108, 21, 359-364 (2011)

Mayer, F et al: Intensität und Effekte von Krafttraining bei Älteren, Dtsch Ärztebl 108, 21, 359-64 (2011)

Mc Neill et al.: N Engl J Med 379:1519 – 1528 (2018)

Mc Cullough et al: Fat or fit: The joint effects of physical activity, weight gain, and body size on breast cancer risk, Cancer (2012)

McTiernan, A, Kooperberg C, White E et al: Recreational physical activity and the risk of breast cancer in postmenopausal women: The Women's Health Initiative Cohort Study, Journal of the American Medical Association 290 (10): 1331-1336 (2003)

McTiernan, A: Cancer Prevention and Management Through Exercise and Weight Control, Taylor & Francis, New York (2006)

Meyerhard, J et al: Physical activity and survival after colorectal cancer diagnosis, J Clin Oncol 24, 3527-34 (2006)

Meyerhardt JA, Heseltine D, Niedzwiecki D et al: Impact of physical activity on cancer recurrence and survival in patients with stage III colon cancer: findings from CALGB 89803, J Clin Oncol 24: 3535-3541 (2006)

Meyerhardt JA, Giovannucci EL, Holmes MD et al: Physical activity and survival after colorectal cancer diagnosis, J Clin Oncol 24: 3527-3534 (2006)

Middleton, LE et al: Activity energy expenditure and incident cognitive impairment in older adults, Arch Intern med 171, 1251-7 (2011)

Mock, V et al: Effects of exercise on fatigue, physical functioning, and emotional distress during radiation therapy for breast cancer, Oncol Nurs Forum 24, 991-1000 (1997)

Monninkhof EM, Elias SG, Vlems FA, van der Tweel I, Schuit AJ, Voskuil DW, van Leeuwen FE: Physical activity and breast cancer, a systematic review of current evidence, Epidemiology 18: 137-157 (2007)

Moore SC, Gierach GL et al.: Physical activity, sedentary behaviours, and the prevention of endometrial cancer, Br J Cancer 103 (7): 933-938 (2010)

Mosebach et al.: Gesundheitspolitische Umsetzung von Prävention und Gesundheitsförderung. In: Hurrelmann, K er al (Hrsg.)Hans Huber Verlag 341 – 353 (2004)

Müller, S. et al: Relationship between physical activity, cognition, and Alzheimer pathology in autosomal dominant Alzheimer's disease; Alzheimer's & Dementia; DOI: https://doi.org/10.1016/j.jalz.2018.06.3059

Muster, Zielinski: Bewegung und Gesundheit, Steinkopf Verlag (2006)

Mustian, KM et al.: Comparison of pharmaceutical, psychological and execise treatments for cancer –related fatigue. JAMA Oncol 3: 961 – 968 (2017)

Myint, ZW et al.: Evaluation of fall and fracture risk among men with prostate cancer. JAMA Netw Open 3 (11):e2025826 (2020)

Ngandu T, Lehtisalo J, Solomon A et al. A 2 year multidomain intervention of diet, exercise, cognitive training, and vascular risk monitoring versus control to prevent cognitive decline in at-risk elderly people (FINGER): a randomised controlled trial. Lancet 385: 2255 –63 (2015)

Olson, JE: Differential association of body mass index and fat distribution with three major histologic types of lung cancer: evidence from a cohort of older women, Am J Epidemiol 156, 606-615 (2002)

O'Rorke, MA, MM Cantwell et al: Can physical activity modulate pancreatic cancer risk? A systematic review and meta-analysis, Int J Cancer 126 (12): 2957-2968 (2010)

Orsini N, Bellocco R, Bottai M et al: A prospective study of lifetime physical activity and prostate cancer incidence and mortality, Br J Cancer 101: 1932-1938 (2009)

Palencia, I et al.: the effects of transport mode use on self-received health, mental health, and social contact measures. Environment International 120, 199 – 206 (2018)

Patel et al: The role of body weight in the relationship between physical activity and endometrial cancer, Int J Cancer 123, 1877-1882 (2008)

Pedersen BK, Hoffman-Goetz L: Exercise and the immune system: regulation, integration, and adaptation, Physiol Rev 80: 1055-1081 (2000)

Philipsborn, P et al: Der Stellenwert der Prävention in der Politik. Dtsch Ärztebl 114 (38) Ä 1700-2 (2017)

Pierce JP, Stefanick ML, Flatt SW et al.: Greater survival after breast cancer in physically active women with high vegetable-fruit intake regardless of obesity, J Clin Oncol 25: 2345-2351 (2007)

Plass, D et al: Entwicklung der Krankheitslast in Deutschland, Dtsch Ärztbl Int 111: 629-38 (2014)

Raschka, C und L. Nitsche (Hrsg): Praktische Sportmedizin. G. Thieme Stuttgart (2016)

Raschka, C und S. Ruf: Sport und Ernährung. In: Praktische Sportmedizin. Thieme Stuttgart 248 – 258 (2016)

Richman et al: Physical Activity after Diagnosis and Risk of Prostate Cancer Progression: Data from the Cancer of the Prostate Strategic Urologic Research Endeavor, Cancer Res. 71 (11): 3889-95 (2011)

Rivera, A et al.: Biomarkers Prev 25(12):1550 – 1558)

Rütten, A et al.: Nationale Empfehlungen für Bewegung und Bewegungsförderung. FAU: Erlangen-Nürnberg (2016)

Ruwanpura et al.: Am J Resp Crit Care Med (2016)

Ryan JL, Carroll JK, Ryan EP, Mustian KM, Fiscella K, Morrow GR.:Mechanisms of cancer-related fatigue. Oncologist. 12:22–34 (2007)

Pophali P. et al.: The Association of Physical Activity Before and After Lymphoma Diagnosis with Survival Outcomes. Am J Hematol. [Epub ahead of print]. doi: 10.1002/ajh.25288. PMID: 30230581 (2018)

Sanchis-Gomar, F. et al: Endurance exercise and the heart: friend or foe? Sports Med (2015)

Samad et al: A meta-analysis of the association of physical activity with reduced risk of colorectal cancer, Colorectal Dis 7: 204-213 (2005)

(Schindera C et al.: Physical fitness and modifiable cardiovascular disease risk factors in survivors of childhood cancer: A report from the SURfit study. Cancer, Online V orabveröffentlichung am 6. Januar 2021, https://doi.org/10.1002/cncr.33351 (2021)

Schmid D und MF Leitzmann: Association between physical activity and mortality among breast cancer and colorectal cancer survivors: a systematic review and meta-analysis, Ann Oncol 25 (7): 1293-311 (2014)

Schmid D et al: Television Viewing and Time Spent Sedentary in Relation to Cancer Risk: A Meta-analysis, J Natl Cancer Inst: 106 (2014)

Schmidt, M et al: Physical activity and postmenopausal breast cancer: Effect modification by breast cancer subtypes and effective periods in life, Cancer Epidemiol Biomarkers Prev 17 (12), 3402-10 (2008)

Schmitz, K et al: Weight lifting in women with breast-cancer-related lymphedema, N Engl J Med 361: 664-73 (2009)

Schmitz KH, Courneya KS, Matthews C et al: American College of Sports Medicine roundtable on exercise guidelines for cancer survivors, Med Sci Sports Exerc 42: 1409-1426 (2010)

Schwappacher, R et al.: Physical activity and advanced cancer: evidence of exercise-sensitive genes regulating prostate cancer cell proliferation and apoptosis. The journal of Physiology 598(18):3871 – 3889 (2020)

Scott, J et al: Modulation of anthracycline-induced cardiotoxicity by aerobic exercise in breast cancer, Circulation 124, 642-650 (2011)

Siegmund-Schultze, N: Sport ist so wichtig wie ein Krebsmedikament, Dtsch Ärztebl 106, 10, 382-386 (2009)

Siewers, M et al: Krafttraining und arterielle Hypertonie, Dtsch med Wschr 132, 2449-52 (2007)

Sjögren, P et al: Br J Sports Med 0: 1-3 (2014)

Song, M et al.: Preventable incidence and mortality of carcinoma associated with lifestyle factors among white adults in the United States. JAMA Oncol 2, 1154 – 1161 (2016)

Steffens, D. et al.: Preoperative exercise halves the postoperative complication rate in patients with lung cancer: a systemic review of the effect of exercise on complication, length of stay and quality of life in patients with cancer. Br J Spots medicine (2017). Exercise before halves problems after lung cancer surgery. Medscape. Feb 07 (2018)

Steindorf, K, Jedrychowski W, Schmidt M, Popiela T, Penar A, Galas A, Wahrendorf J: Case-control study of lifetime occupational and recreational physical activity and risks of colon and rectal cancer, Eur J Cancer Prev 14: 363-371 (2005)

Steindorf, K: Körperliche Aktivität in der Krebsprävention: aktueller Kenntnisstand und gesundheitspolitische Relevanz, Forum DKG 4, 38-40 (2007)

Steindorf, K et al: Körperliche Aktivität nach der Krebsdiagnose, Forum 38-41 (2011)

Steindorf, K: Tenth Annual American Association for Cancer Research (AACR), International Conference on Frontiers in Cancer Prevention Research (2011)

Steindorf, K M Schmidt, C Ulrich: Welche Effekte hat körperliche Aktivität auf das Krebsrisiko und auf den Krankheitsverlauf nach einer Krebsdiagnose? Bundesgesunheitsbl. 55: 10-16 (2012)

Steindorf, K et al: Physical activity and risk of breast cancer overall and by hormone receptor status: The European Prospective Investigation into Cancer and Nutrition, Int J Cancer (2012)

Steindorf, K et al: Physical activity and risk of breast cancer overall and by hormone receptor status; the European Prospective Investigation into Cancer and nutrition, Int J Cancer 132 (7): 1667-78 (2013)

Steindorf K et al: Randomized Controlled Trial of Resistance Training in Breast Cancer Patients Receiving Adjuvant Radiotherapy: Results on Cancer-related Fatigue and Quality of Life, Ann Oncol (2014)

Steindorf, K et al.: Effects of exercise on sleep problem in breast cancer patients receiving radiotherapy: a randomized clinical trial. Breast Cancer treat 162, 489 – 499 (2017)

Steindorf, K et al.: Sport und Bewegung mit und nach Krebs –wer profitiert, was ist gesichert. Tumordiagn u. Therapie 143,301 – 306 2018).

Steindorf, K et al.: Randomized Controlled Trial of Resistance Training in Breast Cancer Patients Receiving Adjuvant Radiotherapy: Results on Cancer-related Fatigue and Quality of Life. Annals of Oncology (2014)

Streckmann, F et al.: Exercise program improves therapy – related side effects and quality of life in lymphoma patients. Ann Oncol25(2):493 – 499 (2014)

Schaeffer, D et al.: Gesundheitskompetenz der Bevölkerung in Deutschland. Ergebnisse einer repräsentativen Befragung. Dtsch Arztebl Int 114, 53 – 60 (2017)

Schwenk, M et al.: Interactive sensor based balance training in older cancer patients with chemotherapy induced peripheral neuropathy. Gerontology 62(5):553 -563 (2016)

Tardon A, Lee WJ et al: Leisure-time physical activity and lung cancer: a meta-analysis, Cancer Causes Control 16 (4): 389-397 (2005)

Taylor RS, Sagar VA, Davies EJ, Briscoe S, Coats AJ, Dalal H et al: Exercise-based rehabilitation for heart failure, Cochrane Database Syst Rev (2014)

Tempfer, C: Endometriumkarzinom. Epidemiologie und Ätiologie. Onkologe 23:7 – 14 (2017)

Thune, I et al: Physical activity and risk of colorectal cancer in men and women, Br J Cancer 73: 1134-1149 (1996)

Thune, I., Furberg AS: Physical activity and cancer risk: dose-response and cancer, all sites and site-specific, Med. Sci.Sports Exerc 33: 530-550 (2001)

Tischer, T et al.: Sport und Endoprothesen. Sports Orthopaedics and Traumatology 35, 2, 123 -129 (2019)

Torti DC, Matheson GO: Exercise and prostate cancer, Sports Med 34: 363-369 (2004)

Tu, H et al.: Cancer risk associates with chronic diseases and disease markers: prospective cohort study. BMJ 360, k134 (2018)

Ulrich, C et al.: Physiologische und molekulare Mechanismen der Wirkung von körperlicher Aktivität auf das Krebsrisiko und den Verlauf einer Krebserkrankung. Bundesgesundheitsblatt, Berlin (2012)

Umpierre D et al.: Physical activity advice only or structured exercise training and association with HbA1c levels in type 2 diabetes: a systematic review and meta-analysis. JAMA 305: 1790–9 (2011)

Universität Bielefeld: Gesundheitskompetenz der Bevölkerung in Deutschland, Ergebnisbericht (2016)

Vaccarella, S et al: Global patterns and trends in incidence and mortality of thyroid cancer in children and adolescents: a population-based study. The Lancet & Diabetes and Endocrinology (2021)

Valkenet K. et al.:,The effects of preoperative exercise therapy on postoperative outcome: a systematic review. Clin Rehabil 25 (2): 99–111 (2011)

Vissers, D et al: Effect of Long-Term Whole Body Vibration Training on Visceral Adipose Tissue: A Preliminary Report, Obes Facts 3: 93-100 (2010)

Voskuil DW, Monninkhof EM, Elias SG, Vlems FA, van Leeuwen FE: Physical activity and endometrial cancer risk, a systematic review of current evidence, Cancer Epidemiol Biomarkers Prev 16, 639-648 (2007)

Wagner LI, Cella D: Fatigue and cancer: causes, prevalence and treatment approaches, Br J Cancer 91 (5): 822-828 (2004)

Wekesa, A et al.: Prostate Cancer Prostatic Dis. 18(3):197-207 (2015)

Weigl, K et al.: Establishing a valid approach for estimating familial risk of cancer explained by common genetic variants. Intern. J Cancer (2019)

Wehler, U. U.: Deutsche Gesellschaftsgeschichte 1700 – 1815,1,518 C.H. Beck, München (1987)

Weisser B, et al.: Gesundheitlicher Nutzen von körperlicher Aktivität und

Sport bei Senioren. Med Klin 104:296–302 (2009)

Welsh; C et al.: association of injury related hospital admissions with commuting by bicycle BMJ 368:m336 (2020)

Werner, C et al.: Differential effects of endurance, internal and resistance training on teleomerase activity. Europe Heart journal (2018)

WHO: Global Recommendations on Physical Activity for Health"; Genf. ISBN 987 92 4 159 997 9 (2010)

WHO: Richtlinien der Weltgesundheitsorganisation 2020 zu körperlicher Aktivität und Bewegungsmangelhttp://orcid.org/0000-0001-8035-49731

Willett WC: Harvesting the fruits of research: new guidelines on nutrition and physical activity, CA Cancer J Clin 52: 66-67 (2002)

Winters-Stone, K et al.: The effect of resistance exercise on biomarkers of breast cancer prognosis: A pooled analysis. Cancer epidemiology, Biomarkers & Prevention (2018)

Wirth A et al: Prävention und Therapie der Adipositas, Dtsch Ärztebl. 111, 42, 705-712 (2014)

Wiskemann, J et al: Effekte körperlichen Trainings auf die Psyche von Krebspatienten, Forum 3, 42-46 (2011)

Wiskemann, J. et al.:Ratgeber: Sport, Bewegung und Krebs (2015)

Wolin K et al: Physical activity and colon cancerprevention. Recent Results Cancer Res 186: 73-100 (2009)

Wolin K et H Tuchman: Physical activity and gatrointestinal cancer prevention, in: Courneya K, CM Friedenreich: Physical activity and cancer, Springer (2011).

Ziegler, P.: Zehn Jahre Hautkrebs in Deutschland. TumorDiagn 41,457 – 459 (2020)

Zhou, Y et al.: Body mass index, physical activity, and mortality in women diagnosed with ovarian cancer Gynecol Oncol 133, 4 -10 (2014).

Adressen

Arbeitsgemeinschaft Dermatologische Prävention e. V.: Cremin 11,20457 Hamburg E-Mail info@unserehaut.de

Bundeszentrale für gesundheitliche Aufklärung / Maarweg 149-161 / 50825 Köln / Tel +49 221 8992-0 / Fax +49 221 8992-300 /E-Mail: poststelle@bzga.de /

Bundesarbeitsgemeinschaft für Rehabilitation (BAR), Walter-Kolb-Straße 9 -11, 60594 Frankfurt/Main, E-Mail: www.bar-frankfurt.de

Deutscher Olympischer Sportbund (DOSB): Otto Fleck-Schneise 12, 60528 Frankfurt am Main. E-Mail: office@dosb.de, www.dosb.de

Deutsche Behinderungssportverband: Tulpenweg 2 – 4, 50226 Frechen-Buschbell. E-Mail: dbs@sbs-npc.de, www.DBS.de

health tv: bundesweiter private Fernseh-Spartensender für gesundes Leben.

Krebsinformationsdienst des Deutschen Krebsforschungszentrums Tel 0800-4203040, E-Mail: krebsinformationsdinest.de

Krebsverband Baden-Württemberg e. V. Adelbert Stifter Str 105, 70437 Stuttgart, Tel 0711 848 10770. E-Mail: info@krebsverband-bw.de

Netzwerk OnkoAktiv: Das Netzwerk OnkoAktiv hat sich zum Ziel gesetzt, für Menschen mit Krebserkrankung ein Netzwerk aufzubauen, um bei qualitätsgeprüften Kooperationszentren wohnortnah trainieren zu können. Beratungsangebote Tel.: 06221 56-5918

Infonetz Krebs der Deutschen Krebshilfe: Beantwortet in allen Phasen der Erkrankung persönliche Fragen nach dem aktuellen Stand von Wissenschaft und Medizin. (z. B. Diagnose und Therapie von Krebs, seelische und soziale Belastungen, soziale Absicherung, Krebsprävention und Krebsfrüherkennung, Hilfe bei finanziellen Problemen) Tel 0800 80708877

Arbeitsgruppe "Bewegung, Sport und Krebs" Im Neuenheimer Feld 460, 69120 Heidelberg. E-Mail: onkoaktiv@nct-heidelberg.de.

Krebsverband Baden-Württemberg e.V., Nationales Zentrum für Tumorerkrankungen: Sport, Bewegung und Krebs. E-Mail: info@krebsverband-bw.de.

Deutsche Krebshilfe: Buschstr. 32, 53113 Bonn, Telefon: 02 28/7 29 90-96, Internet: www.krebshilfe.de

Behinderten- und Rehabilitationssportverband (BRSNW) Landesgeschäftsstelle für NRW Friedrich-Alfred-Straße 10, 47055 Duisburg, Tel 02037174-149

ILCO (Ileostomie-Colostomie-Urostomie-Vereinigung: Landshuter Str 30, 85356 Freisung. E-Mail: info@ilco.de

Bücher aus der Reihe „Krebsvorbeugung und Krebsvorsorge/Früherkennung" von Prof. Dr. H. Delbrück

Band 1: Delbrück, H: Darmkrebs vermeiden. Pabst Science Publishers. Lengerich (2015)

Band 2: Delbrück, H: Prostatakrebs vermeiden. Pabst Science Publishers. Lengerich (2015)

Band 3: Delbrück, H: Brustkrebs vermeiden. Pabst Science Publishers. Lengerich (2015)

Band 4: Delbrück, H: Lungenkrebs vermeiden. Pabst Science Publishers. Lengerich (2016)

Band 5: Delbrück, H: Krebsprophylaxe für Frauen. Pabst Science Publishers. Lengerich (2017)

Band 6: Delbrück, H: Krebsprophylaxe für Männer. Pabst Science Publishers. Lengerich (2019)

Band 7: Delbrück, H: Übergewicht und Krebs. Empfehlungen zur Gewichtsabnahme. Tredition (2020)

Band 8: Delbrück, H: Körperliche Aktivität und Krebs. Empfehlungen zur körperlichen Aktivität und Sport. Tredition (2021)

Band 9: Delbrück, H: Alkohol und Krebs. Empfehlungen zur Mäßigung beim Alkoholkonsum. Tredition (2021)

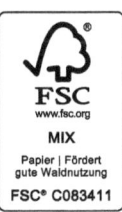

Zeitfracht Medien GmbH
Ferdinand-Jühlke-Straße 7
99095 Erfurt, Deutschland
produktsicherheit@kolibri360.de